U0200916

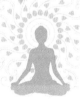

汇集古今中外瑜伽精华的百科全书

引领读者全面了解瑜伽文化

掌握瑜伽的姿势练习、呼吸技巧、冥想方式和治病功效

瑜伽与冥想

黄灵素 主编

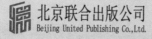

北京联合出版公司
Beijing United Publishing Co.,Ltd.

图书在版编目（CIP）数据

瑜伽与冥想 / 黄灵素主编 . — 北京：北京联合出版公司，2014.1
（2022.3 重印）

ISBN 978-7-5502-2556-5

Ⅰ . ①瑜… Ⅱ . ①黄… Ⅲ . ①瑜伽—基本知识 Ⅳ . ① R247.4

中国版本图书馆 CIP 数据核字（2013）第 319648 号

瑜伽与冥想

主　　编：黄灵素

责任编辑：李　伟

封面设计：韩　立

内文排版：吴秀侠

北京联合出版公司出版

（北京市西城区德外大街 83 号楼 9 层　　100088）

三河市华成印务有限公司印刷　新华书店经销

字数 220 千字　　710 毫米 × 1000 毫米　1/16　20 印张

2014 年 1 月第 1 版　2022 年 3 月第 3 次印刷

ISBN 978-7-5502-2556-5

定价：68.00 元

前言

瑜伽起源于5000多年前的印度，原本是印度僧人的一种修行方法，如今已成为风靡全球的健身方式，也吸引了大批国际影视明星和名模的关注，他们纷纷开始练习瑜伽，引领了一场瑜伽风潮。在我国，近些年，瑜伽迅速成为最受都市人，尤其是都市女性推崇的时尚运动。各色瑜伽馆遍布各大城市的大街小巷，各大健身俱乐部也相继开设了瑜伽课程，一时间，"瑜伽"成了新世纪最流行的名词。

到底什么是瑜伽？它缘何受到上千万人的欢迎呢？

实际上，瑜伽不仅仅是一种健身方式，也是一种有关身、心、灵的不可思议的训练。瑜伽（YOGA）一词意为"一致""结合""和谐"，它是一个运用古老而易于掌握的技巧来提升意识，帮助人类充分发挥潜能的体系。瑜伽姿势练习需要配合规律的呼吸和意识的集中，因此它有助于改善人们生理、心理、情感和精神方面的能力，是一种达到身体、心灵与精神和谐统一的，既修身又养性的锻炼方式。

瑜伽包括一系列修身养性的方法。体位法，即姿势练习是用来调身的，经常练习可增强体力，增强肌肉耐力，锻炼身体的柔韧性和平衡性，使身体更加灵活，使我们拥有挺拔的身姿、健康的体魄，提高身体免疫力，还可获得塑身美体的健身效果；瑜伽的呼吸法是用来调息的，与我们通常的呼吸方式不同，它通过深腹呼吸等特有的呼吸技巧将生命能量运送到全身各处，从而改善身体各大器官的功能，使身体放松并恢复活力，消除身体的紧张与疲乏；冥想法用于调心，它能够帮助我们集中注意力，平静心神，改善情绪，消除内心障碍，缓解压力，消除因压力带来的不良影响，如偏头痛、神经衰弱等。更为重要的是，瑜伽还是一种神奇的自然疗法，长期坚持练习可预防和治疗疾病，还可延缓衰老、增长寿命。

瑜伽有很多分支，其中最经典的便是哈他瑜伽、阿斯汤加瑜伽和艾扬格瑜伽，这三种分支各有其独特的锻炼益处。哈他瑜伽还分为许多流派，有些流派注重身体塑形训练，有些流派注重心灵训练。阿斯汤加瑜伽是一种与呼吸同步的运动，提倡通过呼吸将所有姿势串联在一起。它是所有分支中最讲究体力的，注重力量、柔韧性和元气三者的同等重要性。艾扬格瑜伽旨在放慢并加深呼吸，促使能量在全身自由流动，使身体感到愉悦，让精神得到彻底的休息和放松。

由此可见，若想实现身、心、灵的全面发展，练习者必须了解瑜伽的理论基础，了解各大瑜伽流派的特点，将所有练习融会贯通，才能体会到瑜伽的本质，收获瑜伽带来的巨大益处。目前大多数瑜伽书籍只注重某一流派的练习，或者只注重瑜伽的某一功能和针对某一群体的练习，如治病瑜伽、孕期瑜伽等。而我们编写的《瑜伽与冥想》是为了使读者全面了解瑜伽、练习瑜伽，进入一个完美的瑜伽世界，并真正爱上瑜伽。它汲取了国内外瑜伽研究的精华，涵盖了瑜伽的方方面面，从瑜伽的历史到现在的分支流派，从最重要的瑜伽传承者到瑜伽的体位法、呼吸法和冥想法，再到瑜伽的生理、心理功效及瑜伽疗法的原理，都进行了详尽的介绍，涉及范围十分广泛，各个层次的人都能在其中找到适合自己的练习，是一部真正意义上的瑜伽百科全书。

本书第一篇"瑜伽"，系统介绍了瑜伽的历史和发展，瑜伽的体位法、呼吸法、凝视法、冥想法，练习瑜伽的基本工具和注意事项等内容，全面收录瑜伽的三大主流分支所有的姿势练习共200余种，图片直观清晰，动作要领解说简明易懂，帮助读者轻松掌握。对于每个姿势，还分析了其对练习者生理、心理产生的功效，并针对不同级别的练习者和不同人群设置了难易程度不同的"初级姿势"和"高级姿势"。第二篇"瑜伽与冥想"，详细阐释了冥想的原理、准备工作、坐姿、各种练习方式和功效，印度瑜伽大师帕檀迦利的冥想体系、脉轮的重要理论及修炼脉轮给人体带来的巨大益处，使读者达到身心俱修、超越自我的境界。需要提醒读者的是，本书是一部帮助读者了解瑜伽进而爱上瑜伽的辅导书，真正的练习瑜伽，还需要在专业人士的指点下，根据自身的身体条件来练习。

第一篇 瑜伽

简介

● 什么是瑜伽 2
● 瑜伽的历史及哲学 3
　阿斯汤加瑜伽八支分法 4
　斯瑞·特·克瑞斯那玛查雅（Sri T.Krishnamacharya），斯瑞·克·帕塔比·乔伊斯与《瑜伽合集》（The Yoga Korunta）...5
● 体位法 6
　走近瑜伽练习 7
● 呼吸法 8
　自然呼吸法 8
　横膈膜呼吸法 9
　瑜伽完全呼吸法 9
　其他呼吸方法 9
● 收束法 11
　收颌收束法 11
　收腹收束法 11
　会阴收束法 12
● 凝视法 12
● 灵体 14

　脉轮 14
　脉轮与冥想 14
● 冥想 15
　冥想坐姿 15
　各种脉轮的位置，宇宙存在要素，
　　意象和含义 16
● 为瑜伽练习做准备 19
　何时练习 19
　如何练习 19
　练习的安全性 20
● 串联体位法 21
　串联体位法的练习 22

第一章 哈他瑜伽

● 第一节 站式 23
　山式 23
　下犬式 24
　侧角伸展式 25
　三角伸展式 25
　战士二式 26
　新月式 27

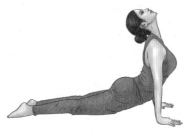

战士一式 28
侧角转动式 29
三角转动式 30
幻椅式 31
叭喇狗 A 式 32
门闩式 32
谦卑战士式 33
侧前伸展式 34

● 第二节　平衡式 34
鹰式 34
树式 35
脚尖式 36
船式 37
半月扭转式 38
手抓脚趾单腿站立侧伸展式 A，B，C.. 39
战士三式 39
舞者式 40
半月式 41

● 第三节　手臂平衡式 42
后仰支架式 42
侧斜面式 43
鹤式 44
孔雀式 45
四肢支撑式 46

● 第四节　倒立式 46
肩倒立式 47
犁式 48
靠墙倒立式 49
头倒立式 50

● 第五节　后仰式 50
眼镜蛇式 50
上犬式 51
骆驼式 52
桥式 53
弓式 54
蝗虫式 55
向上弓式 56

鱼式 56
猫式 57
单腿鸽王式 58

● 第六节　转体式 59
脊柱扭转式 59
仰卧脊柱扭转式 60
简单坐转体一式 61
半莲花坐转体式 62
圣哲玛里琪 A 式 62
圣哲玛里琪 B 式 62

● 第七节　前曲式 63
背部前曲伸展坐式 A，B，C，D 63
前曲伸展式 63
头碰膝前曲伸展坐式 A，B，C 64
头碰膝扭转前曲式 64
坐广角 A，B 式 65
侧坐广角式 65
半英雄前曲伸展坐式 66
花环式 66
劈叉式 67

● 第八节　坐　式 68
莲花式 68
内收莲花坐式 69
摇篮式 70
英雄式 71
跪坐式 72
狮子式 73
牛面式 74
手杖式 75
身印式 75
鹭式 76

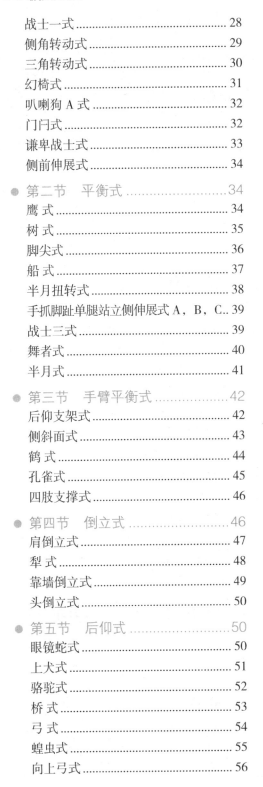

至善坐 …………………… 77

● 第九节 平躺放松式 …………… 78
双膝到胸式 ………………… 78
仰卧英雄式 ………………… 79
卧手抓脚趾腿伸展式 ……… 80
仰卧束角式 ………………… 80
仰卧开腿脊柱扭转式 ……… 81
支撑桥式 …………………… 82
支撑仰卧英雄式 …………… 83
婴儿式 ……………………… 84
仰尸式 ……………………… 85

● 第十节 瑜伽套路 ……………… 85
轻柔瑜伽 I ………………… 85
轻柔瑜伽 II ………………… 86
柔韧瑜伽 I ………………… 86
柔韧瑜伽 II ………………… 88
流瑜伽 I …………………… 88
流瑜伽 II …………………… 89
流瑜伽 III ………………… 91
拜日式 I …………………… 92
拜日式 II …………………… 93
拜月式 I …………………… 93
拜月式 II …………………… 94

第二章 阿斯汤加瑜伽

● 第一节 瑜伽初级系列 ………… 97
曼特拉 ……………………… 97
拜日 A 式 ………………… 98
拜日 B 式 ………………… 99
站式 ………………………… 100
坐式 ………………………… 101
结束姿势 …………………… 103

● 第二节 站 式 ………………… 104
山式 ………………………… 104
拜日 A 式 ………………… 105
拜日 B 式 ………………… 107

鸵鸟式 ……………………… 109
手碰脚前曲伸展式 ………… 109
三角伸展式 ………………… 110
三角转动式 ………………… 111
侧角伸展式 ………………… 111
侧角转动式 ………………… 112
叭喇狗 A 式 ……………… 113
叭喇狗 B 式 ……………… 114
叭喇狗 C 式 ……………… 114
叭喇狗 D 式 ……………… 115
侧前伸展式 ………………… 115
手抓脚趾单腿站立伸展式 … 116
手抓脚趾单腿站立侧伸展式 A … 117
手抓脚趾单腿站立侧伸展式 B，C… 117
半莲花加强前曲伸展式 …… 118
串联体位进入幻椅式 ……… 119
串联体位进入战士一式 …… 119
串联体位进入战士二式 …… 120
跃穿动作 …………………… 121

● 第三节 坐 式 ………………… 122
手杖式 ……………………… 123
背部前曲伸展坐式 A,B,C,D ………… 123
向后跳跃进入全串联体位或半串联体位… 125
后仰支架式 ………………… 126
半莲花加强背部前曲伸展坐式 …… 127
半英雄前曲伸展坐式 ……… 128
头碰膝前曲伸展坐式 A …… 128
头碰膝前曲伸展坐式 B …… 129
头碰膝前曲伸展坐式 C …… 130
圣哲玛里琪 A 式 ………… 131
圣哲玛里琪 B 式 ………… 132
圣哲玛里琪 C 式 ………… 133
圣哲玛里琪 D 式 ………… 134
船式和支撑摇摆式 ………… 135
脚交叉双臂支撑式 ………… 136
双臂反抱腿式和鹤式 ……… 137
龟式 ………………………… 138
卧龟式 ……………………… 139

胎儿 A 式 140
胎儿 B 式和公鸡式 140
束角 A，B 式 141
坐广角 A 式 142
坐广角 B 式 143
卧束角 A 式 143
卧束角 B 式 144
卧手抓脚趾腿伸展式 145
卧手抓脚趾侧伸展式 A 146
卧手抓脚趾侧伸展式 B 147
车轮式 147
直立手抓脚趾伸展式 148
脸朝上背部伸展式 149
桥式 150
向上弓式 151
向上弓式调整式 152
向后弯向上弓式 152
手倒立式 153

● 第四节　结束姿势 154
肩倒立式 155
肩倒立式调整式 155
犁式 156
膝碰耳犁式 157
上莲花肩倒立式 158
胎儿式 159
鱼式 159
拱背伸腿式 160
头倒立式 161
头倒立式调整式 162

头倒立双腿 90° 163
闭莲式 164
身印式 165
莲花式 165
莲花支撑式 166
仰尸式 167

● 第五节　简化式 168
15 分钟练习 168
30 分钟练习 170
45 分钟练习 171

第三章　艾扬格瑜伽

● 第一节　站　式 174
山式 174
树式 174
三角伸展式 174
侧角伸展式 175
战士二式 175
战士一式 175
半月式 175
战士三式 175
三角转动式 176
侧角转动式 176
侧前伸展式 176
叭喇狗 A 式 176
前伸一式 176
鸵鸟式 177
鹰式 177
幻椅式 177

● 第二节　坐　式 178
简易坐 178
英雄式 179
英雄伸臂式 179
英雄前曲式 180
手杖式 180
牛面式 180

束角式 180
坐广角式 181
船式 181
半船式 182
头碰膝前曲伸展坐式 A，B，C 182
半英雄前曲伸展坐式 182
背部前曲伸展坐式 A，B，C，D ... 182
花环式 183
莲花式 183

● 第三节　转体式 183
站立转体式 183
交叉腿转体式 183
英雄转体式 184
简单坐转体式 184
简单坐转体一式 185
圣哲玛里琪 A 式 185
圣哲玛里琪 C 式 186

● 第四节　倒立式 186
靠墙倒立式 186
肩倒立式 186
靠墙肩倒立式 187
椅肩倒立式 187
半犁式 188
犁式 188

肩倒立桥式 189

● 第五节　仰卧式与俯卧式 190
鱼式 190
交叉枕式 191
仰卧束角式 191
仰卧英雄式 192
伸举腿式 192
卧手抓脚趾腿伸展式 A，B 193
下犬式 194
上犬式 194
蝗虫式 194
骆驼式 194
仰尸式 194
调　息 194

● 第六节　常规练习 195
常规套路 195

第二篇　瑜伽与冥想

找寻内心的自我

消除内心障碍 218
缓解压力 219

第一章　何为冥想

● 第一节　踏寻古人之路 220
冥想方法与传统生活方式 220
佛教与基督教 221

冥想与印度教 221

● 第二节　通用冥想方法 222
让身体静止 222
呼吸和吟唱 222
把注意力集中到单个的物体上 222
观察和接受 223
精神的意想 223
用爱来治疗 223
生活在爱中 223

● 第三节　帕檀迦利的冥想体系…224
　帕檀迦利其人…………………224
　帕檀迦利《瑜伽经》的教义…………225

● 第四节　剥下层层外壳…………226
　5个"身体层"…………………226
　本能、互动和推理……………227
　更多地信任，更少地索取……227

● 第五节　释放生命能量…………228
　脉轮和结点……………………228

● 第六节　达到平衡与和谐………229
　翳质 (tamas)…………………230
　激质 (rajas)…………………230
　纯质 (sattva)…………………231

第二章　身心的准备

● 第一节　基本的身体意识和呼吸
　意识………………………………232
　冥想姿势和动作中的呼吸……232
　摆腿运动………………………233
　深蹲运动………………………233

● 第二节　打开人体脉轮…………234
　增强人体活力…………………234
　开阔心胸………………………234
　坐广角式伸展运动……………234
　开书式运动……………………235
　肘部旋转运动…………………235
　扩胸运动………………………236

● 第三节　积极做准备活动………236
　为冥想做积极的准备…………236
　滑雪式运动……………………237
　放松脊椎和颈部运动…………237

● 第四节　呼吸练习………………238
　帕檀迦利的觉悟之路…………238
　分段呼吸法：把注意力集中到呼吸
　　肌肉…………………………239
　交替鼻孔呼吸法………………240
　双重呼吸………………………240
　伏地祈祷………………………241
　蜂鸣式呼吸法…………………241

● 第五节　冥想姿势………………242
　冥想练习与放松练习…………242
　坐在椅子上……………………242
　席地而坐………………………243

● 第六节　冥想姿势的选择………244
　简易坐…………………………244
　佛教徒坐式……………………245
　早晨冥想………………………245

● 第七节　选择冥想时间、地点…246
　在固定的时间冥想……………246
　创建你的冥想空间……………246
　选择冥想物品…………………246
　姿势的伸展……………………247
　放松的水平伸展………………247

第三章　动用五官感觉

● 第一节　冥想与五官……………248
　制感法——集中意识…………248
　普拉纳手印法：能量流过脊柱的
　　姿势…………………………249

● 第二节　视觉、味觉和嗅觉……250
　视　觉…………………………250
　通过视觉进行冥想……………250
　味觉和嗅觉……………………251

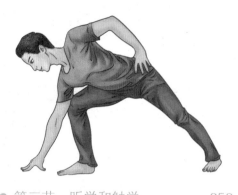

能量球 267

● 第四节　重复性的工作与冥想...267
专 注 267
笔头曼特拉 268

● 第五节　爱好、技能与冥想 269
忘我境界 269
把工作变成娱乐 270

● 第六节　集中注意力 271
注意力功能分类 271
引导注意力 272
正确应对生活事务 272

● 第七节　学会使用手印语言 273
肢体语言和心情 273
手印法的目标 273
手印法 273

第五章　冥想示例

● 第一节　冥想五持戒 275
不杀生 (ahimsa) 276
不妄语 (satya) 276
不偷盗 (asteya) 276
不纵欲 (brahmacharya) 277
不贪婪 (aparigraha) 277

● 第二节　冥想相反面 277
好的感觉与坏的感觉 277
冥想相反面 278
硬币冥想 278

● 第三节　冥想通向自由之路 279
克服障碍和干扰 279
关注令人振奋的状态 279
海鸥：向着自由翱翔 280

● 第四节　冥想"噢姆"咒 281
a-u-m 281
用念珠来吟唱 281
一群人一起冥想时吟唱咒文 282

第三节　听觉和触觉 252
听 觉 252
内心的声音 252
原始的声音 252
培养聆听的能力 252
学会自己发声 253
触 觉 253

● 第四节　五官感觉的结合 254
占主导地位的感觉 254
调动各种感官深入冥想 254

● 第五节　意想艺术 256
确立一个内心宣言 256

● 第六节　意想旅行 258
佛教漫步冥想法 258

第四章　日常冥想练习

● 第一节　日常生活中的冥想 261
关键元素 262
你感觉如何 262

● 第二节　认识你自己 263
改善身体的不平衡 263
主奎师那 (Krisna) 的舞蹈——培养
　和谐与平衡 264

● 第三节　活力运动与冥想 265
放松练习 266
培养空间意识 266
交叉练习 266

● 第五节　冥想脉轮..................282
感知这些脉轮.................283

● 第六节　冥想与宇宙共鸣........286
与宇宙相联系.................286
聆听纳达.......................286
脉轮吟唱.......................287

● 第七节　冥想心灵和思想........287
神　火.........................288
心灵冥想.......................288

● 第八节　冥想在灵魂层次上的
生活...........................289
内在的老师.....................289
疗养群体冥想...................290
到达你的灵魂..................290

第六章　修炼脉轮

● 第一节　平衡脉轮系统............291
整体平衡.......................291
考虑事项.......................292

● 第二节　自然的循环.............293
孕育及出生.....................293
生长的婴儿.....................293
幼　儿.........................293
儿　童.........................293
青春期前.......................294
青少年.........................294
成　人.........................294

● 第三节　了解你自己的脉轮
能量...........................294

第七章　脉轮与养生

● 第一节　根轮——能量之基础...295
高高在上的大脑.................296
身体反应.......................296

● 第二节　腹轮——愉悦的源泉...297
平衡与流动.....................297

● 第三节　脐轮——身体的组织者...298
消化系统.......................298
免疫系统.......................299

● 第四节　心轮——包罗天地......300
机体特征.......................300

● 第五节　喉轮——获取信息......301
身体原因.......................301
声　音.........................302

● 第六节　眉心轮——观察世界...303
思　想.........................303
视　力.........................303
解　码.........................303

● 第七节　顶轮——源头...........304
脑垂体.........................304
脑.............................304
协　调.........................305

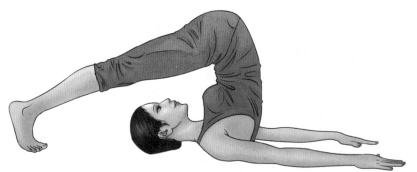

第一篇

瑜伽

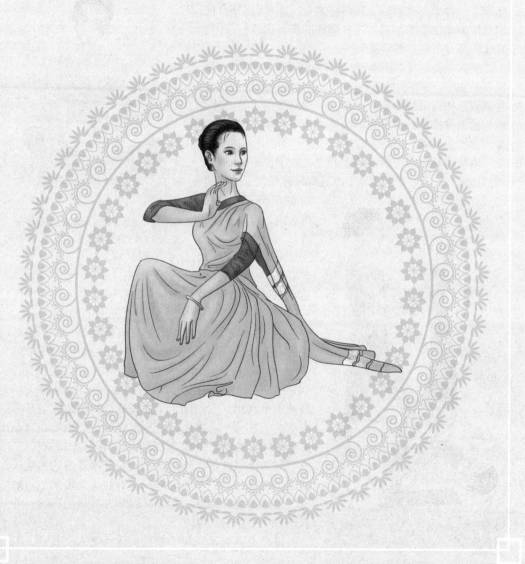

简 介

·什么是瑜伽·

瑜伽是一门现实哲学，而不是宗教信仰，不需要练习者对某个特定的信念理论体系忠贞不贰。"瑜伽"(yoga)这个词来自梵语"yug"，意思是加入、连接或结合。这是一种传统的印度哲学，以身心结合获取健康和幸福意识（古代印度人相信天人合一，他们将瑜伽修炼方法融入日常生活，奉行不渝）。这种肉体与心灵的紧密联系和高度统一，与个人意识的关系更为密切。

练习瑜伽时，身体、动作、思想和呼吸相互联系，能产生一种平衡、放松、和谐的感觉。练习者利用自己的身体来净化思想。通过这种彻底的身心训练，肉体和灵魂的每一个细胞都会被唤醒。

肢体姿势的练习能够治疗多种疾病，增强肌肉力量，提高柔韧性。姿势中的各种动作能使血液达到饱和状态，并流遍身体最细微的部分，使之获得充分的营养。从心理学的角度来说，瑜伽还可以使人集中注意力，镇定心灵，并产生平衡、宁静、满足的感觉。

瑜伽和其他体育运动的不同之处在于，瑜伽既有生理的因素，又有心理的因素，而肢体拉伸仅仅是外部的。

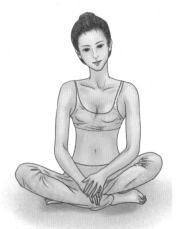

▲有规律地练习瑜伽能够使身心各方面都获益——增强体质，补充体能，平和心态，焕发活力。

瑜伽姿势不仅能锻炼肌肉，提高身体的感知力和柔韧性，还能生成内在意识，稳定心态。一般的体育运动只强调外部动作的准确性，而瑜伽在关注准确性的同时，更呼唤深层次的感知，以带来身心的全面平衡。

由于对细节的关注，瑜伽对身心两方面同时提出了挑战，也使练习者得到了控制和规范生活各方面的锻炼机会。每天练习当然很好，但是人们往往更愿意改变计划来适应自己的可支配时间。最好的办法就是每天早晨或晚上腾出一段时间，用来做瑜伽，使之成为日常生活的一部分。若能坚持，不仅能使身姿更挺拔，肢体更柔软，更能增强体质，使心智冷静平和。

如果你以前没有练过瑜伽，希望本篇的这些建议能成为教练指导的补充和辅助。不妨报个班来学习瑜伽，因为课堂学习既有趣，又能激发练习的热情，并保证每个姿势的准确性。

每个人都能从瑜伽中获益，包括老人、儿童，以

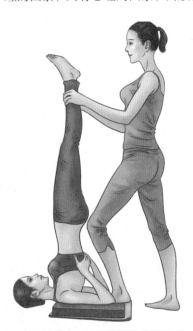

▲初次练习具有挑战性的动作时，最好有位经验丰富的教练在一旁协助。

及有各种小病痛及身心健康问题的人群。开始时，他们的身体比较僵硬，思想也很顽固，但是，通过练习，他们会进步飞快，整个身心都呈现出一种平和安详的状态。

真诚、勤奋、理智而有意识地练习瑜伽体位法和调息法（pranayama，也叫呼吸控制法），能使生活更加明澈、静谧，也更具活力。本章介绍的姿势和动作对初学者和经验丰富的练习者都适用，应该竭尽所能，勤加练习。时间可以从每周1小时到每天数小时不等，只要坚持练习，你将在踏上觉悟之路的同时，体会到瑜伽带来的无限乐趣和极大幸福。

· 瑜伽的历史及哲学 ·

瑜伽最早可溯源至史前，在古代密宗文明时期（存在于1万多年前，遍及印度和世界上的其他许多地区）缓慢发展。在古代密宗文明时期，印度圣哲（rishis）从自然中找到灵感和真理，认识到了生活在世俗中并摆脱尘世眷恋与负累以获得自由的技能。首先要意识到人类身心的局限性，然后要用各种方法来超越这些限制以让意识接近更高层的真实。这些方法与技巧通过上师（guru）一代代口耳相传，沿袭至今。

密宗（tantra）是密教的圣书，蕴含两层意思：扩张（tan-oti）与解放（tra-yati）。密宗哲学视身体为通往内心圣堂的大门，相信通过身体和肉体等外在存在，可以实现内在的意识（Siva）的扩张，释放体内能量（Sakti）。

"瑜伽"一词最早出现在4000多年前的密教梵语圣歌和赞美诗中，之后在《吠陀经》中也有提及。这些经文最初为圣哲在深度瑜伽冥想状态时所悟，因此被奉为圣典。

关于瑜伽的更清晰的定义出现于之后的《奥义书》（Mandukya Upanisad，该书名的字面意义为"坐在教义旁边"）中。《奥义书》共有108本真品，是《吠陀经》的最后一部分，也是"吠檀多"（印度六大哲学体系之一）的基础。这些《奥义书》所传颂的精神教义各有不同，但其本质都是一致的，即揭示了灵魂存在于我们每个人的内心深处，因此每个人都不是孤独的：

自我乃终极现实
先于创世又是万物之源
但谁又能发现自我 找到潜藏在每个人内心的自我
　　　　——《卡塔奥义书》（Katha Upanisad）

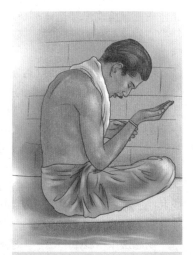

对自我的认识并不能靠书本理论或主观臆断，只能通过内心的沉思和冥想悟得。《奥义书》最早介绍了阿斯汤加瑜伽的起源，但它更多的是给练习者以灵感而不是具体的指导，它包含着深奥的想象与启示，实用的同时处处体现了诗意美。

在瑜伽发展的这个时期（《奥义书》大约完成于公元前400年～公元前200年），修行方法都是靠上师亲授弟子口耳相传的。上师不同，教授的技巧和侧重面也不同。这种情况一直持续到圣哲帕檀迦利（Patanjali，也译作钵颠阇梨，大约生活于公元前100年～公元100年）的《瑜伽经》（Yoga Sutra）问世才有所改变。帕檀

▲瑜伽修行者在恒河岸上练习冥想和瑜伽，在恒河圣洁的河水中沐浴洁净。印度教徒认为恒河是印度最神圣的河流。

迦利结合《吠陀经》和《奥义书》，把流传下来的瑜伽修行法系统归类，汇编成书曰《瑜伽经》，其内容全面，富含哲理，被公认为瑜伽方面最重要的论著之一，也为我们如今的瑜伽提供了最根本的思想基础。在该书中，帕檀迦利为有志于修行瑜伽的人介绍了瑜伽的八支分法结构（梵语"astanga"中的"asta"意为"八"，"anga"意为"分支"），他认为，按照这8个步骤连贯练习，修行者就能获得思想的解放和顿悟。

阿斯汤加瑜伽八支分法

① **五持戒（The five yamas）（道德和伦理的自制）**

不杀生（Ahimsa）：非暴力，不伤害任何生灵。真正的非暴力是一种心境，一种充满同情的生活态度。

不妄语（Satya）：指心灵、言语和行动的诚实，被视为道德的最高法则。

不偷盗（Asteya）：不偷窃，摆脱占有欲与忌妒心。

不纵欲（Brahmacharya）：节欲，万事有节制。

不贪婪（Aparigraha）：戒贪欲，勿囤积钱财，简单生活，慷慨大方。

② **五遵行（The five niyamas）（修炼内心的诚实、正直）**

洁净（Saucha）：身、心、灵、环境的纯洁和洁净。

知足（Santosha）：培养内心的快乐，不依靠他人寻求快乐。

苦行（Tapas）：朝着内心明确的目标和方向努力，就能洞察一切。伟大的瑜伽行者艾扬格大师就曾说过："缺乏苦行的生活好似无爱的心灵。"

自省（Svadhyaya）：不仅要有对知识的学习，更要有对自我的学习，不断深化对自我本质的认识。

敬神（Isvara-pranidhana）：把自己的一生奉献给神。

③ **体位法 (Asana)（姿势）**

"Asana"意为"体位"、"姿势"，即经数千年演化而来的身体姿势艺术。练习体位法不仅可以通过加速体内能量流动来塑造体形，还能平定心灵的浮躁，恢复身心健康与活力。同时，练习体位法还反映了我们生活中的趋向、优缺点和动作。

④ **呼吸法 (Pranayama)（呼吸调节，也作调息法）**

"普拉纳"（Prana）指的是呼吸中的生命能量，因此也可称为"生命之气"。"亚玛"（Ayama）在梵语中意为"扩展"、"延伸"，因此，"pranayama"就是指通过对呼吸的调控来扩张生命能量。在梵语中，呼吸的自然声音"soh-hum"有"我啊……超越了身心的束缚"之意，每呼吸一次，体内回响起曼特拉（mantra，梵咒）的共鸣，因此在瑜伽修行中，静听自己的呼吸就能体会到这种静默的神恩。

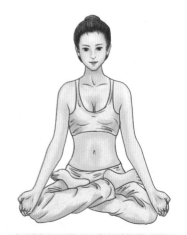

▲以"莲花坐"坐好，双手呈"手指契合法"，这是练习冥想的较舒适的传统姿势，能够使心神集中，头脑平静。

⑤ **制感法（Pratyahara）（感官收敛）**

古经文认为，整个宇宙存在于人体内，因此快乐之源也蕴藏于每个人内心。把感官从外在刺激撤回内心，我们就能得到内心的自足，而非依靠外在感官刺激和物质占有来满足我们永难满足的欲望。通过一些姿势（如龟式）练习来引导的自省和制感法也可帮助人们更好地了解自我，接受自我。

⑥ **执持法（Dharana）（精神集中）**

执持法或者说专注法可以有多种形式，如完全专注于与身体活动相协调一致的呼吸气流上，或把注意力集中在蜡烛火苗上，凝视着火苗的摇曳，感受其微光。不管哪种形式，目标都一样，即增强心智，聚集精神能量，为进入冥想境界做准备。

⑦ **入定法（Dhyana）（静坐冥想）**

通过单向的心神流动（ekatanata）或集中注意力，一定时间后自然会开始进入冥想状态。冥想是一种超越了时间、空间、各种条件和限制的绝对状态，可以扩张我们的个体意识核心，与无限的宇宙意识联系起来。古代圣哲把冥想描述为与自然的结合，同时认为无限的宇宙是生命与死亡的本质的一部分。

⑧ **三摩地（Samadhi）（开悟，独一的极乐状态）**

三摩地是瑜伽的终极境界，前7个分支在这里达到了顶峰。这个阶段超越了冥想本身：它超越了开始与结束，超越了时间；这是一种完全的解放与极乐状态，无所求，无所欲，因为自我将一切都融合在一起了。

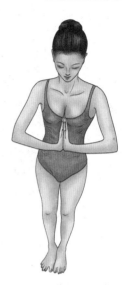

▲在开始练习瑜伽之前应先诵曼特拉。图中是练习山式的传统姿势：双手合十成合十礼，掌心相对，如做祈祷。

真正的阿斯汤加瑜伽修行需要努力把上述八大分支结合到一起：既要有身体部分的练习，即体位法和呼吸法，又要做到其他几个部分如五持戒、五遵行、制感法等。瑜伽大师斯瑞·克·帕塔比·乔伊斯（Sri K.Pattabhi Jois）就曾描述说，瑜伽是99%的练习加上1%的理论。这里的练习包括八大分支，不仅仅是姿势练习。

斯瑞·特·克瑞斯那玛查雅（Sri T.Krishnamacharya），斯瑞·克·帕塔比·乔伊斯与《瑜伽合集》（The Yoga Korunta）

20世纪30年代初，我们这个时代最受尊敬的两位瑜伽上师在加尔各答国家图书馆的一个僻静角落发现了一份失传已久的古老手稿。该手稿为梵语所写，记载在树叶上，虽然距今有1000 ~ 1500年的历史了，但是依然完好无缺。在上师克瑞斯那玛查雅的指点下，帕塔比·乔伊斯协助考订日期、校对整理，破解了这份手稿，于是也就有了我们现在知道的《瑜伽合集》。

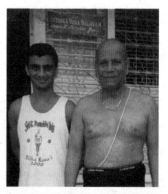

▲该图为瑜伽上师帕塔比·乔伊斯和他的孙子沙拉夫于2001年在印度迈索尔所拍。他们身后是瑜伽弟子自我修行的屋子，在这里弟子们根据呼吸的节奏进行各个姿势的练习。

《瑜伽合集》为上师瓦玛塔（Vamana Rishi）所著，他以自己的亲身练习为基础，首次系统介绍了哈他瑜伽（Hatha yoga）。该手稿由几百个诗节组成，提倡通过呼吸的方法将帕檀迦利《瑜伽经》中的八个分支结合起来。书中详细记录了每个姿势中呼吸与动作的结合，配合以严格的呼吸次数。书中建议："瑜伽修行者们，练习姿势时切勿忘记串联体位法啊。"串联体位法即"与呼吸同步的运动"，

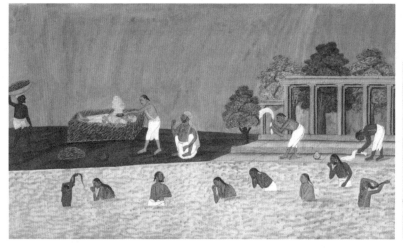

◀这幅来自印度特里奇的绘图描写的是瑜伽修行者进行水浴（varuna snana）的场景。水浴在瑜伽中是遵行（niyama）的一部分，来清洗、净化瑜伽修行者的身体。圣水浴、灰烬浴、泥土油浴、日光浴和祈神浴等都是沐浴的各种形式。

这里说的就是通过呼吸与身体的和谐配合，渐渐进入冥想的状态。

《瑜伽合集》传授了以下 3 个瑜伽系列：

- 初级系列（Yoga Chikitsa）：瑜伽疗法，协调身心并清除毒素。
- 中级系列（Nadi Sodhana）：打通经络，净化灵体（subtle body）和体内能量。
- 高级系列（Sthira Bhaga）：神性的稳定，带来深入的开放、谦逊和平和。鉴于高级系列难度很大，其下又设有 4 个分支。

以上就是哈他瑜伽体系，它曾由帕塔比·乔伊斯和他的孙子沙拉夫（Sharath）在位于印度迈索尔（Mysore）的阿斯汤加瑜伽研究学院教授，并传遍全世界。通过帕塔比·乔伊斯的传经授道，阿斯汤加瑜伽现在已经在全世界广泛流传开来，影响了无数人，吸引了来自世界各地的人不远万里到印度拜他为师。他每天早上 4 点就带着弟子开始各种瑜伽系列的练习，只有当弟子们充分理解并完全掌握了初级系列，他才会继续下一个系列的讲授。

·体位法·

大体而言，体位法组合以及每个组合中的个体姿势都已排成一定的顺序，必须照着学习和练习。

每个姿势都附有文字说明，并配有一系列的照片，演示了完成姿势的整个过程。对已有经验的练习者而言，这些照片会起到很好的提示作用；而对初学者来说，清晰准确的文字说明是其仿照的基准。此外，书中还有针对柔韧性较差的练习者的提示，指导他们如何改进姿势，如何巧妙地利用工具。

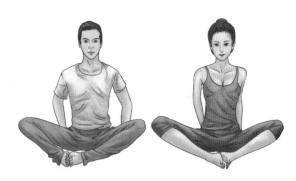

▲束角式，一种坐式。和同伴一起，或在组织有序的课堂上跟随教练学习瑜伽，能够鼓励练习者坚持下去。

走近瑜伽练习

瑜伽体位不是你所想象的机械动作，而是融入了思想，并达到运动与静止的最终平衡的状态。

——B.K.S. 艾扬格

勤加练习对改善身心状态是至关重要的。练习瑜伽没有时间、频率等方面的硬性规定，但是显而易见，越是有规律地持久练习，获益就越大。值得注意的是，练习必须符合自身的状况，并且在每一阶段的强度和难度上有所不同。比如，在办公室工作一整天后，可以练习轻松、宁静的姿势；如果觉得困倦或肢体僵硬，可以练习站式。以下是一些总体的指导原则：

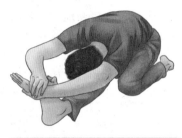

▲5个基本的前曲姿势之一，半英雄前曲伸展坐式。

● 本书只可作为课堂学习的辅导用书，无法替代课堂学习。老师的指导和更正非常重要。

● 衣着必须轻便、宽松、舒适，以便完成自由、流畅的无拘束动作。

● 在防滑垫或地板上赤脚练习。不要在地毯上练习，因为脚掌很难抓紧地毯，容易打滑或滑倒。

● 最好是空腹练习，可能的话，饭后 4～5 小时，或在小餐后 2～3 小时进行练习。

● 在温暖、通风的房间里练习，但要避免阳光直射。

● 练习时取下隐形眼镜。

● 练习任何一组体位法时，应从最简单的姿势开始，然后逐步加大难度。

● 练习时必须聚精会神，关注各个姿势所涉及的身体部位。练习者应在深刻理解的基础上，缓慢、平稳地完成这些姿势。

● 注意准确性和协调性。当肢体摆放正确时，能量流动才会畅通无阻。

● 完成姿势时必须注意呼吸方式。没有特殊说明时，就正常呼吸。一般来说，动作上升时，胸腔和腹腔处于扩张状态，应该吸气；动作下降或向前时，胸腔和腹腔处于收缩状态，应该呼气。

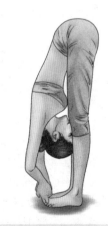

● 在不导致身心疲劳的情况下，应尽可能长时间地保持姿势，并放松眼、嘴、喉、腹等部位。

● 除非另有说明，否则应该保持睁眼、闭口。

● 如果练习中或练习后出现不适反应（包括生理的和心理的），请向教练咨询意见。

● 做完一个阶段的练习之后，应该做 5 分钟的仰尸式，用来放松身心。

▲鸵鸟式可增强腿部肌肉力量，提高脊柱的柔韧性。站着前曲和坐着前曲都能促进消化，调节腹腔内脏器的功能。

·呼吸法·

呼吸将人的内在意图与外在的肉体紧密结合，是联结精神和身体的纽带。

——约翰·弗兰德，阿努萨拉瑜伽的创立者

呼吸始终伴随着我们的生命，它是如此自然、无意识，以至于很多人从未注意过它，除非因某些原因使之变得急促或困难。人一出生就开始呼吸，呼吸停止即意味着死亡。呼吸，是人类生命的象征。呼吸启发的活力被认为是能量（shakti）女神的游戏，能量是激活宇宙万物的神圣创造力。实际上，我们就是用这种神力进行呼吸的，当我们吸气时，能量女神把能量呼出，当我们呼气时，能量女神把能量吸入。

对于瑜伽而言，呼吸就是生命力（prana）的扩展，是这种能量自然流动的外在表现，是我们表达心中意见并将其转变为外部表现的媒介。通过呼吸，可以增强我们对能量流的敏感性，随着敏感性的增强，我们会更加接近真我。在瑜伽练习中，呼吸能帮助我们打开身体，使我们的能量在体内更自由地流动。呼吸意识的增强使姿势练习变得更认真、更庄重。

瑜伽是连接我们内在精神的练习，它的第一课就要学习如何正确使用呼吸法。瑜伽可以调整我们的思想和愿望，并且通过我们的身体来快乐地将其表达出来，而呼吸法则是我们建立这种连接的媒介。

自然呼吸法

我们出生时，呼吸是流畅的、不受抑制的。我们不必有意识地去呼吸，因为我们的身体能在无意识的状态下自然地呼吸。阿努萨拉瑜伽的创立者——约翰·弗兰德将这种呼吸法称为"自然呼吸法"，并总结出 3 个主要特点。

1.吸气时，骨盆底扩张、下降；呼气时，骨盆底收缩、上升。

2.吸气时，锁骨上升；呼气时，锁骨下降。

3.吸气时，上臂向外旋转；呼气时，上臂向内旋转。

在婴儿身上你会更清楚地看到这种呼吸过程，每次呼吸时，他的腹部会随之而起伏。婴儿似乎是用整个身体进行呼吸，好像身体的每部分都随着呼吸扩张、收缩。仰卧时你可以观察自己的横膈膜式呼吸，同时注意随着呼吸你腹部的自然起伏。

自然呼吸法是能量在体内流动的最好表达。然而，如果精神或情绪受到创伤了，我们就会不由自主抑制自然呼吸从而限制了能量的自然流动。例如，当我们受伤或沮丧时，我们的生存本能就减少了——胃绷紧了，受限制的横膈膜式呼吸法和又快又浅的胸式呼吸法产生了，这对于走在一辆公交车之前的行人来说是有益的，但长期暴露在这种会引起"战或逃"反应的环境下会使人养成长期受限呼吸习惯。快节奏生活所带来的情感压力使我们丧失了完全呼吸的习惯，我们只用了呼吸量的一小部分。因此自然呼吸的回归有助于恢复我们健康的呼吸习惯。

不受限呼吸能引起腹部的自然起伏，这是因为横膈膜（负责呼吸活动的主要肌肉）的移动造成的。我们的躯干中包括胸腔和腹腔。在胸腔的底部有一块肌肉膜叫作横膈膜，它将胸腔和腹腔完全分隔。就像沿着胸腔的底部伸展的一块鼓面一样，横膈膜的轮廓与胸腔底部的轮廓基本一致，它连接着胸骨的底部，沿着肋骨的最底线回到腰椎，经由腱组织相连。横膈膜的"鼓面"上有 3 个开口，以便血液流动、养分输送。心脏位于横膈膜的上方，消化器官位于它的下面，肺的下缘接触着横膈膜的上表面。

当横膈膜大幅度地移动时，它充分改变了胸腔的容量。胸廓和上胸腔的肌肉也会改变胸腔的容量，但没横膈膜改变得多。

当我们自然吸气时，横膈膜下降，胸腔的容积增大，空气被吸入肺部。由于横膈膜挤占了腹部器官的位置，腹部自然扩大了，而呼气时又复原了。可以在腹部的肋骨和肚脐间放一小袋大米或豆子，以提高对横膈膜的认识。当吸气时，注意观察为了承载袋子额外的重量，横膈膜是怎样工作的；当呼气时，让腹部在袋子的重量下缓缓收回。增强对自然呼吸的意识，不要试图操纵或控制呼吸，使自己放松、平静。

横膈膜呼吸法

在瑜伽练习中，有意识地使用横膈膜的呼吸方法被称为横膈膜呼吸法。下面的练习就是横膈膜呼吸的形式，以应对会扰乱自然呼吸的一些问题。

开始练习时仰卧在毯子上。将 3 块毯子折成宽度比肩稍窄、长度略长于肚脐到头顶的距离的长方形。将 2 块毯子堆叠在一起，第 3 条毯子横着放在它们的一头。坐在毯子前面的地板上，躺下，将头枕在第 3 块毯子上，这样头部就略微抬高了。用这样的姿势，你可以很容易地做下面 3 个动作。

下腹部 / 腹式呼吸 将双手放在下腹部肚脐正上方的位置，双手中指尖互相触碰，这样当你的腹部升起时，你的指尖就稍微分离。让吸进来的空气充盈整个下腹部和两侧，这样腹部会得到全方位的扩展。当你呼气时，下腹部收缩，指尖复位了。多做几次练习。

腹部 / 胸式呼吸 将手放在胸廓的侧面，轻压肋骨。吸气时，除了下腹部升高了，胸廓也要向两侧扩展，这样就为呼吸创造出了更大的空间。注意观察你的胸廓扩展是如何使你的双手慢慢相互分离开的。多做几次练习。

上胸部 / 肩式呼吸 将手放在上胸部，食指放在锁骨上。吸气时，上胸部充气并抬升。你会注意到即使你非常努力地呼吸，这个部位的活动也是很细微的。

瑜伽完全呼吸法

瑜伽呼吸练习的下一步是学习瑜伽完全呼吸法，该方法也应用到了躯干的 3 部位：腹、胸、喉。它与横膈膜呼吸法有两个显著的不同：一是吸气时，收紧下腹部的肌肉，这样躯干就向身体侧面扩展了，不会引起腹部上升；二是呼气时，胸廓仍是扩展的（好像在吸气）。就是这两点不同，使得完全呼吸得以实现。

躺着练习瑜伽完全呼吸法与练习横膈膜呼吸法的 3 步骤是一样的。吸气时，收紧下腹部的肌肉，这样腹部就不会鼓起了。呼气时，保持胸部扩展，将空气慢慢排出。在呼吸中，保持呼吸的顺畅和稳定，使呼气、吸气的时间一样。初学时，可用手感受，掌握了以后，就可以站着练习了，手也不必放在身上了。注意吸气时保持骨盆下沉，气息就可以顺利通过腹、胸、喉；呼气时，要保持肋骨上升、扩张。

其他呼吸方法

数千年以来，瑜伽修习者已经意识到呼吸的力量可以改变我们的意识境界，并形成了许多呼吸方法，来创造所期望达到的境界。这些方法统称为调息法（pranayama）。

主要瑜伽流派对于呼吸法的应用和解释是相当有趣的。一些经典瑜伽修习者认为：Pranayama 是由梵文 Prana 和 Yama 二字所组成，Prana 意为生命之气，Yama 为控制。这种解释源于经典瑜伽的观点，认为肉体次于精神，通过控制肉体使之屈从，我们能认清自己的真实本性。另有观点认为肉体和呼吸都是神性的表现，相应地 Pranayama 可被解释为 Prana 和 ayama（无控制）的组合。该观点认为呼吸的方法即是熟练地参与呼吸，与神圣的能量女神共舞的一种方式。

喉呼吸法 这种呼吸法又称胜利呼吸法（Ujjayi Breathing），是最普通的瑜伽呼吸法。Ujjayi，意为"胜利地上升"，在所有的瑜伽班中你几乎都会听到这个名词。通过有意识地收紧会厌，使气流通过喉头后端时发出声音。吸气时你会发出"沙"的音，呼气时发出"哈"的音，有节律地呼吸时，这种声音就像海浪一样。这样，瑜伽修习者通过它来控制呼吸气流的流动时，可以得到一个直接的反馈。呼吸的质量与意识境界直接相关，当意识到呼吸时就能意识到真我。

练习喉式呼吸时，先深吸气——使气体充满肺部、胸部和腹部——然后深呼气。用鼻子吸气时你轻微地收紧喉头后面的肌肉就会发出"沙"的音，呼气时发出"哈"的音。你要自始至终都保持均匀而平静的吸气和呼气，因为很多人通常在开始时，呼气和吸气都很快，到后来呼吸就逐渐减弱了。在喉式呼吸中，由始至终都要保持呼吸气流的节奏一致，这就要求后半段的呼吸要更用力，以保证气流平衡。你要像完全呼吸法一样让全身充满气息，提起脊骨和躯干，呼气时也如此；通畅而平稳地呼吸，保持吸气和呼气的时间一致。该方法有助于镇定神经系统，使情绪平静下来。

鼻孔交替呼吸法 该方法是用来净化能量经脉的。前面已经提到人体有 3 条主经脉以供生命之气运行，包括左脉、右脉和中脉。一天中左右脉的能量流动是循环往复的，你留意一下呼吸时左右鼻孔就会注意到了，它们轮流工作。鼻孔交替呼吸法能净化并平衡左右脉的能量流动。

你需要一些小技巧来控制鼻孔的呼吸：伸出右手，掌心向上，食指和中指弯曲，拇指伸出，这样就可以用拇指来控制右鼻孔的呼吸，无名指和小手指来控制左鼻孔了。

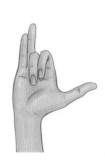 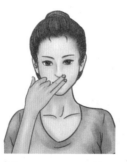 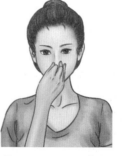 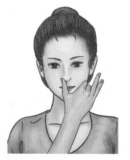

❶ 深吸气,右手手势如图。

❷ 用无名指压住左鼻孔，用右鼻孔深呼气。

❸ 用右鼻孔深吸气，然后用大拇指压住右鼻孔，屏住呼吸。

❹ 放开左鼻孔，用左鼻孔深呼气，屏住呼吸。

❺ 用左鼻孔深吸气，再用无名指压住左鼻孔，屏住呼吸；松开大拇指用右鼻孔深呼气。

❻ 反复练习几分钟，然后用右鼻孔吸气，放下手，用两鼻孔深呼气，结束练习。恢复自然呼吸。

·收束法·

梵语中的"收束法"（bandha）意为"结合、握住或锁住"，指出了收束法练习过程中的身体动作要点。

收束法主要有 3 种：收颌收束法、收腹收束法和会阴收束法。这些收束法通过幅度小但力度大地收缩身体的特定部位，锁住呼吸中的普拉纳（prana，生命之气），将其引入中脉（susumna nadi）——脊柱中的细微通道。一旦普拉纳开始顺着中脉流动，灵魂也就开始苏醒了。

每一种收束法都能帮助我们消散灵体内阻碍普拉纳顺着中脉自由流动的结点（granthis），使我们更快地进入冥想状态，实现心灵的解放。就身体层面上说，收束法构成了身体的轴心力量，在整个练习过程中为我们提供内在支撑。

收颌收束法

收颌收束法（jalandhara bandha）一词中的"jala"意思是"网、网状物"，这种收束法要求下巴向下紧贴锁骨中心的 V 形口处，这样就锁住了喉前部，可以起到调节普拉纳向心脏和心轮流动的作用。在许多种瑜伽姿势中都会自然地用到收颌收束法，如肩倒立式、犁式和胎儿式。在坐姿如半莲花坐、莲花坐中，也可练习该收束法。

- 双手放在双膝上，背部挺直，但不能绷紧，保持身体放松。
- 缓慢、充分地吸气。
- 头向前伸，下巴朝下，紧贴锁骨中心 V 形口。双臂拉直，手掌紧贴膝盖并下压。这样双肩才能挺立。
- 保持收颌姿势片刻，然后抬起下巴，放松手掌，弯曲双肘，肩放松。缓慢、充分地呼气。重复 4 次。
- 在整个姿势练习过程中，声门应始终保持微收状态，喉呼吸也应一直进行。

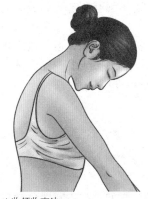
▲收颌收束法。

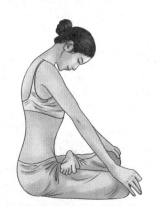
▲收腹法加收颌法。

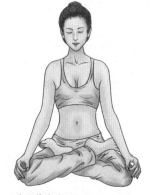
▲会阴收束法。

收腹收束法

收腹收束法（uddiyana bandha）一词中的"uddiyana"意为"上扬"，它是指腹肌的收缩会引起横膈膜的向上运动。在我们的灵体里，收腹可以使生命能量像一只大鸟一样沿着中脉往上飞，进入顶轮，带来觉悟和最终的合一。练习收腹收束法时可以盘腿，也可以至善坐、半莲花坐或莲花坐等坐式练习。

- 脊柱挺直，双手置于膝盖上。放松身体，目光向下或闭上双眼，注意力转向内心。
- 通过鼻孔缓慢、充分地吸气。
- 然后用嘴大口呼气，完全排出肺部空气。
- 继续呼气，收缩腹部，往内往上收缩腹部肌肉，同时，将下巴紧贴在锁骨中心 V 形口处（即收颌收束法）。手掌轻压在双膝上，双肩微耸，尽量伸直双臂。但应避免过于用力，拉伸手臂的同时保持身体舒适。
- 腹部放松，弯曲双肘，肩部放下。抬起下巴，缓慢而轻柔地吸气。在开始新一轮收腹收束练习之前先正常呼吸几次。

以上介绍的步骤是最标准的收腹收束法，但在实际的姿势练习中可能很难做到这个程度，因为这样可能会限制你的呼吸。练习时可稍微柔和一些，即腹部稍微向上向内收缩就能加深呼吸，使空气深入到背部和侧肋骨，而不是进入到腹腔。收腹收束法的练习可以增大肺活量，使身体变得更加强壮。需注意的是，进行收腹练习时不能过于紧张，随着吸入的氧气流到背部，腹肌只稍微地往里收缩即可。

会阴收束法

会阴收束法（mula bandha）一词中的"mula"意为"根，原因，缘由"。会阴收束的部位在会阴肌肉处，即肛门与外生殖器之间的肌肉。然而女性这部位的收缩往往可以更深入，所以也可收缩子宫颈处。

- 以舒适坐姿（简易坐、至善坐、半莲花坐或莲花坐）坐好。
- 伸展脊柱，放松双肩。
- 目光焦点向下，或完全闭上双眼，将意识放到呼吸的自然流动上。
- 继续稳定呼吸，注意力放在会阴肌肉或子宫颈上。将这个部位上提收缩，然后放松。重复该过程 4 ~ 5 次，每次收缩适当延长时间，在充分呼吸时可增强会阴部肌肉收缩的力量。

练习初期，你可能会发现自己收缩的其实是肛门括约肌和尿道括约肌，但经过反复练习，往往能找准会阴肌肉或子宫颈的具体位置。同时，在练习过程中应避免收紧臀部。

会阴收束法可以激活整个身体，减轻性挫折感、负疚感和性压抑。

· 凝视法 ·

目光凝视点——即梵语中的"dristi"——对我们的练习十分重要，主要体现在 4 个层面上：实用层面、肉体层面、心理层面和精神层面。

在人类所有的感官中，视觉和听觉是最能激发感官刺激的，它们总是不断地分散我们的注意力，将我们的思想吸引到外部世界。尽管两眼看到的总是外面的世界，但是我们也可以把注意力转向内心，去探索真正的自我。当我们通过睁开的双眼将注意力向外，这种持续地凝视看到的景象就是一种内省的方法。外部的关注点反映出内心，清晰、坚定、柔和地集中注意力，这样我们睁开的双眼就不会注意到凝视点以外的世界了。

凝视点一共有 9 个，每一个凝视点都在姿势中完成身体的定位，它们分别是：

眉心（Bhru madhya，两眉之间第三只眼，也称眉心轮、额轮或凝视第三眼穴位契合法）

鼻尖（Nasagrai，也称凝视鼻尖契合法）

肚脐（Nabi Chakra）

脚趾（Padhayoragrai）

拇指（Angustha Ma Dyai）

手（Hastagrai）

向右（Parsva）

向左（Parsva）

向上，向天空（Urdhva）

上述凝视点可以让我们的眼睛停留在一点，有助于精神焦点在瑜伽练习中不被其他的视觉刺激和相关的联想分散。它还可以帮助我们培养专注的习惯——即注意力只集中在一点上。经过这样的练习，注意力可以达到高度集中，精神能量、意识和自省也可得到进一步的提高。

鉴于以上原因，凝视法常常被用作个人冥想的手段。我们利用这种冥想状态可以营造心灵的宁静和内心世界的纯净，以便在瑜伽姿势的变换中思考自己的真我本性。

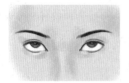
▲向上凝视。

▲凝视鼻尖。

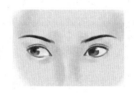
▲向右凝视。

保持平衡和聚焦的各种凝视法

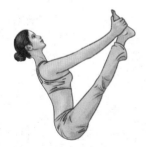
▲凝视眉心。

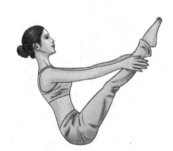
▲凝视脚趾。

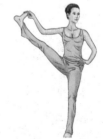
▲向左凝视。

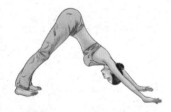
▲凝视肚脐。

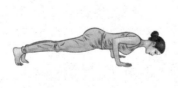
▲凝视鼻尖。

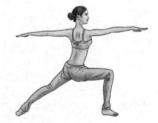
▲凝视手。

在姿势练习中，凝视固定的聚焦点可以保持身体的平衡性和方向感，也有利于协调头部和颈部保持在一条直线上。而在练习拜日式时，凝视点的转移有利于调整身体的移动，培养身心的纯净。同时，凝视法还有一个益处，即可锻炼眼部肌肉，改善视力。

·灵 体·

帕檀迦利的八支分法瑜伽可以视为通过灵体的内部，走向意识最深处的精神之旅的步骤。在八支分法瑜伽中，呼吸是生命能量普拉纳的载体，所以被视为肉体和灵体间至关重要的纽带。这也正是为什么呼吸被看作瑜伽修行的精髓的原因所在，因为它将人的精神存在和物质存在联系在了一起。在人的灵体中有许多条能量通道，我们称之为经脉（nadi）。一般认为，人体内共有72000条经脉，组成了一个完整的能量通道网络，普拉纳就是通过这些通道流到身体的各个部位的。

在这些经脉中，位于能量体的最核心，和人体脊柱相对应的是中脉（susumna nadi），中脉上分布有7个能量中心，即我们所说的脉轮。

围绕着中脉，穿越各大脉轮的是两个主要的辅助经脉——左脉（idinadi）和右脉（pingala nadi）。右脉从中脉的右侧延伸出去，与太阳那火一样的、纯净的能量有关；左脉则发源于中脉左侧，与月亮那具有安慰性的、镇静的力量有关。左脉和右脉通过脉轮在中脉处交叉，两种完全相反的力量、动态的两极性在这里相互交融。

从肉体层面上来说，左、右脉和中脉一样，也都有其解剖学上的相对应部位。右脉对应的是交感神经系统（兴奋性），而左脉对应的是副交感神经系统（放松性）。

从精神层面上来说，人们一般认为灵体死后不会消失，而是会重新转世化身。

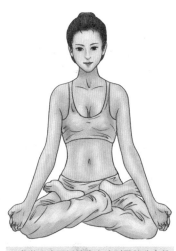

▲莲花坐姿可以使身心达到平静稳定的状态。双腿盘坐，形成一个安全又坚实的坐基，给脊柱一个强有力的支撑。稳定的静止是走向冥想的第一步。弯曲两手食指，使拇指与食指相扣，其他三指稍稍分开，双手放在膝盖上，掌心向上，这象征着个体自我屈从于宇宙灵魂并与其结合在一起。该手法被称为手指契合法。

脉 轮

脉轮"chakra"一词的字面意思就是"轮，圈"。沿着中脉从上到下共有7个脉轮，这些脉轮与身体的重要的神经中心或神经丛相关，就好像一个个普拉纳的漩涡中心，每一个脉轮都代表着不同层次的意识，象征着精神之旅的不同阶段。

通过瑜伽体位法、呼吸法和冥想法的练习，中脉得到清理，纯净的能量便可以畅通地向上流动，开启身心的灵性面，达到意识层次和精神觉醒的更高境界。有人把中脉比作蜷缩在脊柱底部的一条睡蛇，一旦从精神的沉睡中被唤醒，蛇性（灵量，kundalini-sakti）被激发，它就会沿着中脉往上升，激活脉轮，把意识从本我上升到超我。

脉轮与冥想

数千年来，阿斯汤加瑜伽的第七个分支入定法一直都是各大宗教教徒的必修课。入定法即冥想，练习时，思想从纷乱的杂念中摆脱出来，练习者得以更清晰地看清自己的内心世界，发现自己内在的智慧之源、快乐之本和神性。

> 传说中的麝鹿满世界寻找麝香之源，却发现其实源头来自自身……
>
> ——印度著名宗教改革家 罗摩克里希纳

人的心灵是无限的，就好像无垠的蓝色天际，但内心的担心、忧虑、悔恨、憎恨、欲望、回忆、幻想和思维定式等杂念会使我们的心灵空间变得越来越小、越来越混沌不清。只要我们能驱散这些乌云，把思想从这些束缚中解脱出来，心灵就会变得越来越宽阔。

这种打开心灵进入冥想状态的过程是很难用言语来形容的，所以说冥想只可意会，不可言传。不过还是有许多有效的方法可以帮助我们进入冥想状态的。只要在练习的时候保持耐心，打开胸怀，自然就会进入冥想状态。

冥想并非是对日常生活压力的一种逃避，它是一种与自我的完全面对，也是一种对内在奇妙生命力的探索。

冥想一般可分为两种：具体的、具有特性的萨古那冥想（saguna）和抽象的、不具特性的涅古那冥想（nirguna）。练习萨古那冥想时，练习者的思想集中在某个具体确定的物体或意象上；而后者恰恰相反，练习者完全专注于宇宙的绝对唯一性，而非具体的物体。通过把注意力集中在脉轮的意象上，意识层次可得到提升。瑜伽中通常用莲花作为脉轮的标志，象征着精神之旅的 3 个阶段：

1. 愚昧的黑暗——荷花的根长在阴暗潮湿的沼泽中。
2. 热望——荷花的茎突破黑暗努力向水面生长。
3. 启示——荷花冲出水面，在阳光下自由绽放，这象征着精神上的觉悟。

·冥 想·

冥想坐姿

要想进入冥想状态就必须采取一个舒适的坐姿使你能够保持静止不动。只有身体保持一段时间的稳定静止，才有可能体验到冥想状态。冥想时可考虑采取以下坐姿：

简易坐（Sukhasana）

至善坐（Siddhasana）

半莲花坐（Ardha Padmasana）

莲花坐（Padmasana）

从中选择一种舒适的能让脊柱保持挺直的状态，但身体其他部位不会感到紧张的姿势。在练习初期，可以尝试坐在软垫或瑜伽砖上。只有当背部肌肉锻炼得比较有力时，才能做到在没有支撑的情况下保持较长时间的坐立姿势。如果上述坐姿都让你觉得不够舒服，那么可以尝试坐在椅子上练习。

一旦你选定了某种坐姿，就可以按照以下步骤开

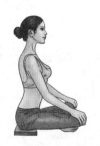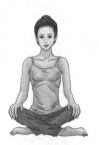

▲简易坐，用瑜伽砖和不用瑜伽砖的情况。

始练习：

●臀部放平，坐直，保持身体基部的稳定与平衡。

●髋部和双腿放松，这样双膝才能自然地靠近地面。

●拉伸脊柱，保持背部挺立，打开前胸。

●肩部放松，双臂下垂，双手放在膝盖上。

●面部和下巴放松，下巴微微向下内收，拉伸颈后部。

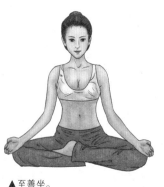

▲至善坐。

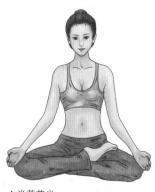

▲半莲花坐。

●目光柔和，注意力向下或彻底闭上眼睛，将注意力放在呼吸气流的自然流动上。

静坐时，留心脑中涌现的杂念，只简单地观察它们，而不能为其所扰，陷入其中不能自拔。一旦注意到有杂念涌入脑中，花一点时间通过吸气的方式将它们吸收进来。不要为之生气、恼怒或试图压抑它们，因为这样做只会使你进一步被它们所困。

把所有杂念都吸收进来。看着它，观察它，承认它，感觉它，然后再轻轻地、缓慢地用呼气的方式将它排出，这样既能清理思想，也能将注意力重新转回到呼吸的自然气流上来。

经过一段时间的静坐练习后，思想会变得越来越安宁和平静，这时候你可以把注意力放在各种脉轮的位置、感觉或象征性意象及其含义上来。

各种脉轮的位置，宇宙存在要素，意象和含义

1.根轮（Muladhara）——根中心

"mul"是"根部，来源"的意思；"adhara"意为"地方，关键的部位"。

根轮是人类所有能量的来源，无论是身体、精神、心灵、情绪还是灵魂层面的能量。这股最原始的能量（即灵量，形式上是一条沉睡中的蛇）一旦得到释放，就会上升经过各个脉轮，使之得到净化，精神也随之被唤醒。

位置：会阴，骨盆神经丛处。

宇宙存在要素：土（prithvi tattva）。

种子曼特拉：lam。

象征意象：四瓣的深红色莲花。莲花中心是一个发光的黄色方块，代表土的稳定和坚实。黄色方块中央是一个红色的顶点朝下的倒立三角形，它是创造性能量（sakti）的标志。

把内在注意力集中在黄色方块中央的红色三角形上能够提高内心的平衡，进一步将稳定性和创造力融合在一起。

2.腹轮（Svadhisthana）——自我的住所

"sva"为"自我，灵魂"；"adhisthana"为"住所，座位"。

腹轮与男女关系、生殖、享乐和欲望有关，它集合了人最深层次的本能以及情绪（samskaras），即对于过去精神上和情绪上的印象。

位置：根轮上部两指高，生殖器后面，下腹部神经丛处。

宇宙存在要素：水（apas tattva）。

种子曼特拉：vam。

象征意象：六瓣的鲜红色莲花。莲花下半部坐落着银蓝色新月，代表着月亮对于海水潮汐以及人类情绪的影响。

将注意力放在深邃广阔的海洋上空的银蓝色新月上，可以使情绪恢复平静，使内心欲望得以平衡，摆脱某些强迫行为和过去不健康的习惯性模式。

3.脐轮（Manipura）——珍珠之城

"mani"为"珍珠，珍宝"；"pura"为城。

脐轮是内在力量、能量、雄心和自信的中心。

位置：肚脐后部，腹腔神经丛处。

宇宙存在要素：火（agni tattva）。

种子曼特拉：ram。

象征意象：十瓣莲花。莲花中心是一个倒置的火红三角形，像一块象征能量和力量的发光的红宝石。

想象火红三角形散发出的金黄色的光向全身发散，来滋养肉体、精神和灵魂上的能量、动力和活力。

4.心轮（Anahata）——未撞击之声

"anahata"的意思是"未撞击"，指的是宇宙的声音，它不像其他的声音一样，靠两个物体的碰撞发出，但却是心里经常出现的声音。

从心轮处可以听到心脏的震颤和搏动，这是心脏发出的信号，代表着同情、无条件的爱、对平等和友爱的理解。

位置：胸骨后部，与心脏齐平的地方(因此心轮也被称作"心的莲花")，心脏神经丛处。

宇宙存在要素：空气（vaya tattva）。

种子曼特拉：yam。

象征意象：十二瓣莲花。莲花中心是由两个三角形交错在一起而形成的六芒星形（延长正六边形各边所形成的形状），其中一个三角形顶点朝上，代表位于身体上部、精神和超自然方面的脉轮；一个三角形顶点朝下，代表位于身体下部、物质存在方面的脉轮；而两个三角形互相交错，则象征着两种脉轮的折衷与平衡。星形中央是一团燃烧着的微弱火焰，这是个体灵魂（jiva）的象征。

将注意力放在内心之火的稳定性上，能把我们与个体灵魂、内在真实和同情心联系起来。它们不会被外界活动所左右，能保持相对稳定。

5.喉轮（Visuddhi）——纯净之轮

"suddhi"意为"净化，纯净"。

在喉轮中心，所有对立的极端都能被我们不加批判地接受。

位置：喉后壁，咽神经丛处。

宇宙存在要素：以太（akasha tattva）。

种子曼特拉：ham。

象征意象：十六瓣的紫色莲花。莲花中心是一个如满月般的银白色圆圈，圆圈中心处是泪珠状的花蜜，象征着各种对抗的极端在这里得到净化和协调。

呼吸时，想象并感觉在喉部有一滴甘甜的花蜜，就像止痛膏能帮你抚平心灵的矛盾，让你浮躁的心镇静下来。这种方法还有助于培养对自我身心的理解，让你学会用客观的心态审视自己。

6.眉心轮（Ajna）——命令中心

"ajni"即"命令"。

眉心轮可以通往我们的直觉，让我们直接听到内心的上师发出的命令和信息。同时，左脉、中脉和右脉相交于此，人体精神和肉体的存在被联结在了一起。

位置：眉心后部，中脑髓和松果体神经丛处。因其位于第三只眼的部位，因此也被称作"智慧之眼"（jnana chakshu）。

宇宙存在要素：大实体（maha tattva）。

种子曼特拉：om。

象征意象：两瓣银色莲花，一瓣象征太阳（右脉），一瓣象征月亮（左脉）。莲花中间有一个银白色的圆圈，圆圈中央是一个倒立的三角形，象征着女性的能量（sakti），而三角形中央是林伽（lingam，印度教中男性生殖力量的象征物）。

将注意力集中在眉心处散发出智慧与直觉的光环上，可以提升我们的自我认识力和洞察力。

7.顶轮（Sahasrara）——千瓣莲花

"sahasrara"的字面意义是"一千根辐条"，也可理解为"整体的空虚"（sunya）。

顶轮是最高意识所在地，在这里，所有的意识和能量融合在了一起。

位置：头顶。

种子曼特拉：om 或是整个梵语字母表。

象征意象：一朵闪闪发光的千瓣莲花。每片花瓣上刻有一个梵语字母，花瓣层层相叠。莲花中心有一个满月（purna chandra），满月中是一发光的林伽（jyotirlinga）——纯洁知觉的象征。

据说顶轮的体验无法用言语形容，只能靠感觉去理解。而不同宗教的修行者对此也有其不同的定义：基督教徒认为顶轮的体验把我们送入了天堂，佛教徒认为这是涅槃（nirvana），对瑜伽修行者来说这可以称作三摩地，而印度教徒则把它视为超脱（kaivalya）。在这里，所有的元素都完美地融合到了一起，这就是瑜伽之要义所在。

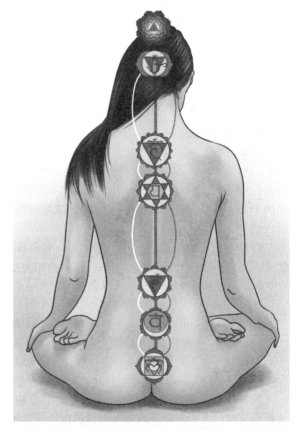

▲中心能量通道——七大脉轮沿着中脉呈直线依次向上排列，同时还分别向左向右支生出左脉（月亮脉）和右脉（太阳脉）。

·为瑜伽练习做准备·

让瑜伽成为你日常生活的一部分。但如果某些日子你抽不出时间来练习也不必担心，因为练习本身是为了提高你的生活质量，而不是给生活施压。不过，坚持有规律地每天练习一小会儿，要比断断续续地一次练习很长时间对身体益处更大。

何时练习

● 从传统上来看，日出日落会让空气中充满灵气，所以清晨和黄昏被视为一天中练习瑜伽的最佳时间。然而，如果对于你来说这些时间不方便，你也可以选择其他任何时间进行练习。

● 饭后至少 3 个小时后才能开始练习。练习前后最好喝水补充水分，以防身体脱水，但练习中尽量避免喝水，因为你的注意力可能会因此受到干扰，影响动作的连贯性。

● 在日常生活中安排固定的时间进行瑜伽练习。即使每天只能练习 15 分钟，也总比完全不练好。练习时间长了，身心变得越来越有活力，你可能也会愿意花更多的时间来练习。

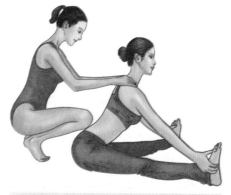

▲柔和而有力的手把手调整可以帮助身体快速进入各种姿势。

如何练习

● 切忌保持一个姿势不动——每一个姿势都是一个伴随着呼吸自然流动的过程，是打开、释放和锻炼身心的探索之旅。瑜伽练习的目标并非姿势本身，而在于唤醒沉睡的心灵。

● 练习时需专心、细致、有耐性，不但要关注呼吸和身体运动，还应留心思想和感觉。既要吸收积极的想法和感觉，也要接纳消极的想法和感觉，且不带任何偏见和杂念，对两者一视同仁。呼气时，再把所有的想法和感觉统统排出体外，让瑜伽修行成为洁净身体的过程。

● 不要强迫身体去完成某个姿势，这样容易对身体造成伤害。要让身体屈从于重力，随着重心的移动而移动。自然的重力比我们自身的力量要大很多，屈从于重力可以让我们不用花蛮力就能将动作做到位，从而能发挥更大的作用。

● 赤脚练习。选择柔软、舒适、宽松、自然面料的衣服，让皮肤更好地呼吸。

● 腾出干净整洁的空间进行练习，练习场所的整洁有利于保持思维的清晰。

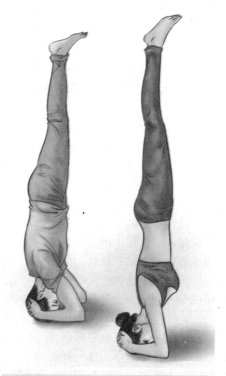

▲随着练习的深入，你的身体会变得越来越强壮、柔韧和灵活。

●从拜日式开始进行系统练习。每一次练习都可以增加一个新的姿势，且记在脑中，这样你就可以随时随地练习了。

●练习时牢记的三大准则：

1.瑜伽练习的精髓——呼吸。通过呼吸能知道何时用力过度，何时注意力被分散。另外，呼吸还是联结身心的纽带，是身体状态的晴雨表。

2.练习者的底座——双脚。打开脚掌，踩在地上，这样可以吸收来自大地的能量。

3.脊柱的拉伸——练习中背部的拉伸可以扩展体内的空间，让更多的生命能量流进来。

●动作的流畅不等于匆忙。流畅、平稳地从一个姿势过渡到另一个姿势可以在体内生成一股动态能量，让身体更敏捷，意识更敏锐。而匆忙的练习只会造成肌肉紧张、心神不安。

●熟悉自己身体的各个部位，特别是足部、尾骨、坐骨、耻骨、背部肋骨、骶骨、锁骨、肩胛骨、颈部以及头顶。在练习中始终贯穿3种收束法——收颌收束法、收腹收束法和会阴收束法。

●每个姿势至少保证5次平稳的深呼吸。随着体力、精力和注意力的增强，你可能会希望呼吸更多次来将姿势保持更长的时间。同样，随着呼吸越来越深入和缓慢，你也可以有更多的时间和空间充分探索每一个姿势。

●在练习每个姿势之前，仔细研读练习指南并观察相关图示，这样不仅能更好地理解每个姿势的内涵，还能形成视觉上的直观印象。要特别注意脚的位置，因为脚位是每个姿势的基础，也是身体协调性的根本。

练习的安全性

●患者在伤口复原期或妇女处于月经期间，应尽量避免练习倒立、跳跃或其他高强度的姿势。同样，高血压患者、疝气病人、心脏病患者、脊椎病患者如腰椎间盘突出的患者等在练习时也应注意这个问题。

●尽管本书大多数瑜伽姿势不但不会对孕妇造成伤害，还能有利于其分娩，但孕妇还是不适合进行整套的阿斯汤加瑜伽初级姿势练习。孕妇应适当降低瑜伽练习的强度，最好去参加一些产前瑜伽课程的训练。

●初学瑜伽或处于疗伤期间时，适当地使用瑜伽带、瑜伽砖或瑜伽垫十分有用，但应避免对这些辅助用具形成依赖性。它们只是在练习初期起一些支撑作用，并不能成为你永久的"拐杖"。当然，这其中瑜伽垫除外，瑜伽垫轻便易携，是唯一可以长期使用的工具。

●最后也是最重要的一点：一定要把瑜伽当作一种享受，而非一项不得不做的苦行。在进行瑜伽练习时，

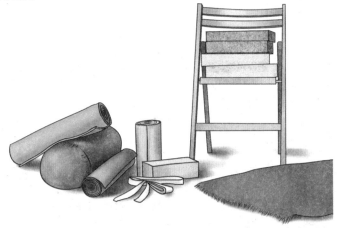

▲椅子、泡沫砖、木砖、瑜伽带、长枕、瑜伽垫等都可以辅助瑜伽姿势练习，以降低练习强度。

应该创造性地去探索身体的奥妙以及内在的能量和智慧。倾听身体里的声音,尊重自己的身体,让它引导你完成练习。其实自己的身体就是最好的老师,而瑜伽则是你心灵的圣地。

·串联体位法·

呼吸运动是身体灵感的来源,推动着身体的活动,也是阿斯汤加瑜伽的精髓所在,这一节所讲的串联体位法便是阿斯汤加瑜伽所独有的特性。串联体位法告诉我们,身体的运动应该与轻柔而有力的呼吸保持一致——身体向上时吸气,身体向下时呼气。串联体位法,或者说"与呼吸同步的运动",是内部呼吸运动的外部表现形式,而生命能量也正是通过呼吸传达到身体各个部位的。

帕塔比·乔伊斯曾把串联体位法体系比作练习瑜伽时用到的马拉(mala)。"马拉"在梵语中意为"花环"或"念珠",而这里,帕塔比指的并不是真正的鲜花花环或祈祷用的念珠,而是说串联体位法将一系列的瑜伽姿势用呼吸气流串联在一起,就好像花环或念珠一般,而每一次的吸气和呼气都能引发身体的动作。

自然呼吸牵引着我们的身体完成整个瑜伽修行。每一次轻轻的呼气和吸气,牵引着身体上提又放下,推动着我们的身体

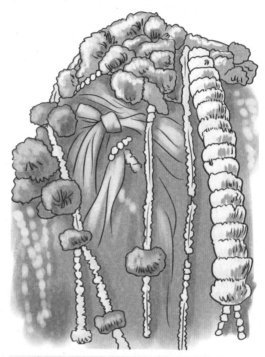

▲串联体位法中流畅的瑜伽动作就好像瑜伽中的念珠或花环,正是呼吸把各个姿势串联到了一起。

"流动"于各个姿势之间,这使得各个姿势被流畅地连贯起来,身心也就被连接在了一起,而这种呼吸和运动的结合也象征着个体意识和宇宙意识的结合。

通过注意呼吸及其自然节奏,我们能进入瑜伽的完全境界。因为在完成各个姿势时有意识地把身心跟呼吸连接起来,我们就能把注意力持续地集中(执持法)到跟姿势同时变换的呼吸流动上(呼吸法)。而这种对呼吸的高度关注可以平息各种感官杂念(制感法),为进入冥想静思境界作准备(入定法),最终实现灵魂与神性的结合,进入极乐状态(三摩地)。通过以上的练习,身心获得解放且变得更加开放,也更容易理解、领会"持戒"与"遵行"这两个概念了。

从肉体方面来说,串联体位法可以生成并保持身体的热能,在增强人体消化功能的同时,使得身体在各个姿势的练习中充分舒展开来,最大限度地发挥每一个姿势的功效。串联体位法的另外一个重要方面是,它为我们提供了自我练习的机会,这样每个人都能按照自己的进程,伴随着自己的呼吸节奏,一步步深入到冥想状态中去。

串联体位法以拜日式(Surya Namaskara)开始;随着呼吸的起落,身体也从一个姿势

转换到另一个姿势。练习站式时，每一个动作以呼气开始，吸气结束。甚至当我们保持一个姿势不动时，呼吸依然继续，每一次呼吸都能进一步展开、放松身体。

串联体位法的练习

练习坐式时，在身体的两侧练习半串联体位法，以平衡整个身体。在完成了一个完整的坐姿，即将进入下一个姿势之前，进行全串联体位法的练习。半串联体位法和全串联体位法的灵感来自拜日式，即把呼吸法、体位法、收束法和凝视法全部结合起来，而拜日式这种姿势之间的流畅性正好成为了练习阿斯汤加瑜伽的基础。

从一个姿势到另一个姿势时，应注意每个姿势的细节和相互之间的配合。正如词串联在一起才能成句一样，各个姿势连接起来才能构成完整的串联体位。试想一下，如果一句话中词的发音不准的话，句子可能就会产生歧义；同理，如果姿势之间衔接不当的话，就很难正确理解其中的意义，练习也就失去意义了。

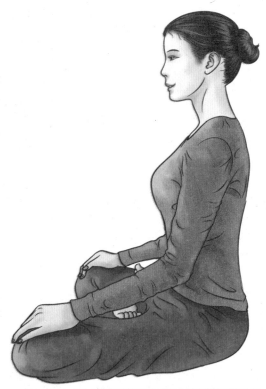

▲练习坐式需要将呼吸法、体位法、收束法和凝视法结合起来，同时注意每个姿势的细节和相互之间的配合。

第一章　哈他瑜伽

哈他瑜伽（Hatha Yoga）又称力量瑜伽。哈他瑜伽有许多流派，它们扎根于不同的哲学传统，这些流派在西方都广为流行。有些流派注重具体的身体塑形训练，有些流派注重心灵训练。你可以在有空调的房间里练习，也可以在温度为38℃的场地练习。哈他瑜伽有多种变化，总会有令你满意的选择。

· 第一节　站　式 ·

站式是所有瑜伽姿势中最基本的姿势，是许多高级动作的基础。站式有助于增强腿部的力量和稳定性，此外还能强化消化系统、循环系统、身体的灵活性以及空间意识。在练习站式时，心脏和肺能有效地净化血液，使神经系统得到滋养，因此会有神清气爽、精神集中、心情平静的感觉。

山　式

凝视点
◇ 向前

生理功效
◇ 拉伸脊柱
◇ 锻炼腹部和臀部的肌肉
◇ 扩张胸腔
◇ 改善体形
◇ 增强足弓、脚腕、膝部和大腿的力量

心理功效
◇ 集中精神
◇ 增强意志力
◇ 缓解焦虑情绪

注意：山式站立既可双脚并拢，脚趾、脚踝和脚跟贴合，也可双脚分开与髋同宽。

高级姿势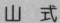

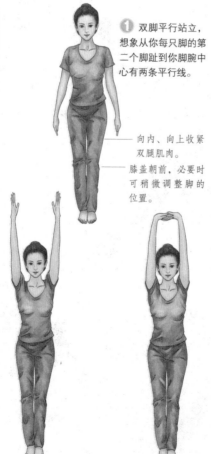

① 双脚平行站立，想象从你每只脚的第二个脚趾到你脚腕中心有两条平行线。

向内、向上收紧双腿肌肉。

膝盖朝前，必要时可稍微调整脚的位置。

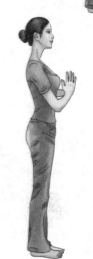

拉伸身体两侧，双肩向后打开，收拢肩胛骨。

② 吸气，向后挺起大腿并使臀部突出于背部。呼气，伸直双腿来协调大腿绷紧向后的动作。该动作使臀部肌肉向下，肚脐上升。吸气，伸展上半身，保持扩胸。

下犬式

凝视点
◇地面
◇双脚之间

生理功效
◇改善消化系统的功能
◇缓解失眠、生理期和更年期不适及下背部疼痛
◇增强手臂、腿部、躯干的力量
◇伸展手掌、胸部、背部、腘绳肌腱、小腿和双脚
◇使全身充满能量

心理功效
◇集中精神
◇增强意志力
◇促进思维
◇缓解压力，舒缓焦虑

不适宜人群
◇腕关节综合征患者
◇高血压患者
◇头痛患者

初级姿势
只完成 1 ~ 3 步，并可使膝盖弯曲，脚后跟离地。

高级姿势

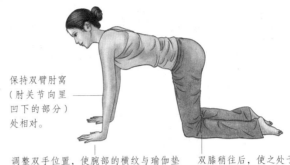

保持双臂肘窝（肘关节向里凹下的部分）处相对。

调整双手位置，使腕部的横纹与瑜伽垫前边平行（如果你没有使用瑜伽垫，就使两手横纹成一直线）。

双膝稍往后，使之处于臀部稍后处。

❶ 双手双脚撑地，把双手置于肩部正下方。均匀张开手指，使手掌面及各个手指紧贴地面，努力向下伸展，就像一棵树把根牢牢地扎进泥土。吸气并由手部至肩部拉紧肌肉。保持你的手臂稳固和直立，呼气并收拢肩胛骨。

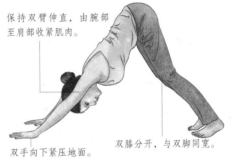

保持双臂伸直，由腕部至肩部收紧肌肉。

双手向下紧压地面。

双膝分开，与双脚同宽。

❷ 保持第一步的姿势，吸气，提臀，通过脊柱和臀部拉伸背部。

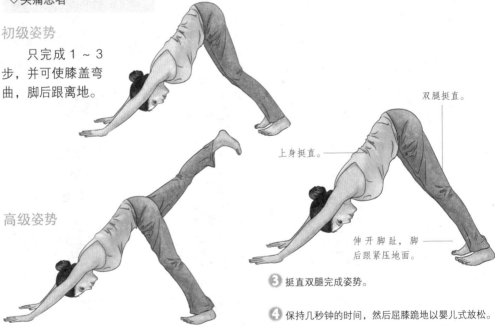

双腿挺直。

上身挺直。

伸开脚趾，脚后跟紧压地面。

❸ 挺直双腿完成姿势。

❹ 保持几秒钟的时间，然后屈膝跪地以婴儿式放松。

侧角伸展式

具体动作见第一篇"瑜伽"第二章"阿斯汤加瑜伽"第二节"站式"之"侧角伸展式"。

三角伸展式

凝视点
◇ 向上
◇ 向前
◇ 向下

生理功效
◇ 改善消化系统、循环系统的功能
◇ 缓解更年期不适
◇ 缓解坐骨神经痛
◇ 舒展脚弓、小腿、腘绳肌腱和腹股沟
◇ 打开咽喉、胸腔、肩部及髋部
◇ 拉伸脊柱
◇ 增强腿部和躯干的力量及稳定性
◇ 增强肌肉的耐力

心理功效
◇ 集中精神
◇ 增强意志力
◇ 促进思维
◇ 缓解压力

不适宜人群
◇ 颈部受伤者
◇ 低血压患者
◇ 充血性心脏病患者

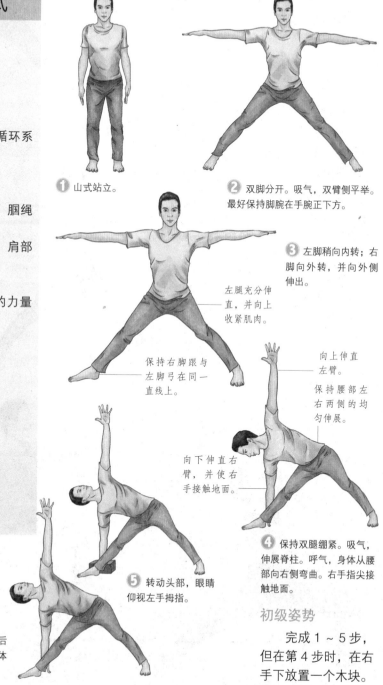

❶ 山式站立。

❷ 双脚分开。吸气，双臂侧平举。最好保持脚腕在手腕正下方。

❸ 左脚稍向内转；右脚向外转，并向外侧伸出。

左腿充分伸直，并向上收紧肌肉。

保持右脚跟与左脚弓在同一直线上。

向上伸直左臂。

保持腰部左右两侧的均匀伸展。

向下伸直右臂，并使右手接触地面。

❹ 保持双腿绷紧。吸气，伸展脊柱。呼气，身体从腰部向右侧弯曲。右手指尖接触地面。

初级姿势

完成1～5步，但在第4步时，在右手下放置一个木块。

❺ 转动头部，眼睛仰视左手拇指。

❻ 保持几秒钟的时间，然后双脚靠近，收回姿势。在身体的另一侧重复动作。

战士二式

凝视点
◇向上伸直的手指上

生理功效
◇增强足弓、脚腕、膝部
　和大腿的力量
◇舒展髋部和肩部
◇扩张胸腔
◇增加肺活量
◇改善消化系统和循环系
　统的功能
◇增强肌肉的耐力
◇拉伸脊柱

心理功效
◇集中精神
◇增强意志力
◇促进思维

不适宜人群
◇高血压患者
◇颈部受伤者

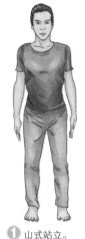

❶ 山式站立。

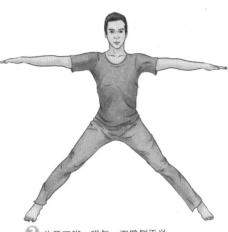

❷ 分开双脚，吸气，双臂侧平举。

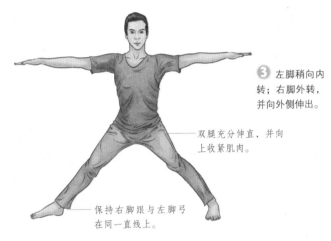

❸ 左脚稍向内
　转；右脚外转，
　并向外侧伸出。

双腿充分伸直，并向
上收紧肌肉。

保持右脚跟与左脚弓
在同一直线上。

高级姿势

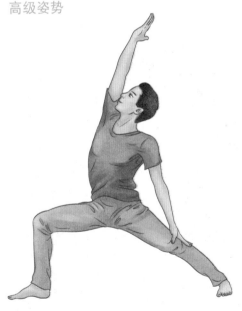

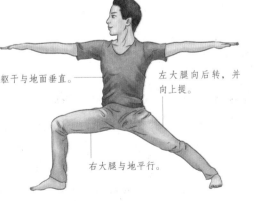

躯干与地面垂直。

左大腿向后转，并
向上提。

右大腿与地平行。

❹ 保持双腿绷紧，呼气，弯曲右膝呈90°。

❺ 保持几秒钟的时间。放松，双腿靠近并松弛肌肉，吸
气，收回姿势。在身体的另一侧重复动作。

新月式

凝视点
◇向前
◇向上，仰视指尖

生理功效
◇增强足弓、脚腕、膝部和大腿的力量
◇舒展髋部和肩部
◇扩张胸腔
◇增加肺活量
◇促进消化
◇增强肌肉耐力
◇缓解坐骨神经痛

心理功效
◇集中精神
◇增强意志力
◇促进思维

不适宜人群
◇颈部受伤者
◇膝部损伤者

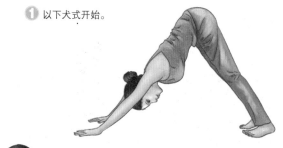

❶ 以下犬式开始。

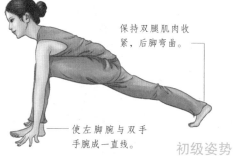

保持双腿肌肉收紧，后脚弯曲。

❷ 吸气，左腿向前迈成弓步，后腿伸直。

使左脚腕与双手手腕成一直线。

初级姿势

完成第 4 步时，可将后膝接触地面，双手无须紧扣，分开与肩同宽。

❸ 吸气，身体向上伸展，双手置于髋部。左脚紧压地面，并逆着地面的阻力稍向后拉，而右脚往前靠，以此来使髋部保持水平。

坐骨向后并分开，从而扩大骨盆底，然后将尾骨向下内收，小腹内收上提。

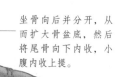

❹ 吸气，伸直双臂举过头顶，双手紧扣，食指并拢向上指。呼气，稳固双脚，下沉小腹。吸气，伸展双臂，小腹提起。伸展颈部，头部后仰，背部向后弯曲，肩胛骨夹紧。保持几秒钟的时间。然后收拢双腿，吸气，起身。在身体的另一侧重复动作。

右大腿轻轻上提，脚跟向后压。

高级姿势

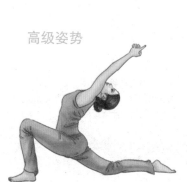

战士一式

凝视点
◇向前
◇向上

生理功效
◇增强足弓、脚腕、膝部和大腿的力量
◇舒展髋部和肩部
◇扩张胸腔
◇改善消化系统和循环系统的功能
◇增强肌肉耐力
◇缓解坐骨神经痛

心理功效
◇集中精神
◇增强意志力
◇促进思维

不适宜人群
◇高血压患者
◇颈部受伤者

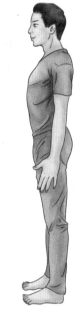

❶ 山式站立。

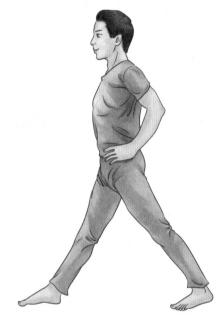

❷ 右脚向前迈出一大步。左脚跟稍向内转，使脚尖以一个很小的角度向外伸出。

❸ 保持双腿绷紧，呼气并弯曲右膝呈90°。双手置于髋部并使双手平行向前。按照需要调节双脚间的距离，当右大腿平行于地面的同时，使右小腿垂直于地面。吸气并伸展双臂越过头顶。尾骨向下内收，后腿充分伸直。

❹ 保持几秒钟的时间。然后放松，双脚立稳，吸气，前腿伸直，还原站立姿势。在身体的另一侧重复动作。

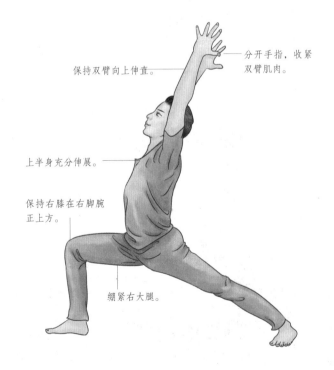

保持双臂向上伸直。

分开手指，收紧双臂肌肉。

上半身充分伸展。

保持右膝在右脚腕正上方。

绷紧右大腿。

侧角转动式

凝视点

◇向上
◇向前
◇地面

生理功效

◇增强脚腕、小腿、膝部和大腿的力量
◇缓解坐骨神经痛
◇舒展髋关节和腹股沟
◇增大肺活量
◇减轻关节炎症状
◇拉伸脊柱
◇促进消化
◇提高平衡能力
◇改善循环系统和淋巴系统的功能

心理功效

◇集中精神
◇增强意志力
◇促进思维
◇缓解压力

不适宜人群

◇膝部受伤者
◇低血压患者
◇偏头痛患者

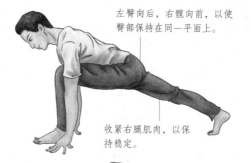

左臀向后，右髋向前，以使臀部保持在同一平面上。

收紧右腿肌肉，以保持稳定。

1 左脚前迈，呈弓步状，右脚伸直。

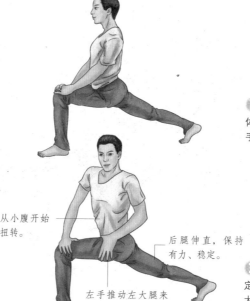

2 腿部紧绷，身体向上伸展，把双手放在前大腿上。

从小腹开始扭转。

后腿伸直，保持有力、稳定。

左手推动左大腿来促进扭转。

3 保持骨盆稳定，用双手抵住左大腿，将身体转向左侧。

4 右臂尽量向下伸展，右腋位于左膝正上方，右手掌平贴地面。转动右腿使右脚平贴地面。把左臂伸展至左耳上方，掌心向下。

5 保持几秒钟的时间。然后合拢双腿，收回姿势。在身体的另一侧重复动作。

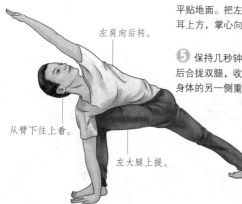

左肩向后转。

从臂下往上看。

左大腿上提。

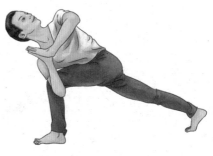

初级姿势

完成 1～4 步，然后双掌合十。如有需要可以将后膝落于地面。

三角转动式

凝视点

◇向上
◇向前
◇地面

生理功效

◇改善消化系统、循环系统的功能
◇锻炼并伸展小腿、大腿、腘绳肌腱和腹部肌肉
◇拉伸脊柱
◇打开咽喉、胸部和肩部
◇加强臀部肌肉，舒展腹股沟
◇提高平衡能力

心理功效

◇集中精神
◇增强意志力
◇促进思维
◇缓解压力和焦虑

不适宜人群

◇偏头痛患者
◇失眠患者
◇低血压患者

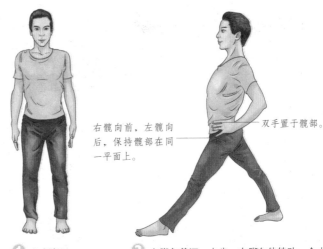

① 山式站立。

右髋向前，左髋向后，保持髋部在同一平面上。

双手置于髋部。

② 左脚向前迈一大步，右脚向外转动一个小角度。如果你不能够保持髋部在同一平面上，可将右脚向右伸出一点。

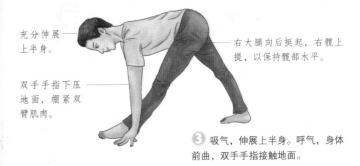

充分伸展上半身。

右大腿向后挺起，右髋上提，以保持髋部水平。

双手手指下压地面，绷紧双臂肌肉。

③ 吸气，伸展上半身。呼气，身体前曲，双手手指接触地面。

④ 左手伸向髋部。吸气，伸展上半身，拉伸脊柱。呼气，先从小腹处向左扭转身体，然后依次是胸部、肩部、头部，并向上举起左臂。

⑤ 保持几秒钟的时间。然后左手置于髋部，把视线转向地面。右手置于髋部另一侧。伸展上半身，拉伸脊柱。脚紧踩地面，吸气，起身。在身体的另一侧重复动作。

初级姿势

完成 1 ~ 5 步，在第 4 步中，在手下放置一个木块。

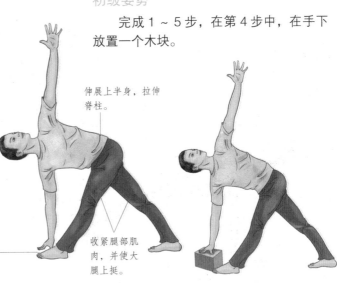

伸展上半身，拉伸脊柱。

收紧腿部肌肉，并使大腿上挺。

右手手指触地，置于左脚内侧，并向下紧压地面。

幻椅式

凝视点
◇向前
◇向上

生理功效
◇拉伸脊柱
◇强化双脚、脚腕、小腿、膝部、髋部及大腿
◇扩张胸腔
◇改善消化系统、循环系统及生殖系统的功能

心理功效
◇集中精神
◇增强意志力
◇促进思维
◇缓解压力

不适宜人群
◇低血压患者
◇失眠患者
◇膝部受伤者

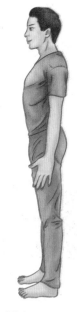

❶ 山式站立。

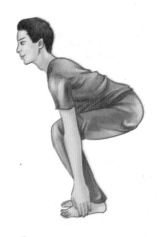

❷ 呼气，屈膝 90°，指尖触地。

初级姿势
完成 1～3 步，但双膝可微微弯曲，且保持一会儿即可。

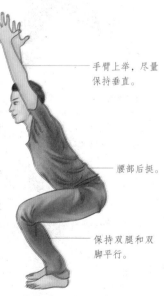

❸ 吸气，手臂高举过头，绷紧手臂肌肉。

❹ 保持 15～30 秒的时间。然后放松，吸气，双腿伸直，起身。呼气，向身体两侧放下双臂。

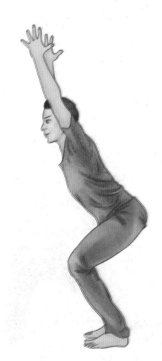

手臂上举，尽量保持垂直。

腰部后挺。

保持双腿和双脚平行。

叭喇狗 A 式

具体动作见第一篇"瑜伽"第二章"阿斯汤加瑜伽"第二节"站式"之"叭喇狗 A 式"。

门闩式

凝视点
◇向上
◇向前

生理功效
◇拉伸体侧
◇扩张胸腔
◇锻炼腹腔脏器
◇强化腕关节、膝关节及
  髋关节
◇伸展足弓、小腿、大腿
  及腹部肌肉

心理功效
◇提神
◇缓解压力

不适宜人群
◇高血压患者
◇髋部、膝部及腹股沟受
  伤者
◇坐骨神经痛患者

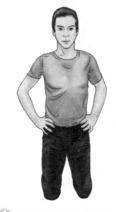

❶ 双膝弯曲跪地，双手置于髋部，脚部弯曲。

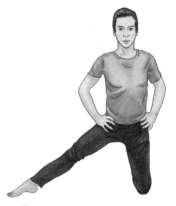

❷ 右腿向右侧伸出，右脚与左膝成一直线，右脚跟稍向内转。

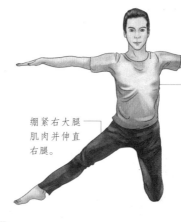

绷紧右大腿肌肉并伸直右腿。

向上伸展身体双侧。

❸ 吸气，双臂侧平举，并与地面平行，掌心向下。

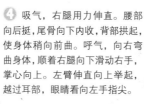

❹ 吸气，右腿用力伸直。腰部向后挺，尾骨向下内收，背部拱起，使身体稍向前曲。呼气，向右弯曲身体，顺着右腿向下滑动右手，掌心向上。左臂伸直向上举起，越过耳部，眼睛看向左手指尖。

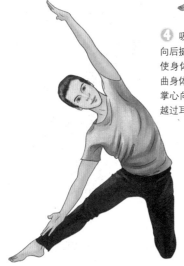

❺ 保持背部弯曲，呼气，左臂伸向右侧，双掌合拢。保持几秒钟的时间。然后放松，拉回右腿，吸气，还原跪姿。在身体的另一侧重复动作。

初级姿势

只需完成 1 ～ 4 步。

谦卑战士式

凝视点
◇向前
◇地面

生理功效
◇伸展体侧
◇扩张胸腔
◇锻炼腹腔脏器
◇强化踝关节、膝关节及髋关节
◇舒展髋部
◇改善甲状腺、甲状旁腺功能
◇拉伸脊柱
◇缓解手腕和前臂的腕管综合征
◇提高平衡性
◇强化大腿、小腿和足部肌肉

心理功效
◇提神
◇缓解压力、轻度抑郁与焦虑

不适宜人群
◇低血压患者
◇膝盖受伤者
◇孕妇（怀孕3个月之后）

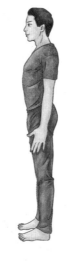

1 山式站立，双脚平行分开与髋同宽。

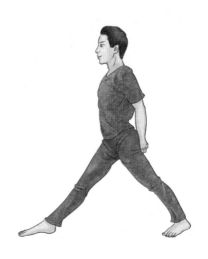

2 右脚迈出一大步，双腿打开，左脚跟内转，右脚跟外转，身体右转，保持髋部在同一平面上，双手在体后紧握。

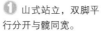
从骨盆中心至头部前额伸展上半身。

3 吸气，身体向上伸展，双臂夹紧，肩胛骨收拢。呼气，右膝弯曲成90°，身体前曲压在右腿上。

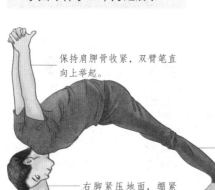
保持肩胛骨收紧，双臂笔直向上举起。

右脚紧压地面，绷紧右腿肌肉。

左腿充分伸直，保持身体稳定。

4 呼气，身体前曲，置于双腿间。头尽量伸向地面。

5 放松，双腿并拢。吸气，恢复站姿。在身体的另一侧重复动作。

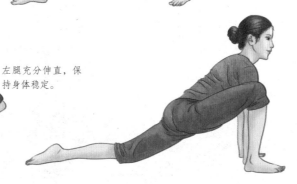

初级姿势

后膝贴地，做弓步动作。

侧前伸展式

具体动作见第一篇"瑜伽"第二章"阿斯汤加瑜伽"第二节"站式"之"侧前伸展式"。

·第二节　平衡式·

练习平衡式需要精神高度集中，且需要很好的体力和耐力。平衡式能提高身体的平衡性、灵敏性、协调性及集中注意力的能力。它需要你调动主要的肌肉和内在的意识。这些强化性姿势能锻炼肌肉、塑造体形。有规律地练习平衡式，能增强身体的控制力。

鹰式

凝视点
◇向前

生理功效
◇提高平衡性
◇强化双脚、脚腕、小腿和大腿的力量
◇舒展胸部、肩部、背部和髋部
◇改善消化和循环系统的功能
◇促进脑垂体和甲状腺的功能

心理功效
◇集中精神
◇增强意志力
◇促进思维

不适宜人群
◇膝部受伤者

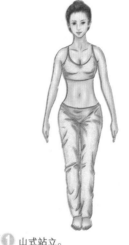

❶ 山式站立。

❷ 左膝微弯并保持平衡，抬起右腿在膝盖处与左腿交叉。

❸ 右脚从后面钩住左小腿，双腿夹紧。

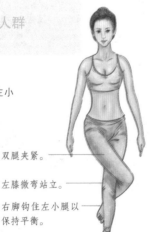

双腿夹紧。

左膝微弯站立。

右脚钩住左小腿以保持平衡。

举起双肘，从肘部至手指伸展上臂。

绷紧左腿的肌肉。

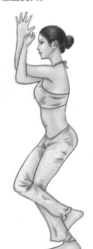

❹ 将左肘伸到右肘上部，双掌交叉。

❺ 保持几秒钟的时间。收回姿势。在身体的另一侧重复动作。

树式

凝视点
◇ 向前
◇ 向上

生理功效
◇ 治疗平足
◇ 强化足弓、脚腕、小腿
　和大腿的力量
◇ 拉伸脊柱
◇ 提高平衡性
◇ 舒展胸部、肩部、大腿
　和髋部
◇ 改善循环系统的功能

心理功效
◇ 镇定心神
◇ 培养自信心和集中精神

不适宜人群
◇ 头痛患者
◇ 高血压患者

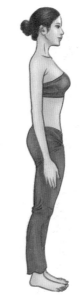

❶ 山式站立。

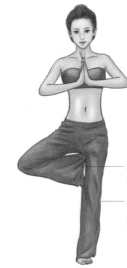

右脚掌握紧贴
左大腿内侧。

左大腿挺直，
尾骨向下内收，
左脚紧踩地面。

❷ 脚趾张开，左脚紧踩地面。吸气，从脚部向上收紧肌肉，双腿夹紧。双眼凝视前方不远处的某一点。保持左腿有力、稳定，吸气，右腿自膝盖处弯曲，把右脚掌贴住左大腿内侧。双手在胸前合十。

初级姿势

完成1、2步，但仅将右脚抬至左脚腕的位置。

高级姿势

❸ 呼气，从髋部向上伸展上半身，肩胛骨收拢。双臂伸过头顶，上臂紧贴双耳，保持双手合十。

❹ 保持几秒钟的时间。然后将手脚同时放下，收回姿势。在身体的另一侧重复动作。

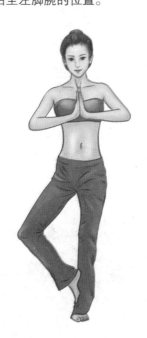

双臂向上笔直伸起。

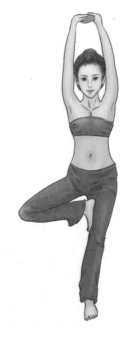

脚尖式

凝视点

◇ 指尖
◇ 向前
◇ 闭眼

生理功效

◇ 强化足弓、脚腕、小腿和大腿的力量
◇ 拉伸脊柱
◇ 提高平衡能力
◇ 舒展胸部、肩部、大腿和髋部
◇ 改善消化系统和循环系统的功能
◇ 缓解坐骨神经痛

心理功效

◇ 集中精神
◇ 增强意志力
◇ 镇定心神
◇ 培养自信心

不适宜人群

◇ 头痛患者
◇ 高血压患者
◇ 低血压患者

❸ 将右脚和右腿向下向内转，将脚放在左大腿上方腹股沟处。

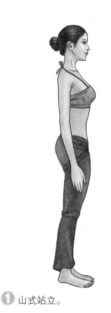

❶ 山式站立。

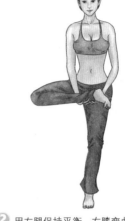

❷ 用左腿保持平衡，右膝弯曲，抬起右脚，右膝外伸，右脚后跟抬向肚脐处。

右脚紧贴住左腿腹股沟。

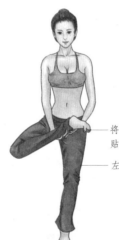

将右脚趾紧贴左大腿上。

左大腿后挺。

左腿向上挺直。

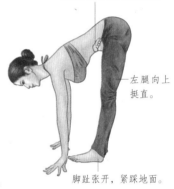

脚趾张开，紧踩地面。

❹ 向前弯腰，双手触地。

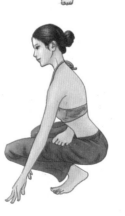

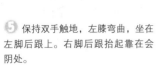

❺ 保持双手触地，左膝弯曲，坐在左脚后跟上。右脚后跟抬起靠在会阴处。

❻ 用左脚保持平衡，双手抬起做祈祷姿势。保持几秒钟的时间，然后收回姿势，在身体的另一侧重复动作。

船式

凝视点
◇向前，大脚趾处

生理功效
◇增强轴心力量
◇改善消化系统和循环系
　统的功能，提高平衡性
◇强化腿部、髋部、腹股沟、
　腹部和手臂的力量
◇拉伸脊柱和颈部
◇舒展胸部、肩部和咽喉
◇改善体形

心理功效
◇集中精神

不适宜人群
◇孕妇
◇颈部或下背部疼痛者
◇低血压患者
◇处于生理期的女性

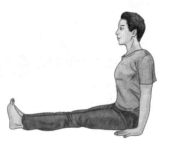

1 手杖式坐直。

下背部收紧并上
提，不要拱起。

2 双膝弯曲，双手放在膝盖上。吸气，充分伸展上半身，双手紧绷，肩胛骨收拢。

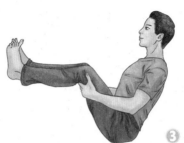

3 保持第二步的所有动作。身体稍向后倾，以坐骨与尾骨之间的髋部部分作为身体平衡的支撑。

脚弯曲，张开脚趾，
双脚并拢。

掌心相对，双臂与地
面保持平行。

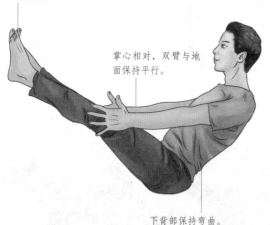

下背部保持弯曲。

4 呼气，双腿以一个向上的角度向外伸直，同时双臂向前水平伸直。上半身挺直，肩胛骨收拢。

5 保持这个姿势 30 ~ 60 秒或更久，然后放松，收回姿势。

初级姿势

　完成 1 ~ 5 步，用一根带子系住脚，再用双手拉住带子。

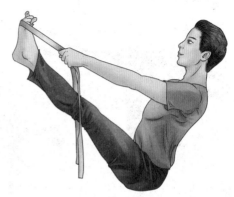

半月扭转式

凝视点
◇向前
◇向上
◇地面

生理功效
◇锻炼腹部肌肉
◇强化脚部、脚腕、膝部和大腿的力量
◇伸展腘绳肌腱
◇扩张胸肺
◇改善消化系统和循环系统的功能
◇提高平衡性

心理功效
◇集中精神
◇增强意志力
◇促进思维

不适宜人群
◇膝部受伤者
◇颈部受伤者
◇低血压患者
◇头痛患者

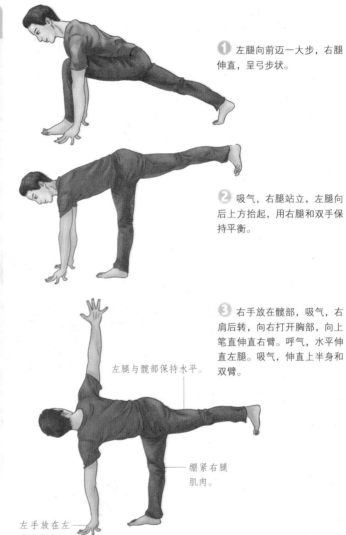

❶ 左腿向前迈一大步，右腿伸直，呈弓步状。

❷ 吸气，右腿站立，左腿向后上方抬起，用右腿和双手保持平衡。

❸ 右手放在髋部，吸气，右肩后转，向右打开胸部，向上笔直伸直右臂。呼气，水平伸直左腿。吸气，伸直上半身和双臂。

左腿与髋部保持水平。

绷紧右腿肌肉。

左手放在左肩正下方。

高级姿势

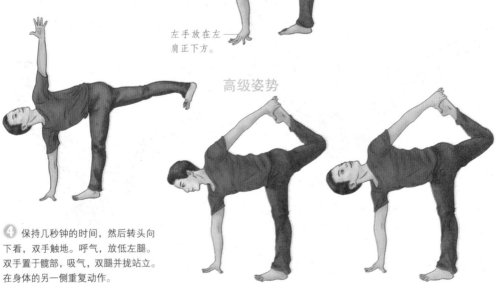

❹ 保持几秒钟的时间，然后转头向下看，双手触地。呼气，放低左腿。双手置于髋部，吸气，双腿并拢站立。在身体的另一侧重复动作。

手抓脚趾单腿站立侧伸展式 A，B，C

具体动作见第一篇"瑜伽"第二章"阿斯汤加瑜伽"第二节"站式"之"手抓脚趾单腿站立侧伸展式 A，B，C"。

战士三式

凝视点
◇正前方
◇地面

生理功效
◇强化双脚、脚腕、小腿、膝部和大腿的力量
◇促进循环系统的功能
◇增强肌肉耐力
◇提高平衡能力
◇舒展髋部和腹股沟

心理功效
◇集中精神
◇增强意志力
◇促进思维

不适宜人群
◇膝部受伤者
◇脚腕受伤者

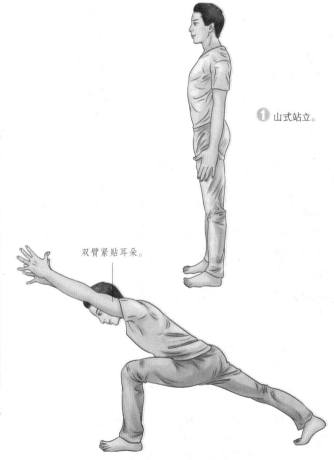

❶ 山式站立。

双臂紧贴耳朵。

降低右臂，使臀部的左右两边位于相同高度。

❷ 呼气，左脚向前跨，膝部弯曲成直角，上半身向前，腹部紧贴大腿，双臂紧贴双耳伸直。

❸ 吸气，将身体轻轻抬起，左腿站直保持平衡，右腿向后伸直。右腿微转使膝盖和脚尖向下。

以骨盆为中心保持身体伸展。

左大腿肌肉收紧，站直。

❹ 保持几秒钟的时间，绷紧双腿，慢慢还原为双手触地的弓步状。在身体的另一侧重复动作。

舞者式

凝视点
◇ 正前方
◇ 手指尖

生理功效
◇ 缓解生理期不适
◇ 提高平衡性
◇ 强化腿部肌肉和双脚的力量
◇ 舒展胸部与肩部
◇ 增大肺活量
◇ 拉伸脊柱

心理功效
◇ 提神
◇ 缓解轻微抑郁、焦虑
◇ 缓解压力

不适宜人群
◇ 膝部受伤者
◇ 眩晕症患者
◇ 高血压患者

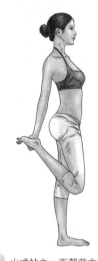

1 山式站立。面朝前方，右腿往后弯起，直到接近臀部，然后用右手抓住右脚内侧。

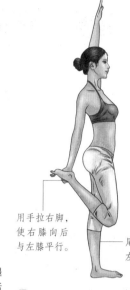

用手拉右脚，使右膝向后与左膝平行。

尾骨向下内收，左腿伸直。

2 吸气，左臂向上伸直。

3 呼气，右腿向后伸，左手向前上方伸直。

伸展右侧身体，右肩后转。

继续用手扳住脚，扳紧。

上半身从髋关节处稍向前倾，保持髋的高度不变，伸展脊柱。

4 呼气，上半身继续向下弯曲，右腿向上伸。

5 保持几秒钟的时间，然后呼气。收回姿势，在身体的另一侧重复动作。

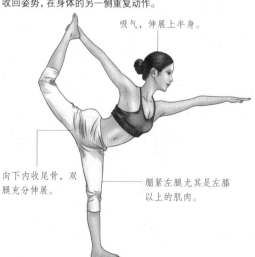

吸气，伸展上半身。

向下内收尾骨，双腿充分伸展。

绷紧左腿尤其是左膝以上的肌肉。

初级姿势

用带子拉住脚，以辅助完成动作。

半月式

凝视点
◇ 手指上方
◇ 前方
◇ 地面

生理功效
◇ 促进循环系统的功能
◇ 拉伸脊柱和下背部
◇ 强化足弓、脚腕、膝部
　 和大腿的力量
◇ 舒展腘绳肌腱
◇ 舒展胸部与髋部
◇ 缓解生理期不适和坐骨
　 神经痛
◇ 提高平衡性和协调性

心理功效
◇ 集中精神
◇ 增强意志力
◇ 促进思维
◇ 缓解压力

不适宜人群
◇ 膝部受伤者
◇ 颈部受伤者
◇ 低血压患者
◇ 眩晕症患者

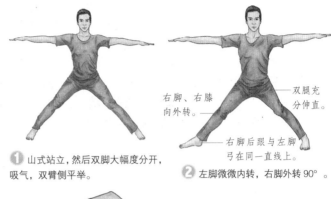

1 山式站立，然后双脚大幅度分开，吸气，双臂侧平举。

右脚、右膝向外转。

双腿充分伸直。

右脚后跟与左脚弓在同一直线上。

2 左脚微微内转，右脚外转90°。

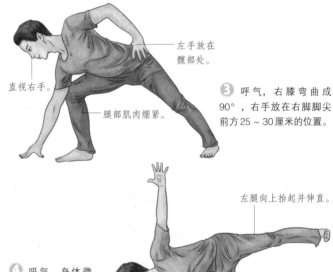

直视右手。

左手放在髋部处。

腿部肌肉绷紧。

3 呼气，右膝弯曲成90°，右手放在右脚脚尖前方25～30厘米的位置。

左腿向上抬起并伸直。

右腿充分伸直。

4 吸气，身体微微向前伸展，使重心移往右脚右手上。左臂用力向上伸直。

右手位于右肩的正下方。

5 把头转向上方，眼望左手。身体平衡点在骨盆处。

双腿肌肉绷紧。

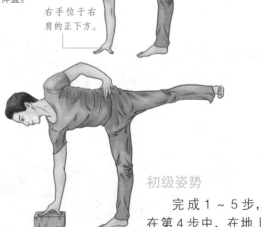

6 保持几秒钟的时间，左手放在髋部，视线转向地面。呼气，右膝弯曲，左腿慢慢放下，双手放在髋部，收回姿势。在身体的另一侧重复动作。

初级姿势

　　完成1～5步，在第4步中，在地上放一块木块来辅助平衡，左手放在髋部。

· 第三节　手臂平衡式 ·

手臂平衡式能锻炼轴心力量，增强自信心和勇气。与站式一样，手臂平衡式能增强活力和灵敏性；和平衡式一样，它们也需要体力和耐力。这些具有挑战性的姿势能锻炼人的整个身体，尤其是手、手腕、手臂、肩部和腹部。想要在手臂平衡式上取得成功，并不需要很快就掌握所有的姿势，你可以慢慢练习。通过练习这些姿势，你的肌肉和体能都能得到很大的改善。通过反复地练习，最终，你能练到最高境界，获得最大益处。

后仰支架式

凝视点
◇ 正前方
◇ 手指尖

生理功效
◇ 缓解生理期不适
◇ 提高平衡性
◇ 强化腿部肌肉和双脚的力量
◇ 舒展胸部与肩部
◇ 增大肺活量
◇ 拉伸脊柱

心理功效
◇ 提神
◇ 缓解轻微抑郁、焦虑
◇ 缓解压力

不适宜人群
◇ 膝部受伤者
◇ 眩晕症患者
◇ 高血压患者

❶ 双腿向前伸直坐在地上。屈膝，双脚分开，与髋同宽，双手放在髋后地面上。屈肘，吸气，充分伸展上半身。呼气，肩胛骨收拢，背部微曲，双臂伸直。

手指向前。

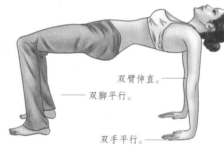

双臂伸直。
双脚平行。
双手平行。

❷ 吸气，双手双脚紧压地面，髋部挺起，身体挺直，大腿与小腿成90°。

初级姿势

在第2步中，将臀部尽可能抬起即可。

双腿要伸直。

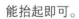

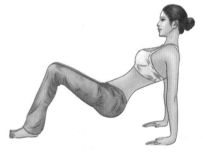

❸ 先将右腿伸直，然后伸直左腿，脚掌贴地，双腿肌肉收紧，臀部抬起。

❹ 呼气，充分伸展上半身，头向后仰，喉部伸长。保持几秒钟的时间。然后呼气，弯曲双膝和双臂，臀部放低贴地。

侧斜面式

凝视点

◇ 上方
◇ 前方
◇ 下方

生理功效

◇ 提高平衡性
◇ 锻炼轴心力量
◇ 强化双腿、双臂、肩部
　和手腕的力量
◇ 伸展腕关节
◇ 拉伸脊柱

心理功效

◇ 集中精神

不适宜人群

◇ 腕管综合征患者
◇ 手腕、手肘或肩部受伤者
◇ 肌腱受伤者

初级姿势

只做 1、2 步即可，保持几秒钟的时间，然后还原为下犬式。在身体的另一侧重复动作。

高级姿势

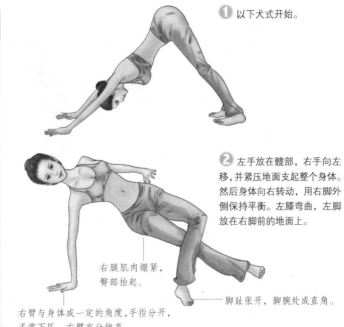

❶ 以下犬式开始。

❷ 左手放在髋部，右手向左移，并紧压地面支起整个身体。然后身体向右转动，用右脚外侧保持平衡。左膝弯曲，左脚放在右脚前的地面上。

右腿肌肉绷紧，臀部抬起。

脚趾张开，脚腕处成直角。

右臂与身体成一定的角度，手指分开，手掌下压，右臂充分伸直。

双腿肌肉绷紧，大腿抬起。

❸ 左脚叠在右脚上，脚跟并拢，左臂向上伸直。

双腿绷紧，脚外侧背向膝盖。

充分伸展上半身。

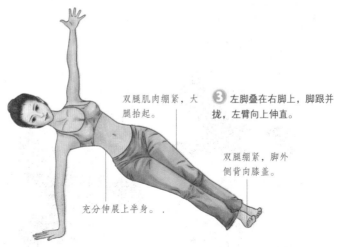

❹ 转头朝上，看着左手。保持几秒钟的时间。然后呼气，左臂放下，还原成下犬式。在身体的另一侧重复动作。

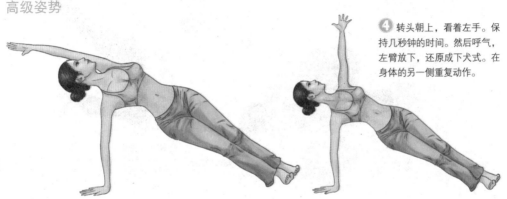

鹤式

凝视点

◇ 下方
◇ 手指前方

生理功效

◇ 提高平衡性和协调性
◇ 改善消化系统的功能
◇ 强化腹部肌肉，锻炼轴心力量
◇ 舒展髋部和背部
◇ 强化手臂和手腕
◇ 伸展腕关节

心理功效

◇ 集中精神

不适宜人群

◇ 腕管综合征患者
◇ 孕妇
◇ 手腕或肩部受伤者

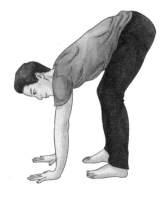

吸气，拱起中背部。

双臂肌肉绷紧。

指关节下压，做个抓的动作，双手和手腕都要绷紧。

❶ 双脚分立与髋同宽，屈膝，双手平放在地上。

❷ 屈肘，膝盖抵住上臂后侧，踮起脚，将重心转至手上。

❸ 两条腿相继向上举起。

❹ 双脚并拢，小腿与地面平行。

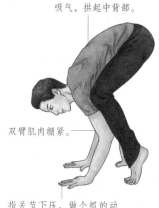

呼吸时，背部要始终拱着。

收紧双脚和大腿内侧肌肉。

手臂伸直。

初级姿势

完成 1～4 步，在脚下垫一块木块，来辅助抬起背部和臀部。

高级姿势

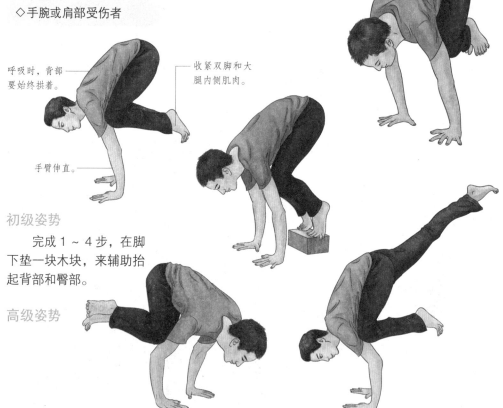

孔雀式

凝视点
◇下方
◇手腕前方

生理功效
◇提高平衡性和协调性
◇改善消化系统的功能
◇强化腹部肌肉，锻炼轴
　心力量
◇舒展髋部和背部
◇强化手臂和手腕
◇伸展腕关节

心理功效
◇集中精神

不适宜人群
◇腕管综合征患者
◇孕妇
◇手腕或肩部受伤者

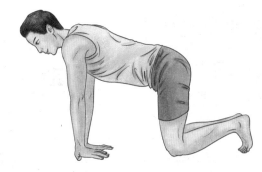

❶ 双膝分开跪在地上，指尖指向脚的方向，两小指靠拢。

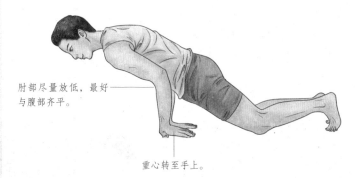

肘部尽量放低，最好与腹部齐平。

重心转至手上。

❷ 屈肘，保持双手靠拢，身体前曲，两肘抵住腹部。女士则需分开上臂，以免挤压胸部。

初级姿势

保持膝部和脚触地，只需把躯干抬起。

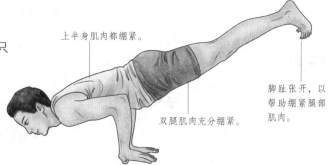

上半身肌肉都绷紧。

双腿肌肉充分绷紧。

脚趾张开，以帮助绷紧腿部肌肉。

❸ 双腿向上抬起伸直，重心前移，用手臂保持平衡。

高级姿势

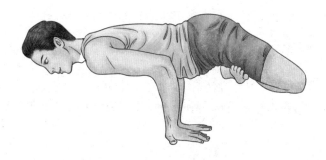

45

四肢支撑式

凝视点
◇地面
◇前方

生理功效
◇强化腿部、髋部、背部、腹部、肩部、手臂和手腕的力量
◇改善消化系统和循环系统的功能
◇缓解肌腱炎和疲劳
◇增强体力
◇锻炼轴心力量

心理功效
◇集中精神

不适宜人群
◇腕管综合征患者
◇孕妇

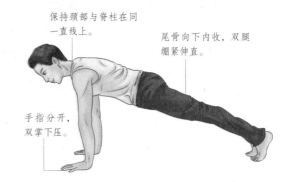

保持颈部与脊柱在同一直线上。

尾骨向下内收，双腿绷紧伸直。

手指分开，双掌下压。

❶ 身体呈直板式，双臂伸直置于肩下。双腿后伸，脚腕弯曲。腰侧保持上提，肩胛骨收拢。

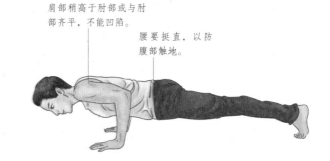

肩部稍高于肘部或与肘部齐平，不能凹陷。

腰要挺直，以防腹部触地。

❷ 保持姿势，呼气，身体下压，直至上臂与地面平行。

❸ 保持几秒钟的时间。然后放低身体趴下来，放松。

初级姿势

完成 1、2 步，但膝盖可以放在地上。

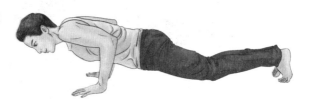

· 第四节　倒立式 ·

倒立式对抗重心引力，使人的整个身体获得新生。通过使血液和淋巴液倒流，可以给大脑补充营养，促进器官和腺体系统的功能。倒立后，正常的循环系统获得了新的活力。倒立能强化上半身和神经系统，改善消化功能和排毒功能。练习时需要精神集中，而且能使人更加理智、平静。但在孕期和生理期则不适合练习。

肩倒立式

凝视点
◇ 足尖

生理功效
◇ 锻炼并伸展颈部、肩部肌肉
◇ 治疗失眠
◇ 缓解窦压
◇ 促进循环系统的功能
◇ 缓解更年期不适
◇ 改善甲状腺、甲状旁腺和前列腺的功能
◇ 缓解静脉曲张

心理功效
◇ 缓解轻度抑郁和压力
◇ 镇定心神

不适宜人群
◇ 关节炎患者
◇ 颈部受伤者
◇ 处于生理期的女性
◇ 孕妇（怀孕前3个月）
◇ 高血压患者

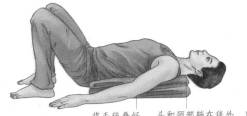

1 仰卧在地上。将两块叠好的毛毯垫在身下。屈膝，双脚平放在地上。

将毛毯叠好，铺平。

头和颈部躺在毯外，以保持颈椎的自然弯曲。

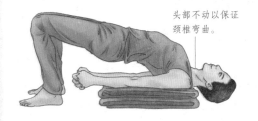

头部不动以保证颈椎弯曲。

2 臀部从毯子上抬起，双手在身下紧握。两侧肩部相继向脊柱靠近，并向头部移动。这样，颈部和肩胛骨就稍微抬起了。

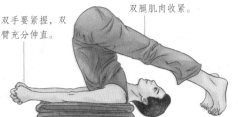

双手要紧握，双臂充分伸直。

双腿肌肉收紧。

3 双腿翻过头部，脚趾触地。

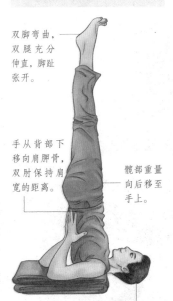

双脚弯曲，双腿充分伸直，脚趾张开。

手从背部下移向肩胛骨，双肘保持肩宽的距离。

髋部重量向后移至手上。

轻轻地将后脑勺紧压地面。

初级姿势

做靠墙倒立式，靠墙举起双腿，髋部垫个软枕或叠好的毯子。

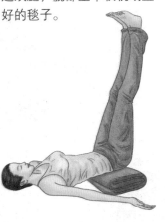

4 手放在背部，双腿上抬并伸直。

高级姿势

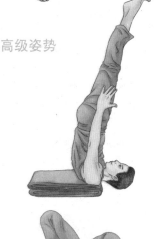

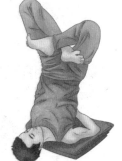

犁式

凝视点
◇大腿根部

生理功效
◇缓解背痛
◇改善甲状腺和甲状旁腺
　的功能
◇伸展肩部
◇拉伸脊柱
◇治疗失眠
◇缓解更年期不适

心理功效
◇缓解轻度焦虑和压力
◇镇定心神

不适宜人群
◇颈部受伤者
◇处于生理期的女性
◇孕妇
◇高血压患者
◇哮喘患者

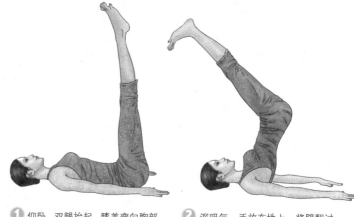

❶ 仰卧，双腿抬起，膝盖弯向胸部，然后向上伸直。

❷ 深吸气，手放在地上，将腿翻过头部。

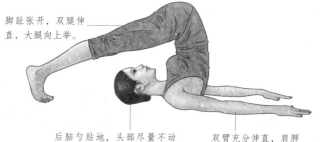

脚趾张开，双腿伸直，大腿向上举。

后脑勺贴地，头部尽量不动以保证颈椎的自然弯曲。

双臂充分伸直，肩胛骨收拢。

❸ 放低双脚，直到脚尖触地，髋部位于肩部上方，保持几秒钟的时间。用双手做支撑，背部下放，还原动作。

初级姿势
完成 1～3 步，可在肩下放 2 块叠好的毯子，头颈部放在地上以保证颈椎的自然弯曲。

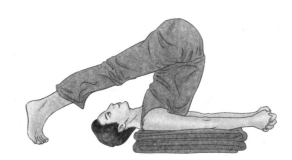

高级姿势

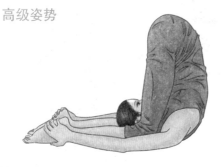

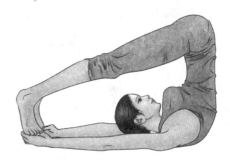

靠墙倒立式

凝视点
◇闭眼

生理功效
◇缓解腿脚疲劳
◇预防水肿和静脉曲张
◇镇定神经系统
◇缓解轻度背痛、头痛和失眠
◇缓解关节炎
◇减轻泌尿系统、呼吸系统紊乱
◇促进血液循环

心理功效
◇缓解轻度抑郁、焦虑和压力
◇镇定心神

不适宜人群
◇颈部或背部受伤严重者
◇青光眼患者

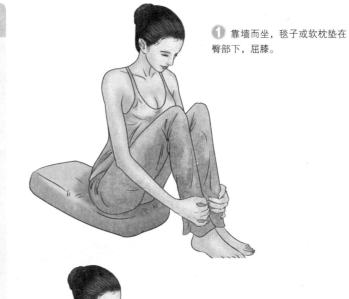

❶ 靠墙而坐，毯子或软枕垫在臀部下，屈膝。

❷ 手放在身后，身体后仰。

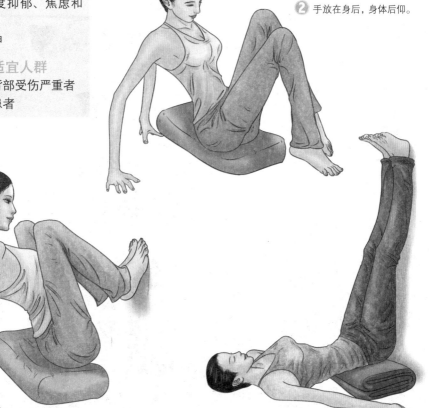

❸ 身体向后仰，双手撑地，双脚抬起贴在墙上。

❹ 臀部紧靠墙面，身体躺下来，双臂置于体侧，掌心向上，闭眼，放松，轻柔而均匀地呼吸。

头倒立式

具体动作见第一篇"瑜伽"第二章"阿斯汤加瑜伽"第四节"结束姿势"之"头倒立式"。

· 第五节　后仰式 ·

后仰式能恢复活力、强身健体、提神醒脑。它在舒展上背部、胸部、肩部、前腹股沟，以及增加脊柱的灵活性等方面极为有效。与其他姿势相比，后仰式更能放松紧张的精神。它们能保持脊柱柔软，同时增强背部、腿部及肩部力量。后仰式不宜在睡前练习，因为它会使人兴奋，做完后仰式后要做一些放松练习如扭转式或前屈式以放松脊柱。

眼镜蛇式

凝视点
◇上方
◇前方

生理功效
◇改善体形
◇改善消化系统、循环系统和淋巴系统的功能
◇舒展胸部、肩部和喉部
◇拉伸脊柱，提高其灵活性
◇增强下背部、肩部和腿部肌肉的力量
◇缓解疲劳

心理功效
◇缓解轻度抑郁、焦虑和压力
◇提神

不适宜人群
◇孕妇
◇颈部或脊柱受伤严重者
◇高血压患者

初级姿势

完成 1 ~ 3 步，前臂放在地上即可。

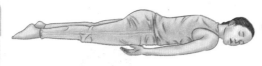

❶ 俯卧。

❷ 前额贴地，屈肘，手掌置于胸部两侧，使前臂与地面垂直。呼气，双手下压，伸展体侧，双臂夹紧身体，肩胛骨收拢。

脚背贴地，脚趾朝后。　双腿平行并拢。

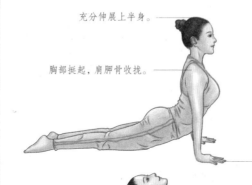

充分伸展上半身。

胸部挺起，肩胛骨收拢。

❸ 十个脚趾向下紧压地面，双腿充分伸展。尾骨向下内收。再吸气时，双手下压，伸展上半身，身体抬起，肩胛骨保持收拢。

双手下压，支撑身体。

❹ 伸长脖子，屈颈向上看，头向后仰。

❺ 保持几秒钟的时间。然后呼气，放松，俯卧。

上犬式

凝视点
◇上方
◇前方

生理功效
◇加强腿部、躯干、肩部、
　手臂和腕部的力量
◇扩张胸部，增大肺活量
◇舒展肩部与背部
◇拉伸脊柱，打开腹腔
◇促进消化系统和淋巴系
　统的功能
◇改善体形

心理功效
◇缓解轻度抑郁、焦虑
◇提神
◇集中精神

不适宜人群
◇孕妇（怀孕3个月之后）
◇颈部或背部受伤者
◇腕管综合征患者

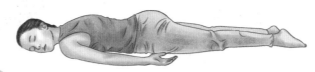

1 俯卧。

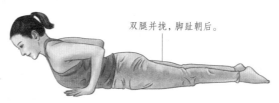

双腿并拢，脚趾朝后。

2 屈臂，手掌向后移，直到前臂与地面垂直。吸气，伸展体侧，肩部抬离地面，肩胛骨收拢。

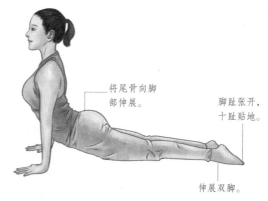

将尾骨向脚部伸展。

脚趾张开，十趾贴地。

伸展双脚。

3 呼气，双手下压，伸展体侧，双臂夹紧身体，肩胛骨收拢，双臂伸直，上身抬离地面。绷紧大腿肌肉，将大腿微微抬起。

初级姿势

　　按以上步骤做，只是大腿不用抬起，贴地即可。

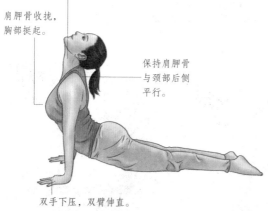

颈部伸长，头向后仰。

肩胛骨收拢，胸部挺起。

保持肩胛骨与颈部后侧平行。

双手下压，双臂伸直。

4 双手压地，双臂夹紧身体。身体向后弯曲，充分伸展上半身。伸长颈部，头部后仰。保持几秒钟的时间。然后慢慢还原俯卧姿势。

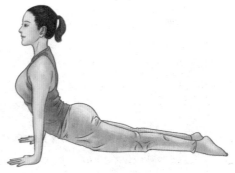

骆驼式

凝视点
◇上方
◇闭眼

生理功效
◇拉伸大腿、躯干、胸部、肩部和喉部
◇锻炼腿、骨盆和下背部肌肉
◇舒展髋部和屈肌
◇改善消化系统和循环系统的功能
◇提高脊柱柔韧性
◇改善体形

心理功效
◇缓解轻度抑郁、焦虑和压力
◇提神

不适宜人群
◇脊柱或颈部受伤者
◇低血压患者

初级姿势
完成1~4步，在脚腕的两侧各放一块木块，将手放在木块上辅助完成动作。

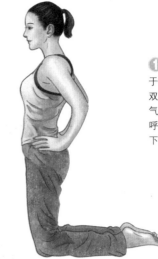

❶ 跪在地上，大腿垂直于地面，双手放在髋部。双脚向后，十趾贴地，吸气，大腿向后移。下一次呼气时，尾骨内收来伸展下背部。

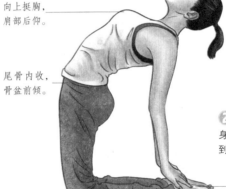

向上挺胸，肩部后仰。

尾骨内收，骨盆前倾。

❷ 吸气，充分伸展上半身；呼气，后仰使双手触到脚后跟。

脚背压地。

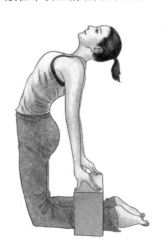

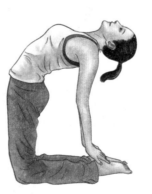

❸ 颈部伸长，头后仰。

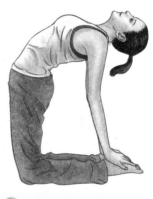

❹ 手滑到脚掌上。保持几秒钟的时间。然后呼气，小腿用力压地，挺胸，伸直上半身时保持头后仰，最后向后坐在脚后跟上放松一会儿。

桥式

凝视点
◇ 上方
◇ 闭眼

生理功效
◇ 提高脊柱和肩部的柔韧性
◇ 刺激神经系统
◇ 促进消化
◇ 舒展胸部、颈部和肩部
◇ 促进甲状腺和甲状旁腺的功能
◇ 提高肺活量
◇ 缓解生理期和更年期不适
◇ 缓解高血压、哮喘和窦炎
◇ 减轻疲劳

心理功效
◇ 缓解轻度抑郁、焦虑和压力
◇ 提神

不适宜人群
◇ 肩部或颈部受伤者
◇ 手腕受伤者

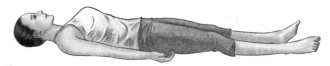

❶ 仰卧。

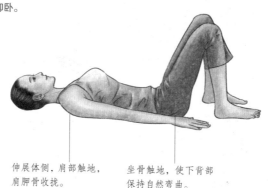

伸展体侧，肩部触地，肩胛骨收拢。

坐骨触地，使下背部保持自然弯曲。

❷ 屈膝，双脚平行，打开与髋同宽。

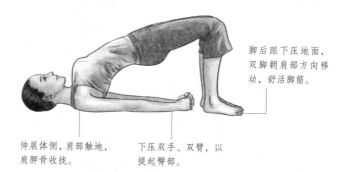

脚后跟下压地面，双脚朝肩部方向移动，舒活脚筋。

伸展体侧，肩部触地，肩胛骨收拢。

下压双手、双臂，以提起臀部。

❸ 吸气，双脚压地，同时抬起臀部。尾骨拉伸，同时伸展大腿。双手在背后紧握，扭转双肩使之靠近，肩胛骨收拢。

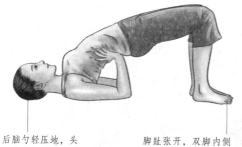

后脑勺轻压地，头部不动以保持颈椎的自然弯曲。

脚趾张开，双脚内侧边缘下压以保持大腿平行。

❹ 脚紧压地面，吸气，将臀部抬得更高，双手松开，重心轻微右移，左手托住背部肋骨。之后把重心偏向左边，用右手托住背部肋骨。保持几秒钟的时间，然后手放下，慢慢将臀部放到地上。

初级姿势

完成 1～4 步，双臂放在体侧，掌心向下。如有必要，可以用毯子支撑肩部。

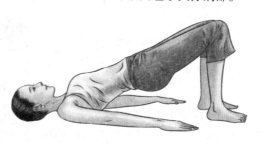

弓式

凝视点
◇ 前方
◇ 地面，鼻尖下方

生理功效
◇ 伸展脚腕、小腿、大腿和脊柱
◇ 强化脊柱的力量
◇ 舒展胸部和咽喉
◇ 促进消化
◇ 恢复体力

心理功效
◇ 缓解轻度抑郁、焦虑和压力
◇ 提神

不适宜人群
◇ 膝部或背部受伤者
◇ 颈部受伤者
◇ 孕妇

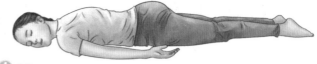

❶ 俯卧。

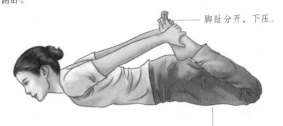

脚趾分开，下压。

大腿平行。

❷ 下巴贴地，吸气，屈膝，双手抓住双脚脚背。

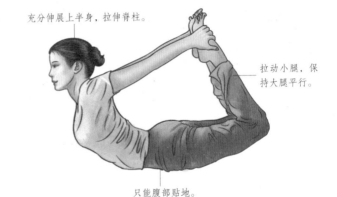

充分伸展上半身，拉伸脊柱。

拉动小腿，保持大腿平行。

只能腹部贴地。

❸ 吸气，膝盖压地，向上抬起臀部。呼气，尾骨向双膝方向伸展。再吸气，充分伸展上半身。呼气，肩胛骨收拢，手用力拉住脚背，将脊柱和腿抬高。保持几秒钟的时间。然后呼气，手松开，放下膝盖，俯卧。

初级姿势

在第 2 步中，吸气，手臂、腿部、胸部和头部离地即可。

高级姿势

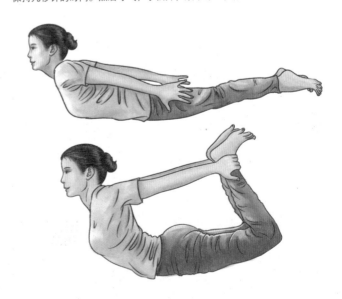

蝗虫式

凝视点
◇ 前方
◇ 鼻尖

生理功效
◇ 拉伸脊柱
◇ 舒展胸部、肩部和喉部
◇ 增强腿部、髋部、肩部
　和手臂的力量
◇ 促进消化，锻炼腹部
◇ 促进循环系统的功能
◇ 提高柔韧性
◇ 改善体形

心理功效
◇ 缓解轻度抑郁、焦虑和
　压力
◇ 提神

不适宜人群
◇ 头痛患者
◇ 高血压患者
◇ 脊柱或颈部受伤者

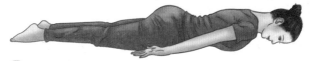

❶ 俯卧，双臂在体侧向后伸直，前额触地。

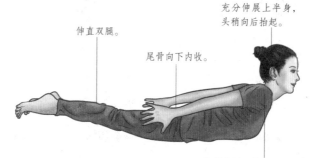

伸直双腿。

充分伸展上半身，头稍向后抬起。

尾骨向下内收。

伸展体侧，肩胛骨收拢。

❷ 吸气，抬起头、胸、臂和腿。手指和脚趾都要张开以增强肌肉力量。保持均匀的呼吸。

❸ 屏住呼吸，保持几秒钟的时间，然后还原。

初级姿势

仅同时抬起异侧的手臂和腿即可。

高级姿势

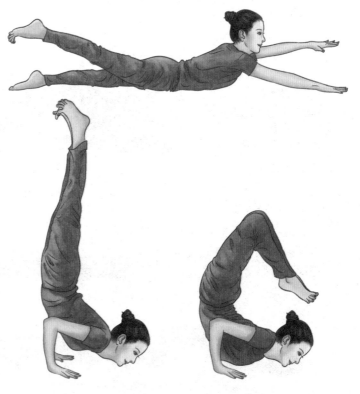

向上弓式

具体动作见第一篇"瑜伽"第二章"阿斯汤加瑜伽"第三节"坐式"之"向上弓式"。

鱼式

凝视点

◇ 前方
◇ 闭眼

生理功效

◇ 舒展髋部、腹部、胸部和咽喉
◇ 伸展屈肌
◇ 促进消化
◇ 缓解哮喘
◇ 改善体形
◇ 锻炼上背部、颈部、肩部肌肉

心理功效

◇ 缓解轻度抑郁、焦虑和压力
◇ 提神

不适宜人群

◇ 颈部受伤者
◇ 偏头痛患者
◇ 高血压或低血压患者
◇ 失眠患者
◇ 下背部受伤者
◇ 膝部或髋部受伤者

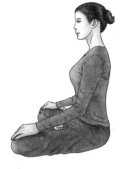

❶ 以莲花式坐好。

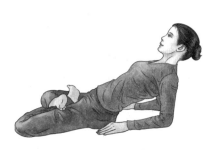

❷ 身体向后仰，用双肘支撑。

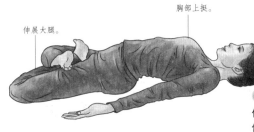

伸展大腿。

胸部上挺。

❸ 降低肩部和后脑勺使之着地，双臂平放于体侧。

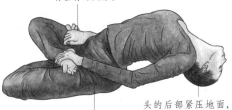

双手用力抓住双脚，肩胛骨在背部夹紧。

尾骨伸展，拉伸大腿。

头的后部紧压地面，并向臀部方向靠。背部直到头顶弯成弓形。

❹ 吸气，双肘下压，胸部挺起，颈部后曲，头顶着地。双手抓住脚背，保持几秒钟的时间。用肘部支持，背部下放着地，再用肘部支撑还原成坐式，腿放松。

初级姿势

完成 2 ~ 4 步时，双腿伸直，双手放在大腿下用作支撑就可以了。

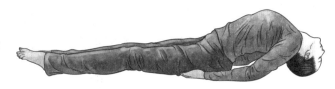

高级姿势

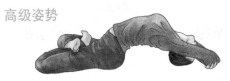

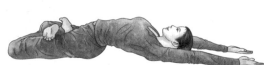

猫式

凝视点
◇前方
◇上方
◇肚脐

生理功效
◇提高脊柱柔韧性
◇舒展下背部和腹部
◇帮助消化
◇舒展肩部、胸部和咽喉
◇促进循环系统的功能
◇促进甲状腺和甲状旁腺
　的功能
◇治疗轻微的腕管综合征、
　肌腱痛、坐骨神经痛及
　下背伤痛

心理功效
◇缓解轻度抑郁、焦虑和
　压力
◇提神

不适宜人群
◇严重的腕管综合征患者

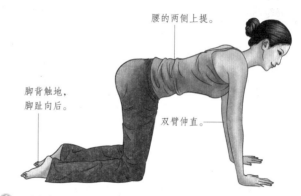

腰的两侧上提。

脚背触地，脚趾向后。

双臂伸直。

❶ 手腕在肩部的正下方，膝部在臀部下方，趴在地板上。吸气，充分伸展脊柱，手指分开，双手紧压地面，双臂伸直，肩胛骨收拢。

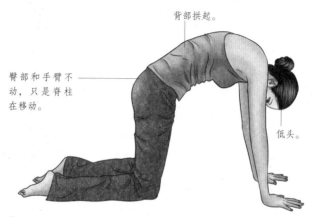

背部拱起。

臀部和手臂不动，只是脊柱在移动。

低头。

❷ 呼气，双手压地，脊柱向上挺起，骨盆下沉，尾骨向下内收。

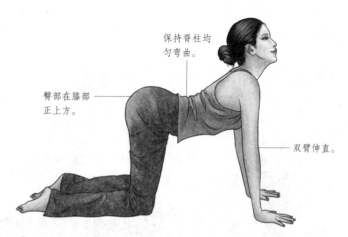

保持脊柱均匀弯曲。

臀部在膝部正上方。

双臂伸直。

❸ 吸气，脊柱反方向运动，形成凹形，骨盆上翘，同时抬头。

❹ 重复做2、3步5～10次。然后向后坐在脚跟上成婴儿式，休息一会儿。

单腿鸽王式

凝视点
◇前方
◇上方
◇闭眼

生理功效
◇增强体力
◇舒展屈肌、大腿、胸部及肩部肌肉
◇促进腹部及下背部的血液循环
◇促进消化系统和生殖系统的功能
◇缓解生理期和更年期不适
◇促进甲状腺、甲状旁腺和肾上腺的功能
◇治疗低血压、不育症及头痛症状

心理功效
◇缓解轻度抑郁、焦虑和压力
◇提神

不适宜人群
◇膝部或髋部受伤者
◇背部或肩部受伤者

初级姿势

完成1~4步，用带子系住脚来辅助完成动作。

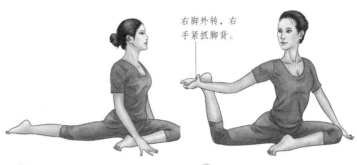

右脚外转，右手紧抓脚背。

❶ 屈左膝，将左脚放在右腹股沟处，脚趾外指，右腿向后伸直，大腿前侧、膝盖、小腿前侧和脚背触地。右髋向右转，左髋前挺。

❷ 右手向后伸，掌心向上。吸气，拉伸体侧。呼气，头、肩部、胸部都右转。右腿向上弯曲，用右手抓住右脚。

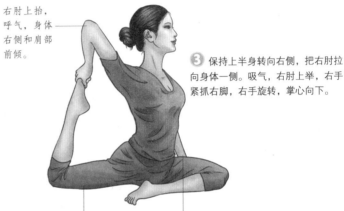

右肘上抬，呼气，身体右侧和肩部前倾。

❸ 保持上半身转向右侧，把右肘拉向身体一侧。吸气，右肘上举，右手紧抓右脚，右手旋转，掌心向下。

收紧右大腿肌肉，以保持平衡。

左手下压，将重心均匀分布于左髋和右大腿前端上。

双肘靠紧，上臂平行，用力收紧上臂肌肉使腋窝凹陷。

肩胛骨收拢，胸部挺起。

右脚后压以伸展肩部。

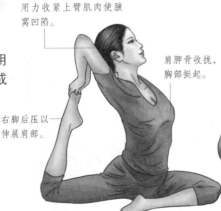

❹ 吸气，左手下压，充分伸展上半身。呼气，左手也向后伸，抓住脚。

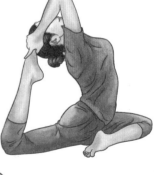

❺ 头向后仰，触到右脚。保持几秒钟的时间。然后呼气，手放松，放下脚。在身体的另一侧重复动作。

·第六节　转体式·

转体式是独特的姿势，在后仰式之后练习能起到镇定舒缓的作用，而在前曲式之后练习能起到促进的作用。它又被称作"敏捷姿势"，因为它能使体内系统达到平衡。转体式能按摩、协调全身内脏系统，给腺体和器官解毒。而且，它还能补充对脊柱肌肉的血液供给，促进机体的水合作用和身体的灵活性。在转体时还能挤压腹部器官，并使新鲜血液进入器官。孕妇要采用初级姿势。

脊柱扭转式

凝视点
◇前方
◇肩部上方
◇闭眼

生理功效
◇促进消化系统和循环系统的功能
◇减轻背痛、颈痛和坐骨神经痛
◇伸展和强化脊柱、肩部和髋部
◇缓解生理期不适
◇促进淋巴系统的功能

心理功效
◇缓解压力、轻度抑郁和焦虑

不适宜人群
◇消化不良患者
◇高血压或低血压患者
◇头痛患者

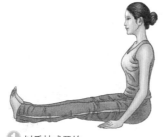
❶ 以手杖式开始。

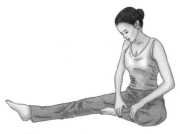
❷ 屈左腿，左脚靠近会阴处。

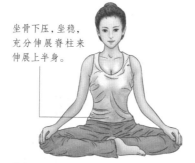
坐骨下压，坐稳，充分伸展脊柱来伸展上半身。

❸ 屈右腿，右脚放在左脚腕处，两脚后跟成一直线。

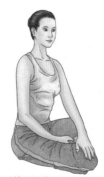
❹ 左手放在右膝上。

初级姿势

完成1～5步，但可以坐在毯子上以抬起臀部，如果需要背部挺直则用右手指触地来支撑上半身的重量。

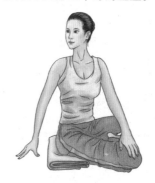

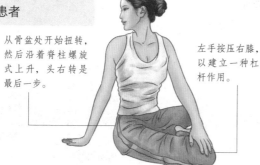
从骨盆处开始扭转，然后沿着脊柱螺旋式上升，头右转是最后一步。

左手按压右膝，以建立一种杠杆作用。

❺ 右手放在身后地面上。坐骨下压坐稳，收紧大腿肌肉以保持骨盆不动。吸气，伸展脊柱。呼气，身体右转。平稳地呼吸，尽量长时间地保持该姿势。回到第3步，在身体的另一侧重复动作。

仰卧脊柱扭转式

凝视点
◇前方
◇上方

生理功效
◇伸展脊柱和肩部
◇改善消化系统和循环系统的功能
◇强化下背部的力量
◇减轻下背部疼痛、颈痛和坐骨神经痛
◇舒展胸部及髋部

心理功效
◇有助于缓解轻度抑郁、压力及焦虑

不适宜人群
◇高血压或低血压患者
◇头痛患者
◇处于生理期的女性
◇腹泻患者

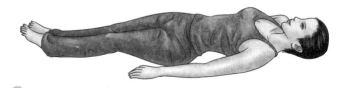

❶ 仰卧，双腿伸直。

双脚、双腿并拢。

坐骨触地，保持下背部的自然弯曲。

手臂伸直。

掌心向上。

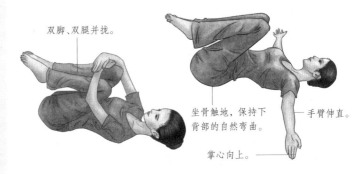

❷ 膝盖屈至胸部，双手抱腿。

❸ 膝盖在胸部上方，双手张开置于体侧。

高级姿势

保持下背部的自然弯曲。

充分伸展上半身。

双肩紧贴地面，肩胛骨收拢。

❹ 吸气，双膝左转，头右转。

❺ 保持几秒钟的时间。然后吸气，双膝和头转到中间，在身体的另一侧重复动作。

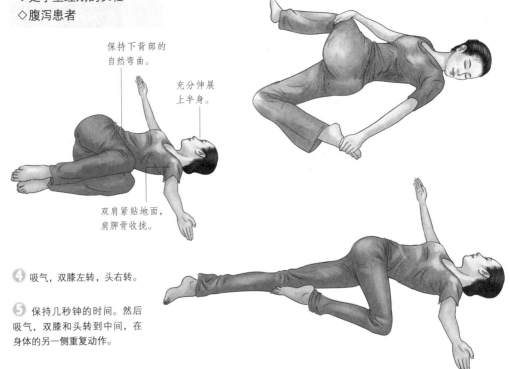

简单坐转体一式

凝视点
◇前方
◇肩部上方
◇闭眼

生理功效
◇舒展胸部及颈部
◇促进消化系统和淋巴系统的功能
◇增加脊柱和下腹部的血液循环
◇促进消化
◇减轻腕管综合征
◇缓解坐骨神经痛
◇强化髋部、肩部和脊柱的力量
◇减轻下背部和颈部不适

心理功效
◇有助于缓解轻度焦虑及压力

不适宜人群
◇高血压或低血压患者
◇头痛患者
◇脚腕或膝部受伤患者

初级姿势

做脊柱扭转式。

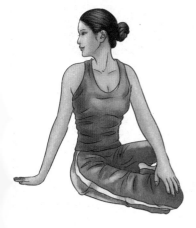

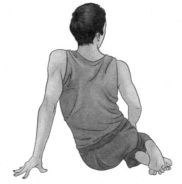

❶ 撑在左臀上，屈膝，双腿置于臀部右侧。右脚放在左脚上面。

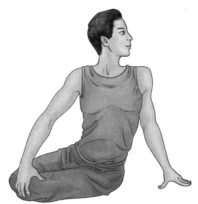

❷ 右手放在左膝上，左手置于身后，手指分开。吸气，充分伸展上半身，呼气，身体向左转。

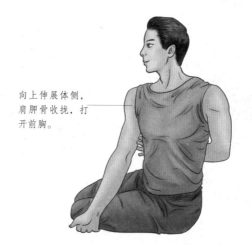

向上伸展体侧，肩胛骨收拢，打开前胸。

❸ 左手绕背，抓住右上臂内侧。右手插在左膝下，掌心向下。吸气，充分伸展上半身。呼气，向右转，转头，眼睛从右肩上方看过去。

❹ 保持几秒钟的时间。然后还原，在身体的另一侧重复动作。

半莲花坐转体式

凝视点
◇前方
◇肩部上方

生理功效
◇舒展胸部及颈部
◇强化脊柱、腿部和手臂的力量
◇锻炼腹部肌肉
◇改善消化系统和循环系统的功能
◇缓解坐骨神经痛、背痛

心理功效
◇有助于缓解压力及焦虑

不适宜人群
◇高血压或低血压患者
◇头痛患者
◇髋部、脚腕或膝部受伤者
◇失眠患者

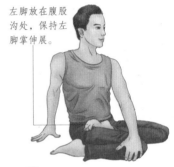

❶ 手杖式坐姿，右腿后曲，使脚腕位于臀侧，双手放在身后，手指朝前，紧压地面。伸展体侧，下背部向上挺。

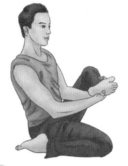

❷ 屈左腿，双手抓紧左脚腕和脚，使腿抬离地面。左脚腕弯曲，脚趾张开。

左脚放在腹股沟处，保持左脚掌伸展。

❸ 左腿呈半莲花坐——将左脚后跟放在肚脐处，脚背放在右大腿上。右手放到背后，左手放到右膝上。

初级姿势

做简单坐转体式即可。

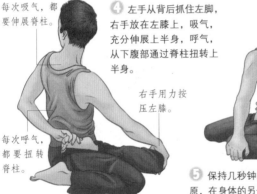

每次吸气，都要伸展脊柱。

❹ 左手从背后抓住左脚，右手放在左膝上，吸气，充分伸展上半身，呼气，从下腹部通过脊柱扭转上半身。

右手用力按压左膝。

每次呼气，都要扭转脊柱。

❺ 保持几秒钟的时间。然后还原，在身体的另一侧重复动作。

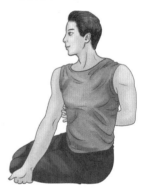

圣哲玛里琪 A 式

具体动作见第一篇"瑜伽"第二章"阿斯汤加瑜伽"第三节"坐式"之"圣哲玛里琪 A 式"。

圣哲玛里琪 B 式

具体动作见第一篇"瑜伽"第二章"阿斯汤加瑜伽"第三节"坐式"之"圣哲玛里琪 B 式"。

· 第七节 前曲式 ·

前曲式能镇定精神、舒缓神经系统，唤醒深层意识。它能舒展身体背部，伸展腘绳肌腱、髋部及下背部，还能够缓解压力，促进消化，按摩腹腔脏器，净化肝肠。前曲式能加强微循环、提高对脑部的供血供氧。

背部前曲伸展坐式 A，B，C，D

具体动作见第一篇"瑜伽"第二章"阿斯汤加瑜伽"第三节"坐式"之"背部前曲伸展坐式 A，B，C，D"。

前曲伸展式

凝视点
◇闭眼
◇小腿处

生理功效
◇强化双脚、膝部和大腿的力量
◇伸展腘绳肌腱和小腿
◇改善消化系统和生殖系统的功能
◇舒展髋部和腹股沟
◇促进肝脏和肾脏的功能
◇缓解生理期不适、头痛、失眠和疲劳
◇缓解窦炎不适

心理功效
◇缓解轻度抑郁、压力与焦虑
◇镇定精神

不适宜人群
◇背部受伤者
◇低血压患者
◇孕妇

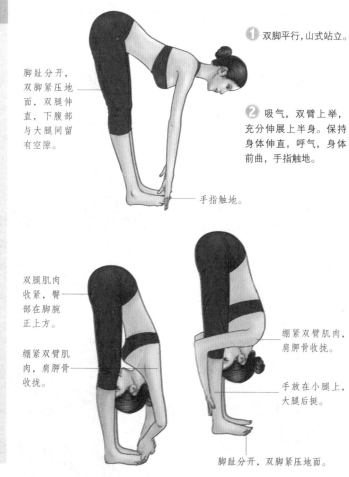

① 双脚平行，山式站立。

脚趾分开，双脚紧压地面，双腿伸直，下腹部与大腿间留有空隙。

② 吸气，双臂上举，充分伸展上半身。保持身体伸直，呼气，身体前曲，手指触地。

手指触地。

双腿肌肉收紧，臀部在脚腕正上方。

绷紧双臂肌肉，肩胛骨收拢。

绷紧双臂肌肉，肩胛骨收拢。

手放在小腿上，大腿后挺。

脚趾分开，双脚紧压地面。

③ 下腹部与大腿间保持空隙，用手指钩住大脚趾。用大腿内侧的力量打开坐骨。吸气，腰部上提，尾骨向下。呼气，脊柱进一步向下弯曲，脸靠近腿部。保持几秒钟的时间。

④ 双手抱住小腿肚。

高级姿势

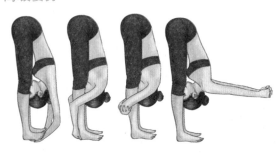

初级姿势

完成 1 ~ 3 步，手下放一木块，辅助双腿伸直并保持下背部的弧度。

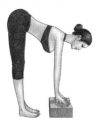

头碰膝前曲伸展坐式 A，B，C

　　具体动作见第一篇"瑜伽"第二章"阿斯汤加瑜伽"第三节"坐式"之"头碰膝前曲伸展坐式 A，B，C"。

头碰膝扭转前曲式

凝视点
◇闭眼
◇上方
◇前方

生理功效
◇促进消化
◇伸展下背部、腘绳肌腱和小腿
◇舒展髋部、腹股沟和肩部
◇舒展腰部、肋部和胸部的肌肉组织和韧带
◇促进生殖系统的功能
◇促进肝、肾、肠处的血液循环

心理功效
◇缓解轻度抑郁、压力与焦虑
◇镇定精神

不适宜人群
◇颈部或肩部受伤者
◇低血压患者
◇下背部受伤者
◇孕妇（怀孕 3 个月之后）

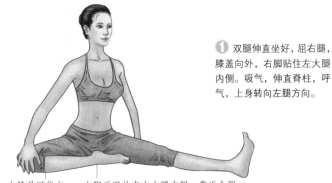

① 双腿伸直坐好，屈右腿，膝盖向外，右脚贴住左大腿内侧。吸气，伸直脊柱，呼气，上身转向左腿方向。

右膝尽可能向外打开。　　右脚后跟放在右大腿内侧，靠近会阴。

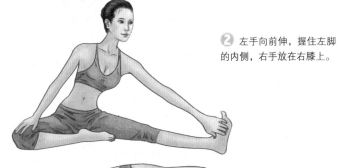

② 左手向前伸，握住左脚的内侧，右手放在右膝上。

③ 吸气，充分伸展上半身。呼气，将身体向左倾斜，左肩靠在左大腿上。伸展右手抓住左脚外侧。

为了更好地扭转，左手应按压在右膝上。　　左大腿充分伸直。

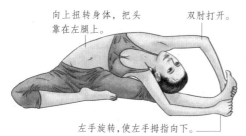

向上扭转身体,把头靠在左腿上。

双肘打开。

左手旋转,使左手拇指向下。

④ 左臂向左转抓住左脚内侧,左肩靠住左大腿内侧。每次吸气时,伸展上半身,每次呼气时,扭转上半身。保持几秒钟的时间,然后还原,在身体的另一侧重复动作。

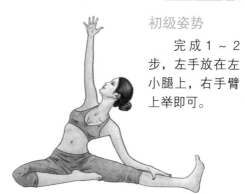

初级姿势

完成 1～2 步,左手放在左小腿上,右手臂上举即可。

坐广角A,B式

具体动作见第一篇"瑜伽"第二章"阿斯汤加瑜伽"第三节"坐式"之"坐广角A,B式"。

侧坐广角式

凝视点
◇ 前方
◇ 膝盖或小腿

生理功效
◇ 促进消化系统和生殖系统的功能
◇ 伸展下背部、腘绳肌腱和小腿肌肉
◇ 锻炼下背部肌肉
◇ 提高脊柱柔韧性
◇ 舒展腰部和肋骨的肌肉组织及韧带
◇ 舒展髋部、腹股沟和肩部
◇ 促进肝、肾处的血液循环

心理功效
◇ 缓解轻度抑郁、压力与焦虑
◇ 镇定精神

不适宜人群
◇ 低血压患者
◇ 下背部受伤者

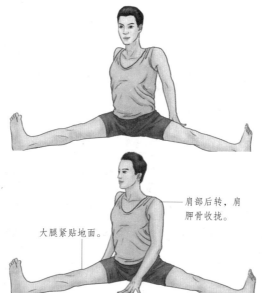

大腿紧贴地面。

肩部后转,肩胛骨收拢。

手指后拉。

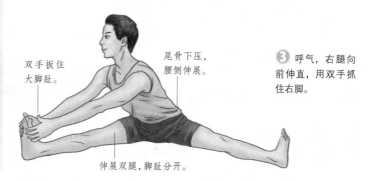

双手扳住大脚趾。

尾骨下压,腰侧伸展。

伸展双腿,脚趾分开。

① 坐在地上,两腿向前伸直。双腿打开约90°,并向内旋转使脚尖和膝盖朝上。将大腿肌肉向内转,将髋部肌肉向后侧转以打开骨盆底,脚趾分开。双手置于身后,手指下压,骨盆向前移,保持下背部自然弯曲。

② 双手放在右腿的两边,脊柱右转。呼气,大腿和坐骨紧贴地面。吸气,充分伸展上半身,腹部、胸部右转,手后拉回身体旁边。

③ 呼气,右腿向前伸直,用双手抓住右脚。

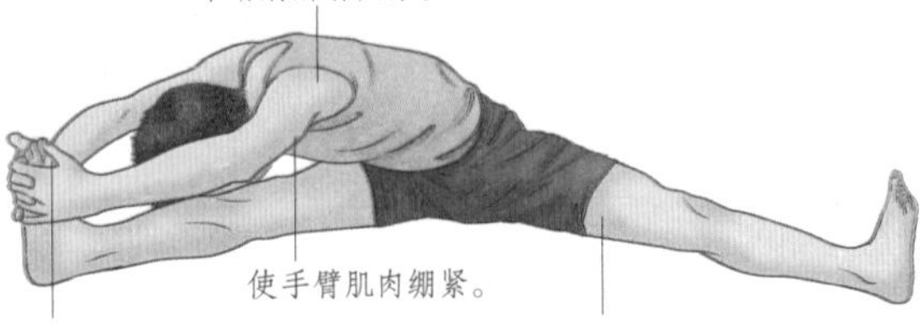
前肩和肩肘提起，
帮助肩胛骨夹紧。
使手臂肌肉绷紧。
脚趾分开，用手扳住
右脚，双手后拉。
大腿下压，双腿向
外伸展。

4 吸气，充分伸展上半身。呼气，身体向前曲，胸部在前。如果能保持脊柱挺直，可将前额贴住小腿。保持几秒钟的时间。然后还原，在身体的另一侧重复动作。

初级姿势

完成 1 ~ 3 步，腘绳肌腱和下背部柔韧性不够的人，可坐在一块叠好的毯子上，用带子辅助完成动作。

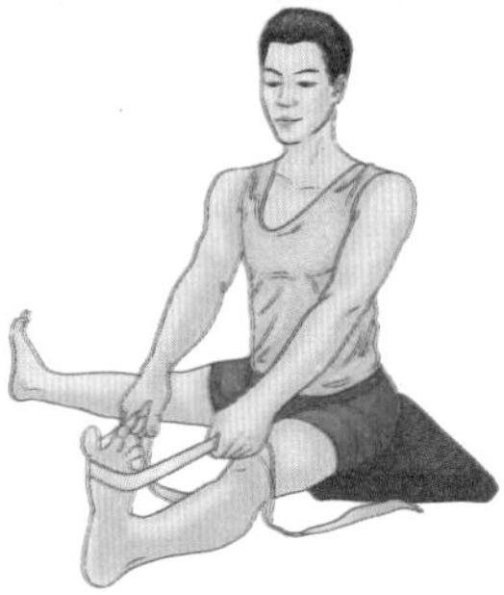

半英雄前曲伸展坐式

具体动作见第一篇“瑜伽”第二章“阿斯汤加瑜伽”第三节“坐式”之“半英雄前曲伸展坐式”。

花环式

凝视点

◇前方

生理功效

◇舒展髋部
◇缓解坐骨神经痛
◇提高平衡性
◇伸展足弓和脚腕
◇缓解生理期不适
◇缓解下背部疼痛
◇缓解便秘

心理功效

◇缓解轻度抑郁、压力与焦虑
◇镇定精神
◇集中注意力

不适宜人群

◇膝部或脚腕受伤者
◇眩晕患者
◇高血压患者

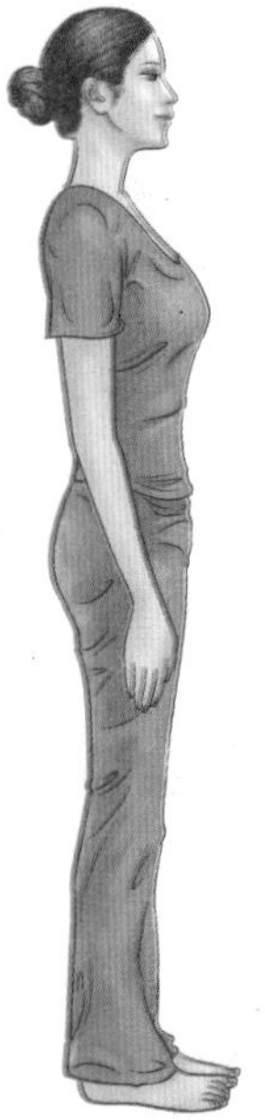

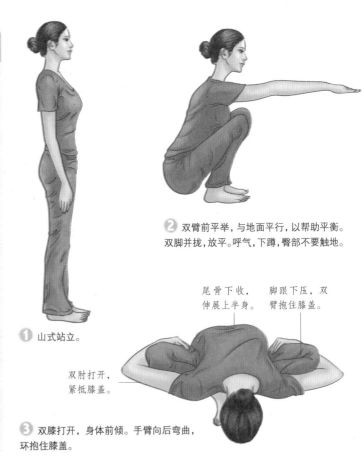

1 山式站立。

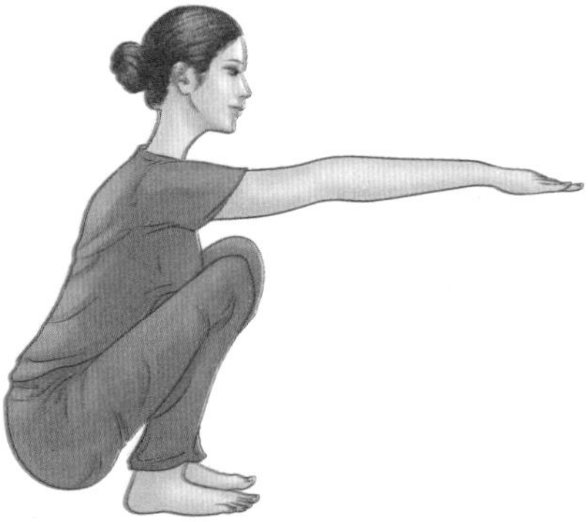

2 双臂前平举，与地面平行，以帮助平衡。双脚并拢，放平。呼气，下蹲，臀部不要触地。

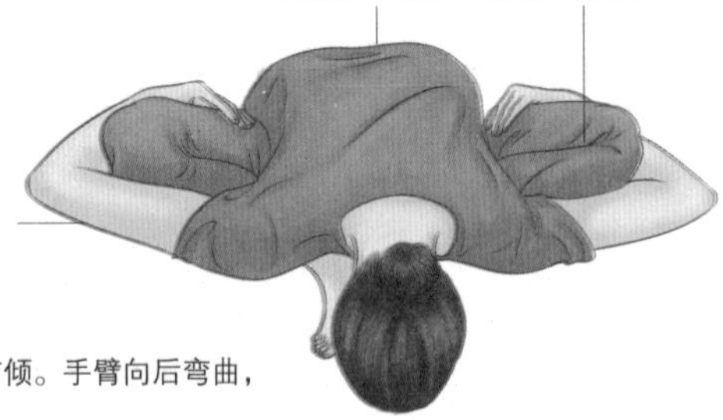
尾骨下收，
伸展上半身。
脚跟下压，双
臂抱住膝盖。
双肘打开，
紧抵膝盖。

3 双膝打开，身体前倾。手臂向后弯曲，环抱住膝盖。

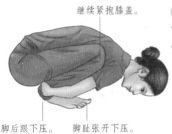

继续紧抱膝盖。

脚后跟下压。　脚趾张开下压。

④ 吸气，手下伸，抓住脚后跟。呼气，头触地。保持几秒钟的时间，然后放松，还原动作。

初级姿势

完成 1～3 步，脚后跟下可以垫个毯子，双手做祈祷姿势。

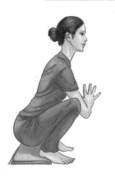

劈叉式

凝视点
◇ 前方
◇ 上方

生理功效
◇ 伸展与锻炼大腿和腘绳肌腱
◇ 打开髋部、腹股沟和腰肌
◇ 增强循环系统的功能
◇ 促进消化系统、淋巴系统和生殖系统的功能
◇ 预防静脉曲张
◇ 预防与缓解坐骨神经痛、疝气
◇ 提高平衡性

心理功效
◇ 缓解轻度抑郁、压力与焦虑
◇ 镇定精神

不适宜人群
◇ 腹股沟受伤者
◇ 膝部或腘绳肌腱受伤者
◇ 高血压或低血压患者

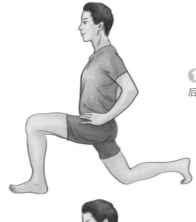

① 单膝跪地，左腿前迈一大步，后脚脚趾向下弯曲。

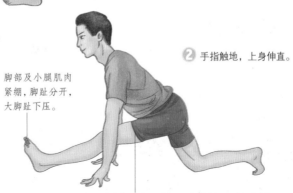

脚部及小腿肌肉紧绷，脚趾分开，大脚趾下压。

② 手指触地，上身伸直。

左腿伸直，吸气，左腿肌肉收紧，以打开髋部。

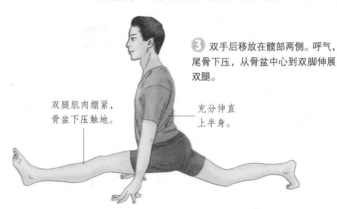

③ 双手后移放在髋部两侧。呼气，尾骨下压，从骨盆中心到双脚伸展双腿。

双腿肌肉绷紧，骨盆下压触地。

充分伸直上半身。

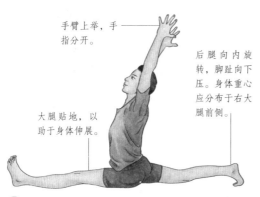

手臂上举,手指分开。

后腿向内旋转,脚趾向下压。身体重心应分布于右大腿前侧。

大腿贴地,以助于身体伸展。

初级姿势

完成1～4步,左大腿两侧放两块砖,手撑在砖上,以保证脊柱挺直,上半身提起。

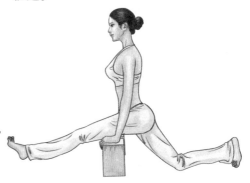

④ 吸气,双腿肌肉收紧。呼气,尾骨再次下压,伸展双腿,双腿完全打开。双手举过头顶。

⑤ 还原,在身体的另一侧重复动作。

·第八节 坐 式·

坐式通常具有镇定和调养身体的作用。通过将脊柱和骨盆结合起来练习,它们能提升活力。坐式能促进循环、减轻疲劳、集中注意力、镇定精神。坐式随时都可以进行。

莲花式

凝视点
◇前方
◇闭眼

生理功效
◇舒展髋部
◇提高膝部柔韧性,舒展膝关节
◇预防关节炎和骨质疏松症
◇锻炼腹腔器官
◇改善消化系统的功能

心理功效
◇缓解压力
◇集中精力
◇提神醒脑

不适宜人群
◇下背部、髋部、膝部或脚腕受伤者

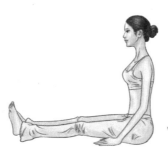

① 坐下,双腿伸直,向上伸展脊柱。

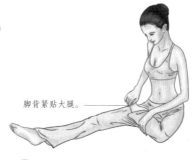

脚背紧贴大腿

② 弯曲左腿,脚放在右腿腹股沟处,脚心朝上左膝触地。

③ 右脚也放在左腿腹股沟处,脚心朝上,右膝触地。把大腿和臀部向内旋转。

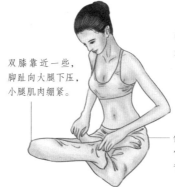

双膝靠近一些,脚趾向大腿下压,小腿肌肉绷紧。

保持骨盆底的宽度,尾骨向下,臀部肌肉挤向背部。

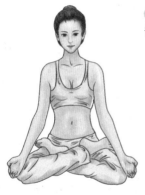

❹ 深吸气，充分向上伸展脊柱，肩部向后，肩胛骨收拢。放松呼吸。

初级姿势

完成 1 ~ 4 步，单脚成莲花式即可。

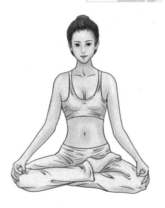

内收莲花坐式

凝视点
◇ 闭眼

生理功效
◇ 舒缓神经系统

心理功效
◇ 缓解压力
◇ 集中注意力
◇ 提神醒脑
◇ 阻断感官介入，消除外界干扰

不适宜人群
◇ 青光眼患者
◇ 使用助听器的人
◇ 角膜疾病患者

初级姿势

用至善坐，完成 2 ~ 4 步动作即可。

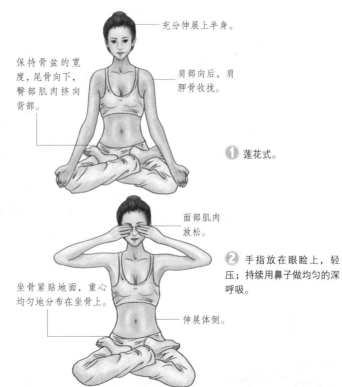

充分伸展上半身。

保持骨盆的宽度，尾骨向下，臀部肌肉挤向背部。

肩部向后，肩胛骨收拢。

❶ 莲花式。

面部肌肉放松。

❷ 手指放在眼睑上，轻压；持续用鼻子做均匀的深呼吸。

坐骨紧贴地面，重心均匀地分布在坐骨上。

伸展体侧。

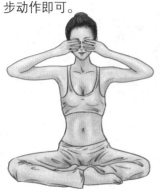

轻压上唇。

均匀地压住鼻翼，以缩小鼻孔通道。

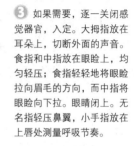

❸ 如果需要，逐一关闭感觉器官，入定。大拇指放在耳朵上，切断外面的声音。食指和中指放在眼睑上，均匀轻压；食指轻轻地将眼睑拉向眉毛的方向，而中指将眼睑向下拉。眼睛向上。无名指轻压鼻翼，小手指放在上唇处测量呼吸节奏。

❹ 双手放下，双腿放松。

摇篮式

凝视点
◇前方

生理功效
◇伸展大腿和小腿肌肉
◇伸展腘绳肌腱
◇促进消化
◇按摩腹部肌肉
◇促进肠、肝、肾的功能
◇打开骨盆
◇刺激生殖系统和消化系统的功能

心理功效
◇镇定精神
◇集中注意力

不适宜人群
◇膝部或髋部受伤者

初级姿势

原本要伸直的那条腿屈膝，脚靠近臀部。

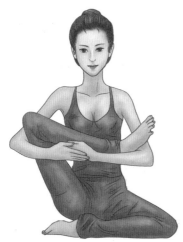

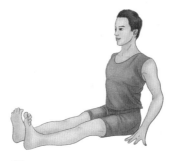

① 双腿伸直坐好，双手按压地上，脊柱挺直。

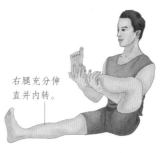

右腿充分伸直并内转。

② 屈左腿，膝盖向外转。双手抱住左脚和左小腿。

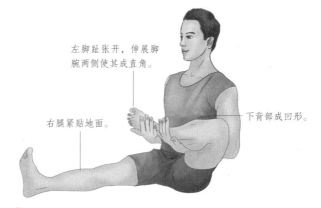

左脚趾张开，伸展脚腕两侧使其成直角。

右腿紧贴地面。

下背部成凹形。

③ 将左腿向上抬，小腿与地面平行。

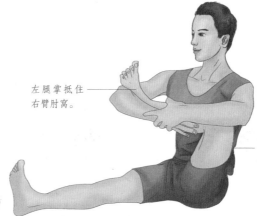

左腿掌抵住右臂肘窝。

下背部成凹形，充分伸展上半身。

④ 左脚掌抵住右臂肘窝处，左膝抵住左臂肘窝，左手抓住右手腕。吸气，将左膝稍推离胸部。呼气，收回。

⑤ 还原，在身体的另一侧重复动作。

英雄式

凝视点
◇前方
◇地板

生理功效
◇舒展下背部
◇改善髋关节、膝关节和腕关节的功能
◇促进甲状腺和甲状旁腺的功能
◇缓解更年期不适
◇缓解高血压

心理功效
◇镇定心神
◇创造一种踏实稳定的感觉

不适宜人群
◇膝部或脚腕受伤者
◇心脏病患者
◇关节炎患者

初级姿势

完成第3步时，可坐在毯子上或长枕上以抬高臀部。

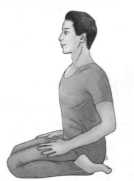

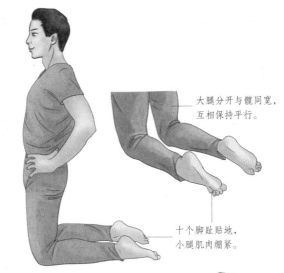

大腿分开与髋同宽，互相保持平行。

十个脚趾贴地，小腿肌肉绷紧。

① 跪在地板上。

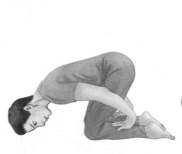

② 前额触地，手放在膝后的小腿肚上。手指按压小腿，然后慢慢滑到脚腕处。

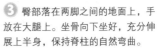

脚趾下压地面，脚跟紧贴臀部。

双脚放在臀部两侧。

③ 臀部落在两脚之间的地面上，手放在大腿上。坐骨向下坐好，充分伸展上半身，保持脊柱的自然弯曲。

高级姿势

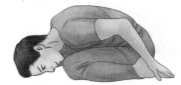

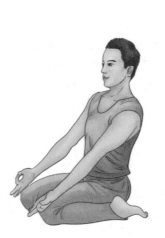

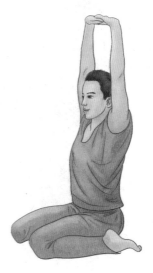

跪坐式

凝视点
◇ 前方

生理功效
◇ 促进循环系统的功能
◇ 强化大腿、小腿和脚腕的力量
◇ 拉伸脊柱
◇ 伸展股四头肌
◇ 舒展踝关节、膝关节和髋关节

心理功效
◇ 镇定心神

不适宜人群
◇ 膝部受伤者
◇ 脚腕受伤者

高级姿势

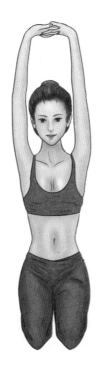

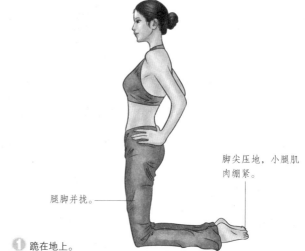

脚尖压地，小腿肌肉绷紧。

腿脚并拢。

❶ 跪在地上。

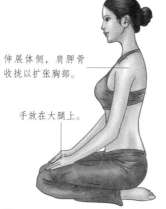

伸展体侧，肩胛骨收拢以扩张胸部。

手放在大腿上。

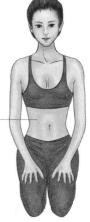

下背部成凹形，脊柱向上伸展。

❷ 坐在脚后跟上。

初级姿势

完成第2步时，臀下垫一块毯子或长枕。

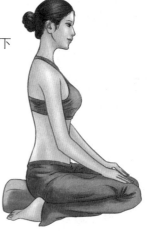

狮子式

凝视点
◇ 前方
◇ 上方

生理功效
◇ 缓解颌部紧张
◇ 锻炼面部肌肉
◇ 增加脑部供血量
◇ 促进眼部和喉部的血液
　循环
◇ 清洁鼻孔和耳朵
◇ 缓解窦炎
◇ 增大肺活量
◇ 缓解咽喉干燥与疼痛

心理功效
◇ 缓解压力、轻度抑郁及
　焦虑

不适宜人群
◇ 膝部或脚腕受伤者
◇ 哮喘患者
◇ 青光眼患者
◇ 颞颌关节综合征患者

初级姿势

　　以双腿交叉的姿势坐
着，然后做第3步。

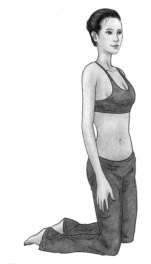

面部肌肉放松。

双手放在大腿上。

1 跪在地上。

2 双手放在大腿上，坐在脚后跟上。

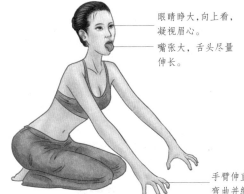

眼睛睁大，向上看，凝视眉心。

嘴张大，舌头尽量伸长。

3 身体前倾，双手撑地。深吸气，下一次呼气时，发出长啸声。重复3次，然后放松。

手臂伸直，手指弯曲并绷直。

高级姿势

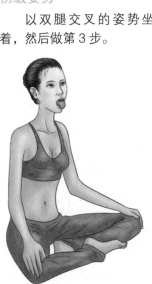

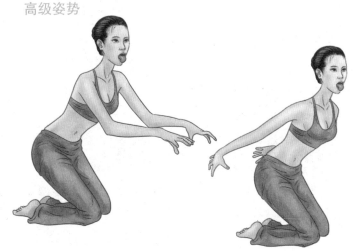

牛面式

凝视点
◇前方

生理功效
◇舒展膝关节、踝关节及肩关节
◇伸展大腿、胸部和手臂
◇扩胸，有利于深呼吸
◇伸展整个背部
◇锻炼腹肌和下背部肌肉

心理功效
◇缓解压力、轻度抑郁及焦虑
◇集中精神

不适宜人群
◇髋关节、膝关节或脚腕关节受伤者
◇肩部受伤者

初级姿势

完成 1～3 步，第 3 步中，在臀下垫个长枕或毯子，并用带子辅助完成动作。

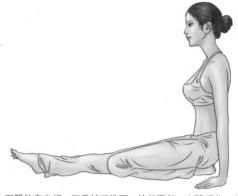

❶ 双腿伸直坐好，双手按压地面，抬起臀部。左腿后曲，坐在左脚上。

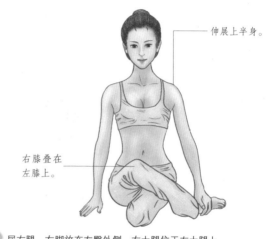

伸展上半身。

右膝叠在左膝上。

❷ 屈右腿，右脚放在左臀外侧，右大腿位于左大腿上。

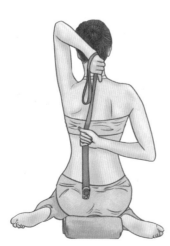

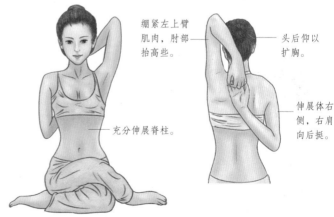

绷紧左上臂肌肉，肘部抬高些。

充分伸展脊柱。

头后仰以扩胸。

伸展体右侧，右肩向后抵。

❸ 保持左脚的姿势，或抬起右臀部，将左脚移出，使臀部贴地。左臂举过头，曲肘，左手放在上背处。屈右臂，两手手指在后背相扣。

❹ 还原，在身体的另一侧重复动作。

手杖式

具体动作见第一篇"瑜伽"第二章"阿斯汤加瑜伽"第三节"坐式"之"手杖式"。

身印式

凝视点
◇前方
◇上方

生理功效
◇舒展髋部和胸部
◇提高膝关节柔韧性
◇预防关节炎和骨质疏松症
◇促进消化系统和生殖系统的功能
◇伸展肩部
◇促进肠与肝的功能
◇缓解坐骨神经痛与生理期不适

心理功效
◇减轻压力
◇镇定心神

不适宜人群
◇高血压或低血压患者
◇孕妇（怀孕3个月之后）
◇腹股沟或肩部受伤者
◇膝部或髋部受伤者

高级姿势

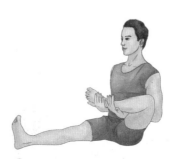

❶ 双腿伸直坐好。屈左腿，双手抱住左脚和左小腿。

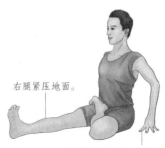

右腿紧压地面。

双手放在身后，手指压地，伸展脊柱。

❷ 左脚放在右大腿腹股沟处，成半莲花坐式。

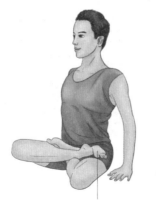

脚心向上，小脚趾压在大腿上。

❸ 屈右腿，抓住右脚和脚腕。右脚放在左大腿的腹股沟处，成莲花坐式。吸气，双手下压，充分伸展上半身，保持脊柱的自然弯曲。

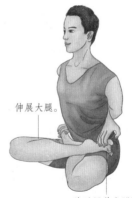

伸展大腿。

脚趾压着大腿。

❹ 呼气，右手绕到背后，抓住右脚大脚趾。深吸一口气，身体前曲，呼气，左手绕到背后，抓住左脚大脚趾。

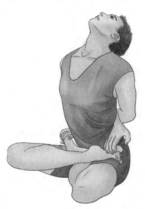

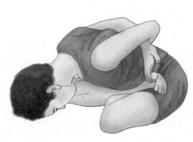

❺ 前曲，前额触地。

鹭式

凝视点
◇前方
◇大脚趾

生理功效
◇伸展肩部、胸部、背部和腘绳肌腱
◇促进消化
◇促进淋巴系统和生殖系统的功能
◇改善肝、肾、子宫和卵巢的功能
◇缓解生理期与更年期不适
◇减轻背痛和疲劳

心理功效
◇缓解压力、轻度抑郁和焦虑
◇镇定心神

不适宜人群
◇失眠患者
◇哮喘患者
◇孕妇（怀孕3个月之后）
◇膝部或脚腕受伤者
◇臀部受伤者

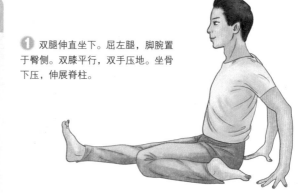

❶ 双腿伸直坐下。屈左腿，脚腕置于臀侧。双膝平行，双手压地。坐骨下压，伸展脊柱。

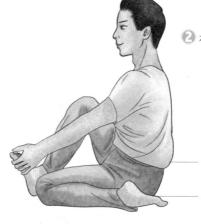

❷ 右脚屈膝抬起，双手握着右脚。

下背部收紧。

左脚朝后，脚趾贴地，左脚腕内侧紧贴臀部。

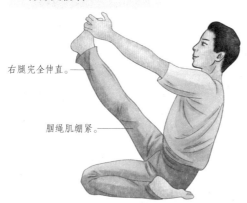

右腿完全伸直。

腘绳肌绷紧。

❸ 吸气，然后呼气，慢慢抬起右腿并伸直，左手臂也伸直，肩胛骨收拢。保持几秒钟的时间。

初级姿势

完成1～3步，用带子辅助完成动作。

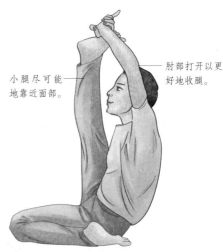

小腿尽可能地靠近面部。

肘部打开以更好地收腿。

❹ 右腿保持绷紧，呼气，拉动右小腿靠近身体，上半身前曲。

❺ 还原，在身体的另一侧重复动作。

至善坐

凝视点
◇ 前方
◇ 闭眼

生理功效
◇ 增加下背部血液循环
◇ 通过呼吸动作锻炼腹腔
　 器官
◇ 伸展脊柱
◇ 舒展髋部
◇ 强化中下背部肌肉的力量

心理功效
◇ 减轻压力
◇ 集中注意力
◇ 提神醒脑

不适宜人群
◇ 下背部、髋部、膝部或
　 脚腕受伤者

初级姿势

完成 1 ~ 4 步，下背部柔韧性不够的人，可在臀下垫个毯子。

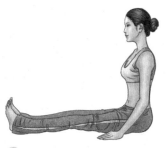

① 从手杖式开始，向上伸展脊柱。

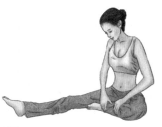

② 左脚掌紧贴右大腿内侧，脚后跟置于会阴处。

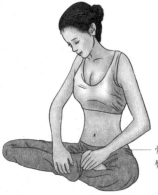

③ 轻弯右腿，脚后跟靠近身体。右脚背和脚腕放在左小腿肚上。大腿肌肉、臀部依次内旋，以扩大骨盆底。

骨盆打开，尾骨向下，臀部肌肉挤到背部。

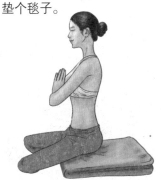

眼睛闭上，呼吸柔和，注意力集中于内心。

伸展体侧，肩胛骨收拢并向下移。

尾骨下压，肚脐内收。

④ 手掌放松，拇指扣住食指，掌心向上，置于大腿上。呼气，坐骨贴地坐稳，双腿、骨盆下沉。吸气，充分伸展上半身，多保持一会儿。

高级姿势——手印瑜伽

手印瑜伽是完成身体和精神的能量循环的一种手势，有助于镇定精神，集中注意力。

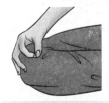

▲ 常见智慧手印一。

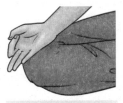

▲ 常见智慧手印二。

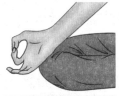

▲ 常见智慧手印三。

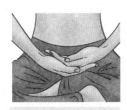

▲ 禅定手印。

· 第九节　平躺放松式 ·

　　平躺式通常是瑜伽练习的收尾动作，能减轻疲劳、提神醒脑、放松身体。本节的平躺姿势能提高腹股沟和髋部的柔韧性，促进消化和排毒，锻炼并伸展下背部和腿部。

　　放松式能镇定并平衡神经系统，使运动后的身体得到放松。需要放松时可以随时练习婴儿式。仰尸式是经典的放松姿势，在练习之后可用来做深度放松并恢复活力；因为它需要身体保持不动，同时意识保持警觉，通常被认为是最困难的动作。

　　练习时最重要的是要慢慢呼吸并享受这种放松的感觉。

双膝到胸式

凝视点
◇前方
◇闭眼

生理功效
◇伸展脊柱与肩部
◇促进消化
◇按摩腹腔脏器与背部
◇缓解下背部疼痛
◇舒展髋部

心理功效
◇减轻压力

不适宜人群
◇膝部受伤者
◇疝气患者

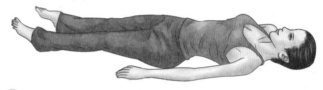

❶ 仰卧，双腿伸直。

脚趾并拢。　　　　　　　　　　　　　　手放在膝盖下部。

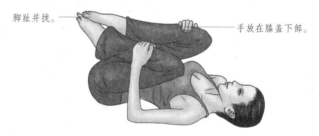

❷ 屈膝至胸部，双膝分开。

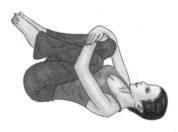

❸ 双膝并拢，两手抱膝。

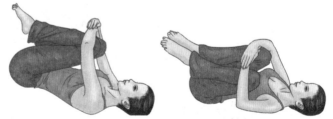

❹ 右转。

❺ 左转。

❻ 重复几次，然后还原为仰尸式。

仰卧英雄式

凝视点
◇ 上方
◇ 闭眼

生理功效
◇ 舒展和放松下背部
◇ 扩胸，增大肺活量
◇ 提高及改善髋关节、膝关节及腕关节的功能
◇ 促进甲状腺与甲状旁腺的功能
◇ 缓解更年期不适
◇ 降低高血压

心理功效
◇ 创造一种踏实稳定的感觉
◇ 提神醒脑
◇ 镇定心神

不适宜人群
◇ 膝部或脚腕受伤者
◇ 关节炎患者
◇ 心脏病患者
◇ 孕妇（怀孕3个月之后）

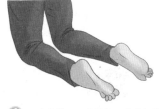

❶ 双膝跪地，双脚平行，脚腕与膝部成直线。

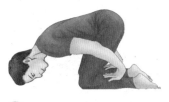

❷ 用手均匀地抚平小腿肌肉，需要的话，前额触地。

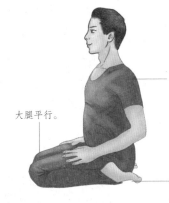

肩部后挺，肩胛骨收拢。

大腿平行。

脚背紧贴地面，腕关节平行，十趾触地，脚部、小腿肌肉绷紧。

❸ 坐在双脚之间，充分伸展上半身，双脚腕内侧紧贴臀部。

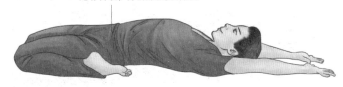

骨盆上翘，保持下背部的自然弯曲，尾骨内收，并向膝盖处伸展。

❺ 放低身体躺下来，手臂举过头顶伸直，肩部下压触地。多保持一会儿。然后将手臂放在体侧，肘撑起，身体重心移至肘上。下巴内收，肘部下压，身体抬起，变成下犬式。

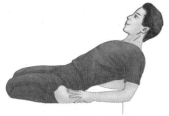

身体重心移至肘上。

❹ 手向后移，慢慢地将身体后靠在前臂上。

初级姿势

做支撑仰卧英雄式，完成1~5步，如果你无法躺到地上，可在背下垫个长枕。如果不能坐在地上，可将毯子放在臀部与背部之下。

高级姿势

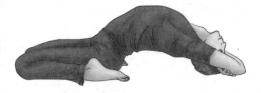

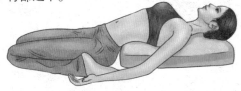

卧手抓脚趾腿伸展式

具体动作见第一篇"瑜伽"第二章"阿斯汤加瑜伽"第三节"坐式"之"卧手抓脚趾腿伸展式"。

仰卧束角式

凝视点
◇闭眼

生理功效
◇改善消化系统和循环系统的功能
◇保持前列腺、肾脏和泌尿系统的健康
◇预防静脉曲张
◇促进生殖系统的功能
◇扩张胸部
◇减轻疲劳和头痛

心理功效
◇缓解压力、焦虑和轻度抑郁
◇帮助入定（意识集中于内心）

不适宜人群
◇膝部或腹股沟受伤者
◇下背部疼痛患者

初级姿势

完成 1 ~ 4 步，可在膝盖或大腿下放两块叠好的毯子，以缓解张力。

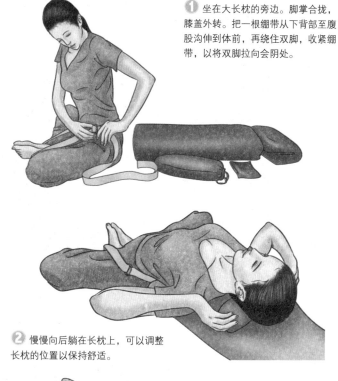

❶ 坐在大长枕的旁边。脚掌合拢，膝盖外转。把一根绷带从下背部至腹股沟伸到体前，再绕住双脚，收紧绷带，以将双脚拉向会阴处。

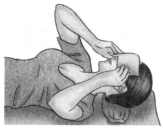

❷ 慢慢向后躺在长枕上，可以调整长枕的位置以保持舒适。

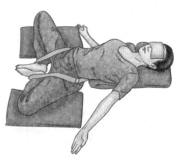

❸ 可以在颈下放枕头或一块卷好的毛巾，眼上放个眼罩。

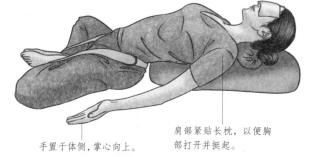

手置于体侧，掌心向上。

肩部紧贴长枕，以便胸部打开并挺起。

❹ 放松，缓慢均匀地呼吸。

仰卧开腿脊柱扭转式

凝视点
◇闭眼
◇伸直的手指处

生理功效
◇伸展脊柱和肩部
◇促进消化系统和循环系统的功能
◇按摩腹腔脏器
◇强化下背部肌肉的力量
◇缓解轻微头痛、颈痛及坐骨神经痛
◇舒展髋部

心理功效
◇缓解压力、焦虑和转度抑郁

不适宜人群
◇低血压患者
◇处于生理期的女性

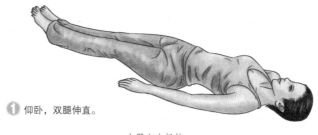

❶ 仰卧，双腿伸直。

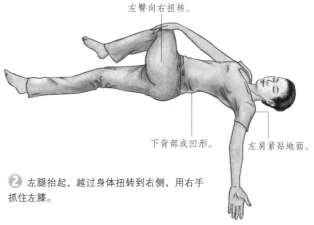

左臀向右扭转。

下背部成凹形。

左肩紧贴地面。

❷ 左腿抬起，越过身体扭转到右侧，用右手抓住左膝。

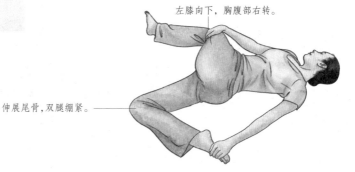

左膝向下，胸腹部右转。

伸展尾骨，双腿绷紧。

❸ 为了更好地扭转，右腿弯曲，用左手抓住右脚，脚后跟靠近臀部，用右手抓住左腘窝。

初级姿势

双腿在身体的同侧即可。

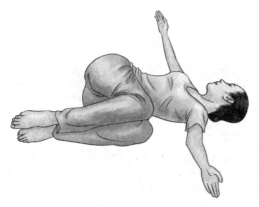

高级姿势

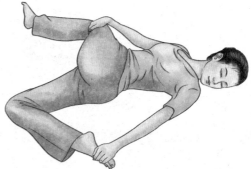

支撑桥式

凝视点

◇闭眼
◇上方

生理功效

◇缓解下背部不适
◇舒展胸部、颈部及脊柱
◇促进消化系统和生殖器
　官处的血液循环
◇促进脑垂体、甲状腺及
　甲状旁腺的功能
◇缓解坐骨神经痛
◇缓解生理期不适
◇缓解哮喘、高血压及窦炎

心理功效

◇减轻压力、焦虑和轻度
　抑郁

不适宜人群

◇孕妇(怀孕6个月之后)
◇颈部或脊柱受伤者

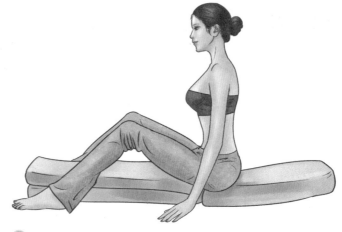

❶ 坐在2块叠好的毯子与长枕的中间，脊柱挺直。

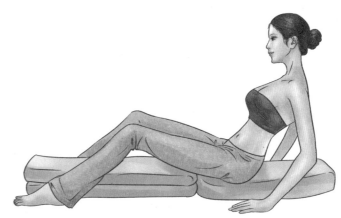

❷ 双手作支撑，身体慢慢后仰到长枕上。

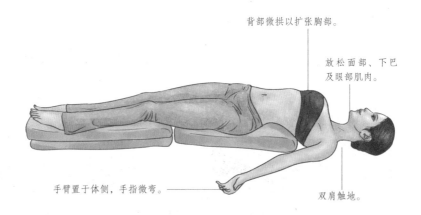

背部微拱以扩张胸部。

放松面部、下巴及眼部肌肉。

手臂置于体侧，手指微弯。

双肩触地。

❸ 双手置于体侧，身体慢慢向后躺，肩、颈、头部着地。

支撑仰卧英雄式

凝视点
◇ 闭眼
◇ 上方

生理功效
◇ 舒展并放松下背部
◇ 改善髋关节、膝关节和
   腕关节的健康及功能
◇ 促进甲状腺及甲状旁腺
   的功能
◇ 缓解更年期不适
◇ 治疗高血压

心理功效
◇ 缓解压力、焦虑和轻度
   抑郁
◇ 创造一种踏实稳定的感觉
◇ 镇定精神

不适宜人群
◇ 孕妇（怀孕前3个月可
   用适当的支撑物，3个
   月之后不能做）
◇ 膝部或脚腕受伤者
◇ 关节炎患者
◇ 心脏病患者

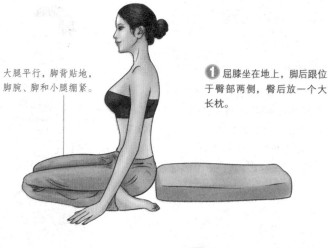

大腿平行，脚背贴地，脚腕、脚和小腿绷紧。

❶ 屈膝坐在地上，脚后跟位于臀部两侧，臀后放一个大长枕。

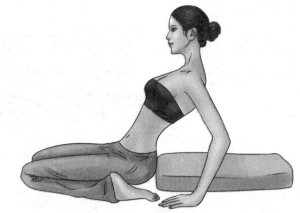

❷ 屈肘，身体慢慢向长枕上后仰，脊柱挺直。

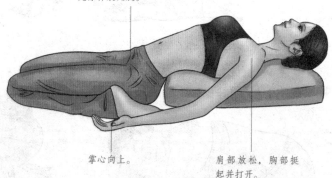

髋部紧贴地面，尾骨内收，充分伸展大腿。

掌心向上。

肩部放松，胸部挺起并打开。

❸ 双手放在体侧，身体躺在长枕上，肩部与长枕要紧贴。

❹ 放松，注意调节呼吸。

初级姿势

　　完成1～3步，将长枕放在臀部下面。

婴儿式

凝视点
◇闭眼

生理功效
◇缓解头痛、颈痛及胸痛
◇舒展骨盆、髋部和下背部
◇伸展髋部、膝部与脚腕
◇舒展上背部

心理功效
◇缓解压力
◇减轻疲劳
◇镇定心神

不适宜人群
◇孕妇
◇膝部、脚腕或髋部受伤者

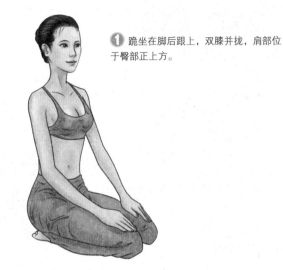

❶ 跪坐在脚后跟上，双膝并拢，肩部位于臀部正上方。

前额轻轻触地，面部肌肉放松。

❷ 上半身向前曲，胸部紧贴大腿，双手向身后伸直。

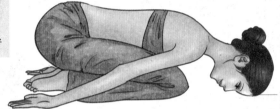

脊柱伸直。

手臂自然而放松地放在地上。

❸ 手臂前伸，手指向前，前臂和手心贴地。

初级姿势

完成1～4步，需要的话怀里抱个长枕以支撑身体，双膝也可适当分开。

沙包或长枕要能感觉得到，同时又不妨碍该姿势的放松和复原。

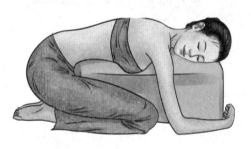

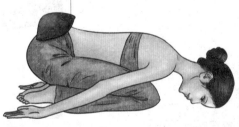

❹ 或者，在下背部放个小沙包或长枕，可放松下背部肌肉。

仰尸式

具体动作见第一篇"瑜伽"第二章"阿斯汤加瑜伽"第四节"结束姿势"之"仰尸式"。

· 第十节　瑜伽套路 ·

当你对单个的瑜伽姿势熟悉之后就可以整套地做。本节介绍了在瑜伽班里你能见到的一系列套路。这些套路提供了一系列随着动作调整呼吸的瑜伽练习。随着有意识的呼吸和动作的练习，你的身心会更加健康并充满活力。

瑜伽不仅仅是一个接一个的姿势，而且注意姿势之间的过渡。本节的套路就是有意识地从一个动作过渡到另一个动作，从而帮助你集中精神，使瑜伽练习成为移动的冥想。

注意套路中有一些姿势本书中并没有介绍，因此，建议你要掌握书中相近的姿势来完成套路练习。

轻柔瑜伽 I

本套路中的姿势最适宜放松，适合各个水平的瑜伽学习者练习。要在一个安静的、无干扰的房间练习这套瑜伽。本套瑜伽以舒适为前提，你可在每个姿势上保持尽可能长的时间。注意你的呼吸和思想，让思想在你的意识中保持自然地流动，如同天空中飘浮的云彩。如果在练习时受到干扰而分心了，请将注意力重新集中到呼吸上。最后以 10 分钟左右的仰尸式动作结束练习。在你练习轻柔瑜伽 II 之前，先以仰尸式或婴儿式放松。

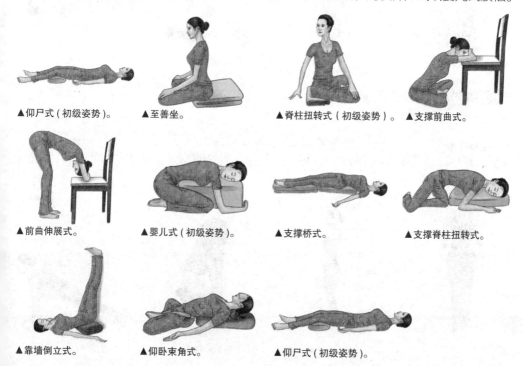

▲仰尸式（初级姿势）。　▲至善坐。　▲脊柱扭转式（初级姿势）。　▲支撑前曲式。

▲前曲伸展式。　▲婴儿式（初级姿势）。　▲支撑桥式。　▲支撑脊柱扭转式。

▲靠墙倒立式。　▲仰卧束角式。　▲仰尸式（初级姿势）。

轻柔瑜伽 II

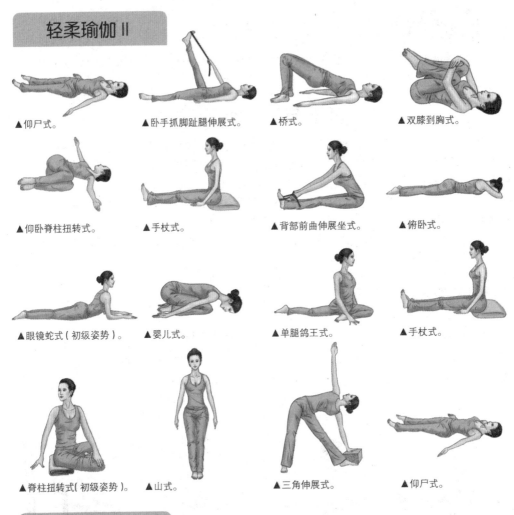

▲仰尸式。

▲卧手抓脚趾腿伸展式。

▲桥式。

▲双膝到胸式。

▲仰卧脊柱扭转式。

▲手杖式。

▲背部前曲伸展坐式。

▲俯卧式。

▲眼镜蛇式（初级姿势）。

▲婴儿式。

▲单腿鸽王式。

▲手杖式。

▲脊柱扭转式（初级姿势）。

▲山式。

▲三角伸展式。

▲仰尸式。

柔韧瑜伽 I

　　这个套路包含了增强与锻炼体力和柔韧性的姿势。从站式开始，接下来是扩髋、后曲和镇定姿势。在练习中注意应用拜月式与拜日式中的呼吸法来随着动作节奏调节呼吸。

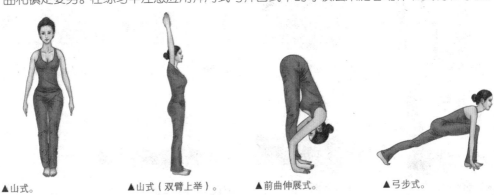

▲山式。

▲山式（双臂上举）。

▲前曲伸展式。

▲弓步式。

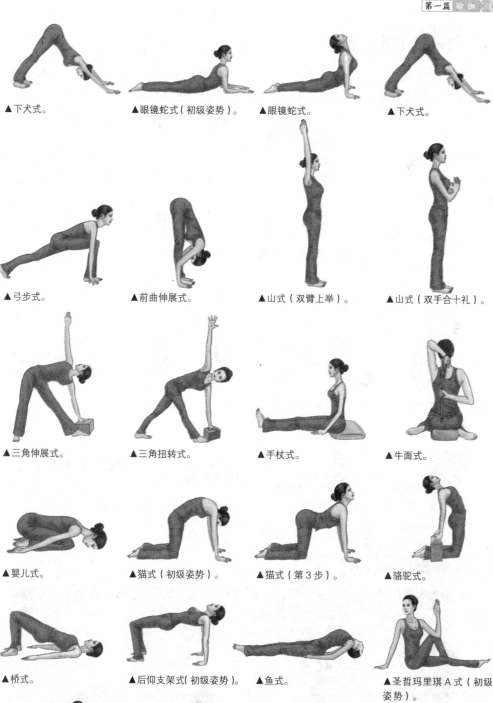

▲下犬式。　　▲眼镜蛇式（初级姿势）。　　▲眼镜蛇式。　　▲下犬式。

▲弓步式。　　▲前曲伸展式。　　▲山式（双臂上举）。　　▲山式（双手合十礼）。

▲三角伸展式。　　▲三角扭转式。　　▲手杖式。　　▲牛面式。

▲婴儿式。　　▲猫式（初级姿势）。　　▲猫式（第3步）。　　▲骆驼式。

▲桥式。　　▲后仰支架式（初级姿势）。　　▲鱼式。　　▲圣哲玛里琪A式（初级姿势）。

▲手杖式。　　▲背部前曲伸展坐式。　　▲仰尸式。

柔韧瑜伽 II

本套路包含增强与锻炼柔韧性的姿势。从强度较小的姿势开始，最难的是具挑战性的后曲式，最后以镇定式姿势结束练习。练习中注意应用拜月式和拜日式中的呼吸法。

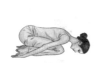

▲婴儿式。

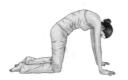

▲呼气，猫式（第2步）。

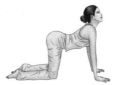

▲吸气，猫式（第3步）。

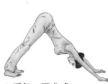

▲呼气，下犬式。

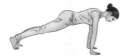

▲吸气，板式。

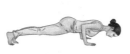

▲呼气，四肢支撑式，吸气。

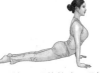

▲呼气，眼镜蛇式，吸气。

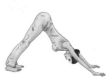

▲呼气，下犬式。

▲吸气，骆驼式，呼气。

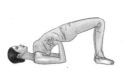

▲吸气，桥式，呼气。

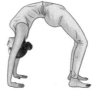

▲吸气，向上弓式，呼气。

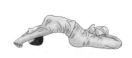

▲吸气，鱼式。

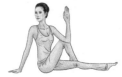

▲呼气，圣哲玛里琪A式（初级姿势）。

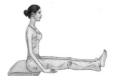

▲吸气，手杖式

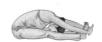

▲呼气，背部前曲伸展坐式，吸气。

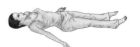

▲呼气，仰尸式。

流瑜伽 I

流瑜伽是锻炼体力和耐力的最佳套路。注意用喉呼吸法（ujjayi breathing）集中精神、连接姿势。做的顺序是先从右侧做，再从左侧做。

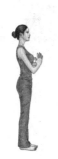

▲山式（双手合十礼）。

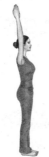

▲吸气，山式（双臂上举）

▲呼气，前曲伸展式。

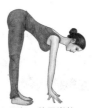

▲吸气，伸展脊柱。

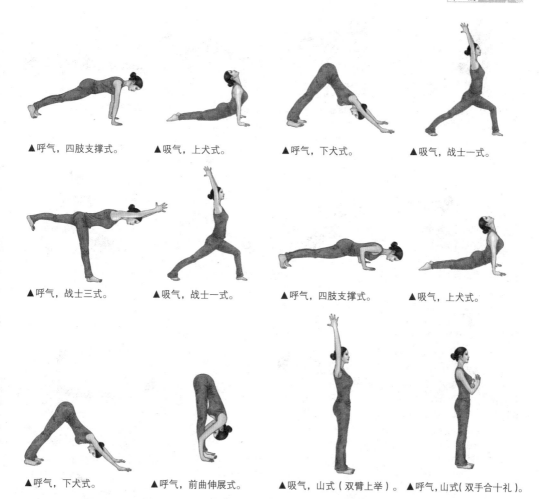

▲呼气，四肢支撑式。　▲吸气，上犬式。　▲呼气，下犬式。　▲吸气，战士一式。

▲呼气，战士三式。　▲吸气，战士一式。　▲呼气，四肢支撑式。　▲吸气，上犬式。

▲呼气，下犬式。　▲呼气，前曲伸展式。　▲吸气，山式（双臂上举）。　▲呼气，山式（双手合十礼）。

流瑜伽 II

流瑜伽套路 II 融合了强有力的站式，以锻炼体力和耐力。应用喉呼吸法来连接姿势。做的顺序是先从右侧做，再从左侧做。

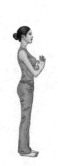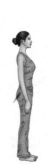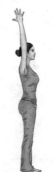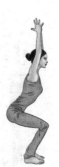

▲吸气，山式（双手合十礼）。　▲呼气，山式（双手放于体侧）。　▲吸气，山式（双臂上举）。　▲呼气，幻椅式，吸气。

▲呼气，前曲伸展式。

▲吸气，伸展脊柱。

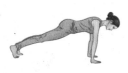

▲呼气，板式，吸气。

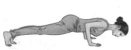

▲呼气，四肢支撑式。

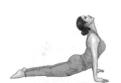

▲吸气，上犬式。

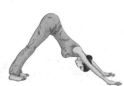

▲呼气，下犬式。

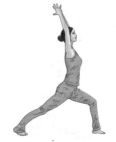

▲吸气，战士一式。

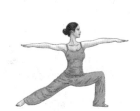

▲呼气，战士二式。

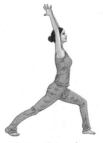

▲吸气，战士一式。

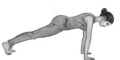

▲呼气，板式，吸气。

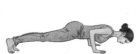

▲呼气，四肢支撑式。

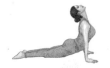

▲吸气，上犬式。

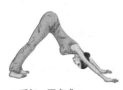

▲呼气，下犬式。

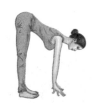

▲吸气，双脚向手迈进并
伸展脊柱。

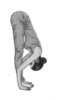

▲呼气，前曲伸展式。

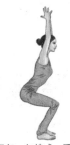

▲吸气，幻椅式，呼气。

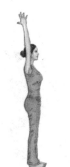

▲吸气，山式（双臂上举）。 ▲呼气，山式（双手合十礼）。

流瑜伽 III

　　流瑜伽套路 III 中主要融入了转体式，是锻炼体力和耐力的理想套路。应用喉呼吸法来连接姿势。做的顺序是先从右侧做，再从左侧做。

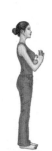

▲吸气，山式（双手成合十礼）。

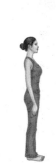

▲呼气，山式（双手置于体侧）。

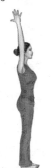

▲吸气，山式（双臂上举）。

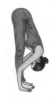

▲呼气，前曲伸展式。

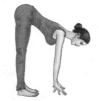

▲吸气，伸展脊柱。

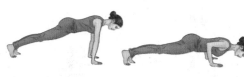

▲呼气，板式，吸气。

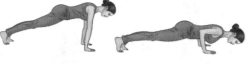

▲呼气，四肢支撑式。

▲吸气，上犬式。

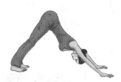

▲呼气，下犬式。

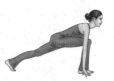

▲吸气，弓步式。

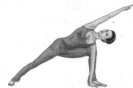

▲吸气，侧角伸展式。

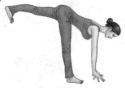

▲吸气，双手撑地，抬起后腿。

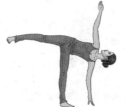

▲呼气，吸气，半月扭转式。

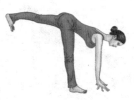

▲呼气，双手置于肩部正下方。

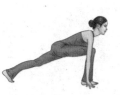

▲吸气，呼气，弓步式。

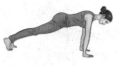

▲吸气，板式。

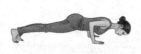

▲呼气，四肢支撑式。

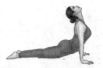

▲吸气，上犬式。

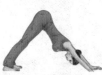

▲呼气，下犬式。

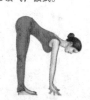

▲吸气，双脚向手迈进并伸展脊柱。

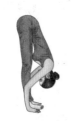
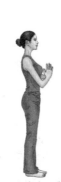

▲呼气，前曲伸展式。　　▲吸气，山式（双臂上举）。　▲呼气，山式（双手合十礼）。

拜日式 I

拜日式是多数瑜伽修习者晨起热身的理想套路，它也是能在很短的时间内完成的理想套路。练习过程中要注意调节呼吸，先从一侧开始做，再换另一侧练习。

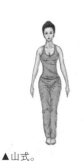
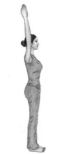
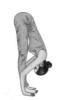
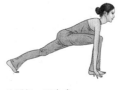

▲山式。　　　　　　　▲吸气，山式（双臂上举）。　▲呼气，前曲伸展式，吸气。　▲呼气，弓步式。

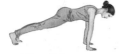
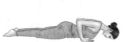
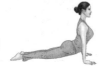
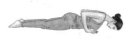

▲吸气，板式。　　　　▲呼气，眼镜蛇式，吸气。　▲呼气，眼镜蛇式。　　　▲吸气，呼气，眼镜蛇式。

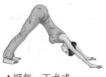
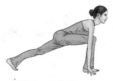

▲吸气，眼镜蛇式。　　▲呼气，下犬式。　　　　▲吸气，弓步式。　　　　▲呼气，前曲伸展式。

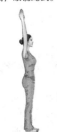
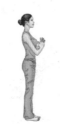

▲吸气，山式（双臂上举）。　▲呼气，山式（双手合十礼）。

拜日式 II

拜日式 II 也是多数瑜伽修习者晨起热身的理想套路，它也是锻炼耐力、体力及柔韧性的理想套路，在很短的时间内就能完成。练习过程中要注意调节呼吸，以衔接动作。

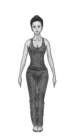

▲ 呼气，山式。

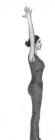

▲ 吸气，山式（双臂上举）。

▲ 呼气，前曲伸展式。

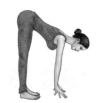

▲ 吸气，伸展脊柱。

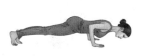

▲ 呼气，四肢支撑式。

▲ 吸气，上犬式。

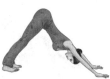

▲ 呼气，下犬式。

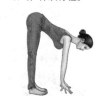

▲ 吸气，伸展脊柱。

▲ 呼气，前曲伸展式。

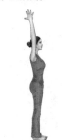

▲ 吸气，山式（双臂上举）。

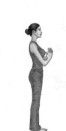

▲ 呼气，山式（双手合十礼）。

拜月式 I

这是基本的后仰姿势，呼吸要与运动结合。需要的话，可以婴儿式休息几秒钟，然后再继续练习。该套路要从右侧开始练习，做完所有动作后，再换左侧练习。

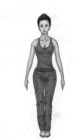

▲ 呼气，山式。

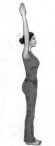

▲ 吸气，山式（双臂上举）。

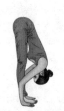

▲ 呼气，前曲伸展式。

▲ 吸气，花环式（初级姿势）。

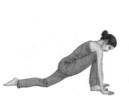

▲呼气，双手触地弓步式。

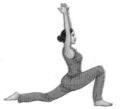

▲吸气，新月式（初级姿势）。

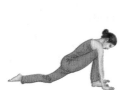

▲呼气，弓步式。

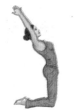

▲吸气，骆驼式（初级姿势）。

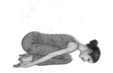

▲呼气，婴儿式。

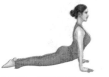

▲吸气，眼镜蛇式。

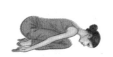

▲呼气，婴儿式。

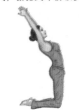

▲吸气，骆驼式（初级姿势）。呼气。

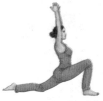

▲吸气，新月式（初级姿势）。

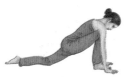

▲呼气，弓步式。

▲吸气，花环式（初级姿势）。

▲呼气，前曲伸展式。

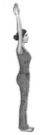

▲吸气，山式（双臂上举）。

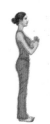

▲呼气，山式（双手合十礼）。

拜月式 II

这是包含了前曲、侧弯、后仰姿势的全方位锻炼套路。练习中用喉呼吸法，需要的话，以婴儿式休息几秒钟，然后再开始练习。

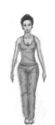

▲呼气，山式。

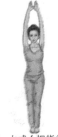

▲吸气，山式（拇指并拢，双臂上举）。

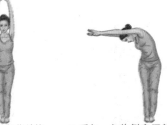

▲呼气，向体侧弯腰并稍微向前伸屈。

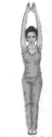

▲吸气，山式（拇指并拢，双臂上举）。

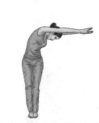

▲呼气，向另一侧弯腰并稍微向前伸屈。

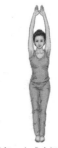

▲吸气，山式（拇指并拢，双臂上举）。

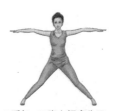

▲呼气，双脚大幅度分开，双臂侧平举。

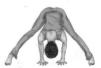

▲吸气，呼气，叭喇狗A式。

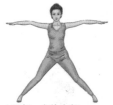

▲吸气，身体直起。

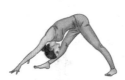

▲呼气，侧前伸展式（高级姿势）。

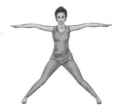

▲吸气，身体直起。

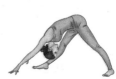

▲呼气，侧前伸展式（高级姿势）。

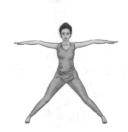

▲吸气，身体直起，呼气。

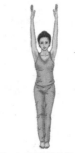

▲吸气，山式（双臂上举）。

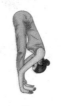

▲呼气，前曲伸展式，吸气。

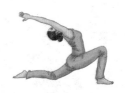

▲呼气，腿后伸，吸气，双臂上举。

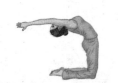

▲呼气，左腿前伸，跪在地上，吸气，挺身，弓背，骆驼式（初级姿势）。

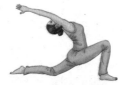

▲呼气，右腿向前，吸气，双臂上举。

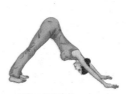

▲呼气，下犬式。

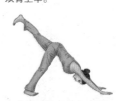

▲吸气，向上抬起右腿，保持与脊柱成一条直线，下犬式（抬起右腿）。

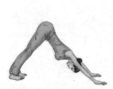

▲呼气，下犬式。

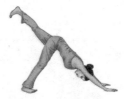

▲吸气，向上抬起左腿保持与脊柱成一条直线，下犬式（初级姿势）。

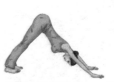

▲呼气，下犬式。

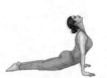

▲吸气，上犬式。

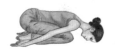

▲ 呼气，婴儿式。

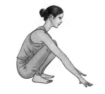

▲ 吸气，花环式（初级姿势），呼气。

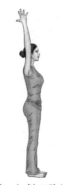

▲ 吸气，山式（双臂上举）。

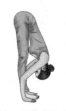

▲ 呼气，前曲伸展式。

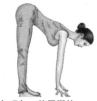

▲ 吸气，伸展脊柱。

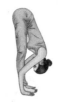

▲ 呼气，前曲伸展式。

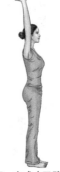

▲ 吸气，山式（双臂上举）。

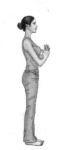

▲ 呼气，山式（双手合十礼）。

第二章 阿斯汤加瑜伽

阿斯汤加瑜伽是一种独特的身体瑜伽，它强调呼吸、身体和意念中流动的能量，以培养内在的轴心力量，它所需要的主要"工具"就是身体，通过一系列姿势来引导身体活动。

本章将集中介绍阿斯汤加瑜伽的第一个系列（前文提到《瑜伽合集》由6个系列组成，本章介绍的是其初级系列），即瑜伽疗法。拜日A式和B式可以唤醒身体—呼吸—思想的相通；站式可以集中注意力，增强体力；坐式使身体变得柔韧，恢复内心的平静；而结束姿势可以使大脑慢慢放松下来，思维渐渐清晰，进入冥想状态。

· 第一节 瑜伽初级系列 ·

本节将完整展现瑜伽初级系列的全过程，指导你按正确的顺序进行姿势练习。随着练习的推进，你身体的力量和灵活性都会得到加强，对于身心的理解也会进一步深入，这些都有助于引导你一步步走上瑜伽之旅。

一旦你掌握了初级系列，就能自然地进入中级系列和高级系列。瑜伽是一种随着时间的推移和练习程度的加深渐入佳境的探索之旅。因为各种姿势和系列都是到达内心灵魂的媒介，因此应避免速度太快，要一步步地进行。

曼特拉

练习者通常会在练习开始和结束时用梵语反复吟诵曼特拉，吟诵时唯有敞开心胸才能完全领悟其真谛。随着时间的推移，曼特拉所蕴含的意义也会越来越清晰。

曼特拉跟祈祷十分相似，即将心中的想法和意念以微妙的共鸣声和神圣的词语表达出来，而吟诵的内容往往是宗教经文。曼特拉是意识与声音的纽带，它具有影响深远的改造能力，可以将消极的本能转化为积极的本能，通过声音的振动将意识提高到更高的层次。

以曼特拉吟诵开始和结束一段瑜伽能起到积极的作用，下页底框内就是一段传统的曼特拉经文。交替着大声吟诵或默念 OM（最原始的声音，创世和所有曼特拉的起源）有利于疏导体内能量的流动，集中注意力。在梵语中, OM 的拼法是 AUM，它是所有曼特拉的组成部分，每一个字母都是神圣的象征：

A 代表物质世界中的个体，即肉体的自我。

U 代表人的精神世界。

M 代表直觉上的自我蛰伏在内心的灵魂之光。

反复吟诵 OM20 分钟可以让你身体的每一个细胞都得到放松。

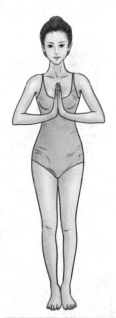

▲山式站立，双手合掌放于胸前成合十礼，在练习开始时吟诵曼特拉。

拜日Ａ式

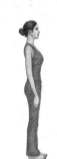

▲ 山式。

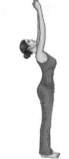

▲ 上山式。

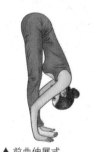

▲ 前曲伸展式。

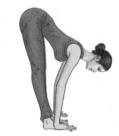

▲ 向上前曲伸展式。

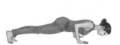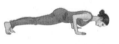

▲ 四肢支撑式。

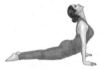

▲ 上犬式。

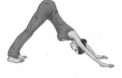

▲ 下犬式。

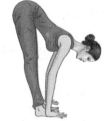

▲ 向上前曲伸展式。

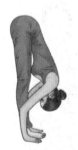

▲ 前曲伸展式。

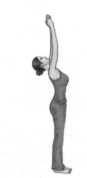

▲ 上山式。

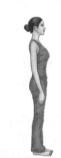

▲ 山式。

拜日B式

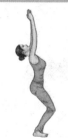

▲ 幻椅式。

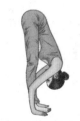

▲ 前曲伸展式。

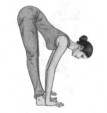

▲ 向上前曲伸展式。

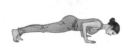

▲ 四肢支撑式。

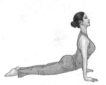

▲ 上犬式。

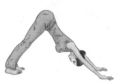

▲ 下犬式。

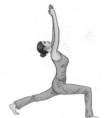

▲ 战士一式。

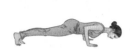

▲ 四肢支撑式。

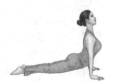

▲ 上犬式。

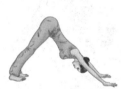

▲ 下犬式。

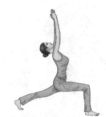

▲ 战士一式。

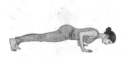

▲ 四肢支撑式。

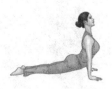

▲ 上犬式。

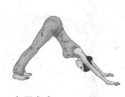

▲ 下犬式。

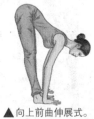

▲ 向上前曲伸展式。

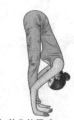

▲ 前曲伸展式。

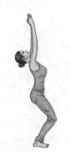

▲ 幻椅式。

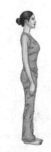

▲ 山式。

站 式

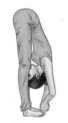
▲ 鸵鸟式。

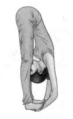
▲ 手碰脚前曲伸展式。

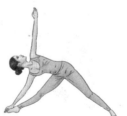
▲ 三角伸展式。

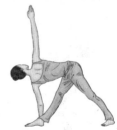
▲ 三角转动式。

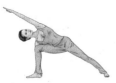
▲ 侧角伸展式。

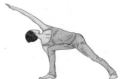
▲ 侧角转动式。

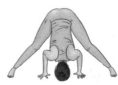
▲ 叭喇狗 A 式。

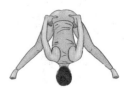
▲ 叭喇狗 B 式。

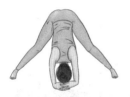
▲ 叭喇狗 C 式。

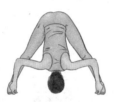
▲ 叭喇狗 D 式。

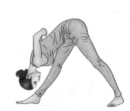
▲ 侧前伸展式。

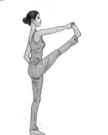
▲ 手抓脚趾单腿站立伸展式。

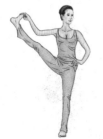
▲ 手抓脚趾单腿站立侧伸展式 A。

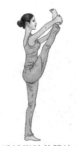
▲ 手抓脚趾单腿站立侧伸展式 B。

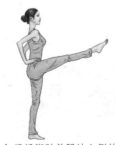
▲ 手抓脚趾单腿站立侧伸展式 C。

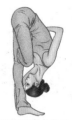
▲ 半莲花加强前曲伸展式。

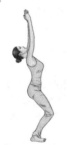
▲ 幻椅式。

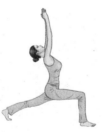
▲ 战士一式。

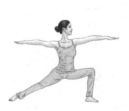
▲ 战士二式。

坐 式

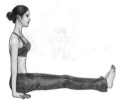

▲ 手杖式。

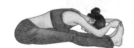

▲ 背部前曲伸展坐式 A。

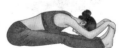

▲ 背部前曲伸展坐式 B。

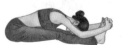

▲ 背部前曲伸展坐式 C。

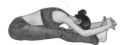

▲ 背部前曲伸展坐式 D。

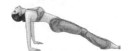

▲ 后仰支架式。

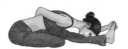

▲ 半莲花加强背部前曲伸展坐式。

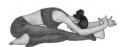

▲ 半英雄前曲伸展坐式。

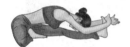

▲ 头碰膝前曲伸展坐式 A。

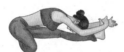

▲ 头碰膝前曲伸展坐式 B。

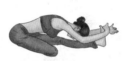

▲ 头碰膝前曲伸展坐式 C。

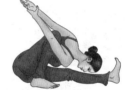

▲ 圣哲玛里琪 A 式。

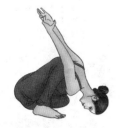

▲ 圣哲玛里琪 B 式。

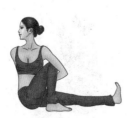

▲ 圣哲玛里琪 C 式。

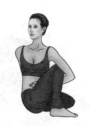

▲ 圣哲玛里琪 D 式。

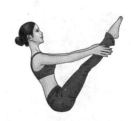

▲ 船式。

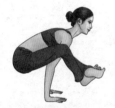

▲ 脚交叉双臂支撑 A 式。

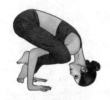

▲ 脚交叉双臂支撑 B 式。

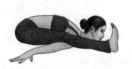

▲ 龟式。

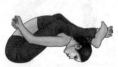

▲ 卧龟式。

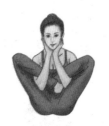

▲ 胎儿式。

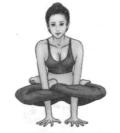

▲ 公鸡式。

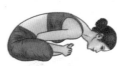

▲ 束角 A 式。

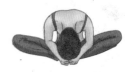

▲ 束角 B 式。

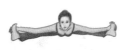

▲ 坐广角 A 式。

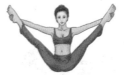

▲ 坐广角 B 式。

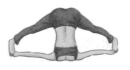

▲ 卧束角 A 式。

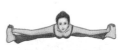

▲ 卧束角 B 式。

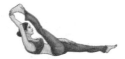

▲ 卧手抓脚趾腿伸展式。

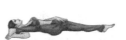

▲ 卧手抓脚趾侧伸展式 A。

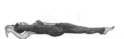

▲ 卧手抓脚趾侧伸展式 B。

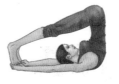

▲ 直立手抓脚伸展 A 式。

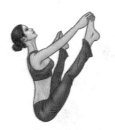

▲ 直立手抓脚伸展 B 式。

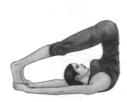

▲ 脸朝上背部伸展 A 式。

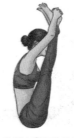

▲ 脸朝上背部伸展 B 式。

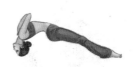

▲ 桥式。

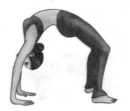

▲ 向上弓式。

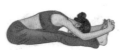

▲ 背部前曲伸展坐式 C。

结束姿势

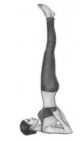

▲肩倒立式。

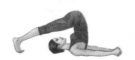

▲犁式。

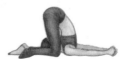

▲膝碰耳犁式。

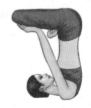

▲上莲花肩倒立式。

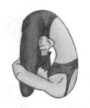

▲胎儿式。

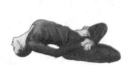

▲鱼式。

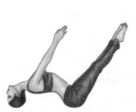

▲拱背伸腿式。

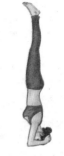

▲头倒立式。

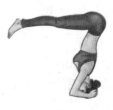

▲头倒立双腿 90°。

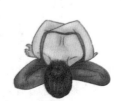

▲身印式。

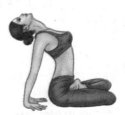

▲莲花 A 式。

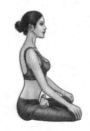

▲莲花 B 式。

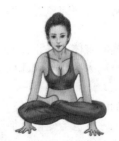

▲莲花支撑式。

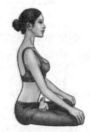

▲莲花式。

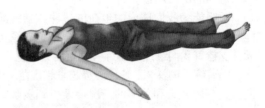

▲仰尸式。

·第二节 站 式·

瑜伽初级系列以山式站立开始。从拜日式过渡转换到其他站立姿势时，双脚舒展，紧踩地面，与大地建立一种牢固的关系。与此同时，呼吸的生命能量也从地面开始往上喷涌，让你整个身体在进行每个瑜伽姿势时都充满了活力。

拜日式可为身体预热，这样可以在继续其他站立姿势之前先唤醒身体的每一个部位。瑜伽的各种站式有利于协调身体各部位，增强体力、耐力和身体柔韧性。

结束站式系列时，我们再回到拜日式的灵感中来，用串联体位法流畅地完成最后几个站式，并自然地进入坐式系列。

山 式

山式练习可以纠正身体的不良姿势，通过调整骨骼培养良好身姿。山式还能给身体带来活力、健康与平衡性，让练习者在笔直站立时感觉不到肌肉的紧张。

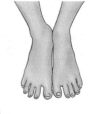

❶ 静立在瑜伽垫前半部分，双脚并拢，两脚的大脚趾关节、脚跟内侧和踝骨相接触。脚掌舒展，紧压地面，脚趾像树根样分开。

❷ 注意力收回，意识内化，在站立不动的同时开始放松身体。不要过于拉伸肌肉，轻轻地、充分地呼吸，感觉身体的重心从腰后部往下穿过尾骨，然后到腿部，让身体的重量均衡地由双脚压向地面。同时，感觉生命能量通过脊柱轻轻往上流动，它拉伸后颈部，并使头盖骨往天空漂浮。

注意力内收，髋部和脚部、踝部调整到一条直线上，将坐骨承受的重量部分转移到踝关节上。双肩打开，和骨盆保持垂直，同时调整头部的平衡，使之位于颈部正上方，喉部放松。调整身体各部分时应注意不要过分拉伸肌肉，因为肌肉的紧张会阻碍体内能量的流动，也会影响身体骨骼的自然调整。

和堆积木的原理一样，一个接一个地向上调整身体各大关节（如踝关节、膝关节、髋关节、肩关节等），膝盖骨永远与脚趾保持在一个方向。

瑜伽的第一步

所有的瑜伽站式都起源于山式，拜日式也是从静立的山式站立开始的。山式可以教我们如何保持双脚站立时的平稳和舒适，对于整个瑜伽练习有着十分重要的意义。初学山式时，将注意力集中在身体内部的骨骼构造上十分重要。放松肌肤，舒展肌肉，身心彻底放下负担才能真正地调整骨骼。人体骨骼的调整是纠正不良姿势、培养正确身姿的根本，也是由内而外实现身体稳定与和谐的基础。轴心力量得到加强，肌肉也会相应变得强壮起来，而肌肉的力量又能反过来促进身体的稳定与和谐。

山式站立时，应保持心灵的宁静。内心越宁静，就越能清楚地听见并深切地感受到体内流动的生命能量。

呼吸能为我们体内的生命能量注入新鲜活力，而保持思想的宁静和身体的静止，就能与有规律的呼吸流动建立联系。这种联系是所有生命存在的支持与动力，并从内部推动并支持着我们继续瑜伽练习直至走完一生。

随着练习的深入，各种姿势越来越规范，动作越来越流畅，练习者也会变得更加自信。同时，挤压骨头和关节的情况逐渐得到缓解，人体内部空间被扩张，呼吸也会变得更加充分。

山式站立时，请注意以下几点

- 身体的呼吸。
- 放松脚掌，紧压地面。
- 感觉能量顺着脊柱来回流动。
- 让双肩、尾骨和脚跟顺着重力自然下垂。
- 对着天空吸气和呼气。

拜日式系列动作就是从山式的呼吸开始的，随着每一次呼吸将身体从一个姿势自然过渡到另一个姿势。

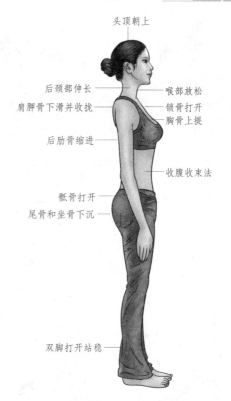

头顶朝上

后颈部伸长
肩胛骨下滑并收拢
后肋骨缩进

喉部放松
锁骨打开
胸骨上提

收腹收束法

骶骨打开
尾骨和坐骨下沉

双脚打开站稳

③ 现在把注意力放在会阴部，然后可以尝试练习会阴收束法，但是臀部不要收紧。将下腹往上内收，结合收腹收束法，再慢慢放松、打开双肩。轻轻收缩喉部肌肉，练习收颌收束法，再自然地进入喉式呼吸法。

收缩肌肉，这样做有助于骨骼的调整。呼吸时，身体保持静立状态，这时你可以感觉到轻微的呼吸运动——吸气时，上升的生命能量似乎要将你带入天空；呼气时，向下流动的能量会将你固定在地面上。

拜日 A 式

拜日式系列可以为身体热身，在山式的基础上进一步调整身体。每一次的重复练习都能产生新的普拉纳，进一步加深和扩张意识。

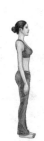

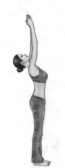

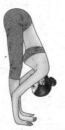

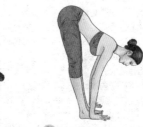

① 山式。静立，感觉到山式的稳定后开始聆听呼吸，感受呼吸的自然节奏，然后开始采用喉式呼吸法。

② 上山式。深呼吸，张开双臂，向上伸展，双掌合拢，置于头顶。让能量从腰部往上流动到指尖，同时肩部和尾骨往下垂，脚掌舒展，紧压地面。凝视点：大拇指。

③ 前曲伸展式。慢慢呼气，身体向下弯使胸部紧贴大腿，双手平放于地面，与双脚平行，头部下垂。凝视点：鼻尖。

调整式：如果双腿直立时手指够不到地面，可将双手放在脚踝上。

④ 向上前曲伸展式。吸气，双脚站稳，身体慢慢向前抬起，打开胸腔，拉伸背部和颈部，使颈部和脊柱成一条直线。头向前伸，肩胛骨收拢，双手放在地上或踝关节处。凝视点：鼻尖。

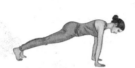 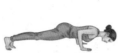 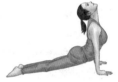

⑤ 双脚准备后跳。保持呼吸，弯曲双膝，抬胸，拉伸脊柱。双手放在双脚两侧地板上，张开手掌，紧压在地面上。手指伸直，中指往前拉伸。

⑥ 扩展胸腔，身体前倾，双脚轻轻后跳，双腿向后伸直。双肩位于双手正上方。这时候可以感觉到身体如直板般挺直且有力，但该姿势不能维持太久，应自然地过渡到下一个姿势。如果没有足够的信心则不要选择跳跃，可以向后迈一大步。

⑦ 四肢支撑式。呼气，弯曲肘部，使之贴近身体两侧，身体向下靠近地面。拉伸脊柱，身体和地面保持平行。打开双肩，练习收腹收束法，离地面保持5厘米的距离。脚趾稍微弯曲，紧压地面。手掌摊开，压在地上。凝视点：鼻尖。

⑧ 上犬式。吸气，脚背贴地，用力支撑身体往上推，抬头挺胸，脸朝向天空，脊柱弯成拱形。手臂内侧朝前转，置于腰两侧，但双肘不要绷紧。肩向后打开，双腿伸直。手掌和脚背紧压地面，避免胫骨、膝部和大腿部位接触到地面。凝视点：眉心。

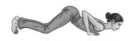

调整式：尝试弯曲膝部，将胸部放低，使之落在双手之间。但是始终保持臀部上抬。

调整式：可以先让膝部靠在地面上，直到身体逐渐积蓄力量能够完成完整动作。

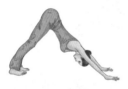 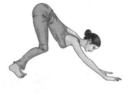 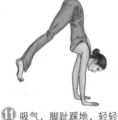 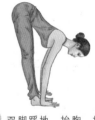

⑨ 下犬式。呼气，双脚翻转，臀部和髋部向上抬起，脚跟缓慢放回地面。两脚分开，与髋同宽，手指和脚趾舒展开，双手尽量向前伸，手掌紧贴地面。打开双肩，肩胛骨上滑，胸部向大腿靠拢。大腿肌肉往上内收，脚跟紧踩地面，坐骨进一步抬高。下巴往内收，进一步拉长颈后部。凝视点：肚脐。进行5次深呼吸，为身体积蓄能量。

⑩ 准备进入向上前曲伸展式。在第5次呼气快结束时，头部和肩部向前向上抬起，双膝微屈，脚跟稍微离地。臀部保持抬起的状态，大脚趾球状部位紧压地面，注意力向前，双膝也进一步前曲。

⑪ 吸气，脚趾踩地，轻轻向上弹跳，臀部往上提，双脚前跳，落在双手之间。但是在练习初期，特别是对于膝部或背部曾受过伤的练习者，可以不跳而是向前迈一步。

⑫ 双脚踩地，抬胸，拉伸脊柱。

调整式：在拉伸脊柱的同时可以把双手放在脚踝上并可微屈双膝。

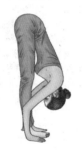 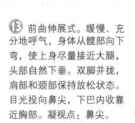 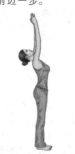 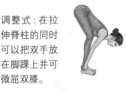

⑬ 前曲伸展式。缓慢、充分地呼气，身体从髋部向下弯，使上身尽量接近大腿，头部自然下垂。双脚并拢，肩部和颈部保持放松状态。目光投向鼻尖，下巴内收靠近胸部。凝视点：鼻尖。

调整式：如果感到背部拉伸有疼痛感，可以稍屈膝盖或将手置于脚踝上，这样做可以保护背部。

⑭ 上山式。吸气，双脚紧压地面，腹部用力，将身体抬起，双臂向上高举，手掌合拢，身体往上拉伸。抬胸，眼睛向上看。凝视点：大拇指。

⑮ 山式。呼气，手臂自然下垂，放在身体两侧。脊柱拉伸，成山式站立，脚底舒展，紧踩地面。

· 重复5 ~ 8次，然后转向拜日B式。

拜日式的重要性

● 拜日式将身、心和呼吸联系在一起，为你开始瑜伽之旅营造了良好的基调和氛围。拜日式代表对太阳神的崇拜，认为太阳可以带来健康和活力，按照传统，一般都是在黎明太阳升起的时候练习。

● 在进行拜日式练习时，关节慢慢打开，肌肉缓和地拉伸，体内器官得到按摩，身—心—呼吸的联系被唤醒，可以帮助你做好继续进行初级系列的准备。

● 随着身体和呼吸慢慢融入到一起，身体会产生一股热流，开始一个净化的过程，它使身体各器官、关节、肌肉内的毒素以出汗的形式通过皮肤排出。

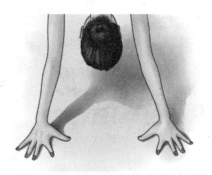

▲ 手掌完全打开并紧压地面，中指努力往前伸，可以为下犬式形成一个稳固的基点。

拜日 B 式

拜日 B 式在拜日 A 式的基础上引入战士一式，可以加强体内热能，提高精力，身体动作与呼吸之间也能得到更好的配合。

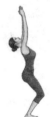

❶ 幻椅式。接拜日 A 式，吸气，双膝前曲，踝关节放松，手臂上举，手掌合拢。臀部放低呈坐姿，肩胛骨下滑并收拢。凝视点：大拇指。

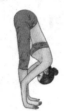

❷ 前曲伸展式。和拜日 A 式第 3 步相同。呼气。

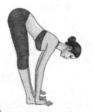

❸ 向上前曲伸展式。和拜日 A 式第 4 步相同。吸气，双膝弯曲准备后跳。

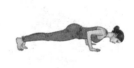

❹ 四肢支撑式。和拜日 A 式第 7 步相同。呼气。

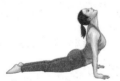

❺ 上犬式。和拜日 A 式第 8 步相同。吸气。

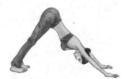

❻ 下犬式。和拜日 A 式第 9 步相同。呼气。

调整式：膝盖可以稍屈，但仍要注意骨盆前倾，臀部上提。

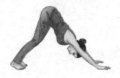

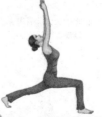

❼ 战士一式。以左脚大脚趾球状部位为支撑点，将左脚脚跟向内旋转45°。慢慢地吸气，右脚前迈至双手之间，并与右臀保持在一条直线上。弯曲右膝成90°，左脚掌紧贴地面。起身，脊柱挺直，双臂上伸，举过头顶，双掌合拢。双肩放松，扩胸，眼睛往上看。凝视点：大拇指。

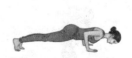

❽ 四肢支撑式。呼气，双手置于右脚两侧地面上。臀部放低与地面保持较近距离，肩部位于双手的正上方，右脚向后迈，两脚保持平行，身体放低，与地面平行。头朝下，目光向下看。凝视点：鼻尖。

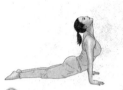

⑨ 上犬式。 和拜日 A 式第 8 步相同。吸气。

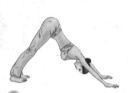

⑩ 下犬式。 呼气，脚趾翻转，臀部往上提并后移，进入下犬式。目光凝视脐部，上身尽量往腿部靠近。此姿势持续时间不应太长，随着下一次吸气，可以自然地进入下一个姿势。凝视点：肚脐。

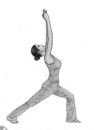

⑪ 战士一式。 吸气，在身体左侧重复第 7 步，即以右脚大脚趾球状部位为支点，向内旋转 45°。

调整式：如后脚脚跟离地，臀部无法大幅度打开，可适当减少前腿膝部弯曲弧度。

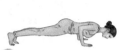

⑫ 四肢支撑式。 呼气，双手置于左脚两侧支撑地面，左脚向后迈，身体放低与地面平行。凝视点：鼻尖。

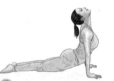

⑬ 上犬式。 吸气，双肩后转，挺胸，脊柱弯曲。

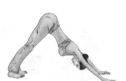

⑭ 下犬式。 呼气，脚趾翻转，臀部向上抬起并向后移，上身随之向后移动。缓慢地做 5 次长的喉呼吸。胸部打开，上臂顶部尽量贴近肩窝，肩胛骨上移。大腿肌肉收紧，腹部、臀部尽力往上提，手指和脚趾大大分开并紧压地面。凝视点：肚脐。

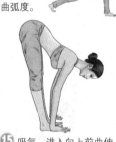

⑮ 吸气，进入向上前曲伸展式。

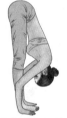

⑯ 前曲伸展式。 呼气，上半身向下弯曲靠近腿部。

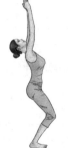

⑰ 幻椅式。 吸气，膝盖前屈，臀部下移，腹部用力，将上半身抬起，手臂上举，双掌合拢。臀部放低呈坐姿，凝视点：大拇指。

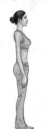

⑱ 山式。 呼气，将手臂垂放在身体两侧。脊柱拉伸，双腿伸直，双脚舒展，紧踩地面，成山式站立。

· 将整个拜日 B 式重复 5 ~ 8 次。

鸵鸟式

鸵鸟式将教会你从髋部（而不是腰部）将身体向前深屈的基本技巧。在该姿势中，骨盆从大腿骨顶部（股骨头）开始往前倾，脊柱慢慢朝腿部靠近。

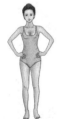 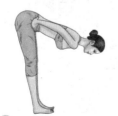 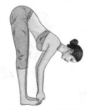 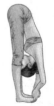

❶ 山式站立，吸气，两脚稍微分开，与臀同宽，膝盖与脚趾朝同一个方向。脚跟、大脚趾和双脚外侧紧压地面。双手放在髋部，肩部放松，大腿肌肉收紧，小腹内收，脊柱拉伸。

❷ 缓慢呼气，骨盆前倾，从髋部开始让上半身慢慢下弯，靠近双腿，进一步拉伸脊柱。

❸ 缓慢吸气，手握住大脚趾，头往前伸，收缩腹部肌肉，这样能进一步拉伸脊柱。大腿肌肉收紧，坐骨上提。双脚紧踩地面，双肩后转，扩展锁骨间距。

❹ 缓慢呼气，骨盆进一步前倾，上半身深深下弯，头部下垂，上身紧贴大腿，肘部往外突出，拉伸后颈部，肩部上提，与地面保持一定距离。缓慢地进行5次喉呼吸，背部随重力自然往下。收缩腹部肌肉，坐骨上提，肋骨向下拉伸。大腿部肌肉收紧并上提，下巴内收，放松后颈部。凝视点：鼻尖。吸气，抬头挺胸回到第3步，拉伸背部。接下来可直接进入手碰脚前曲伸展式或回到山式。

初级姿势

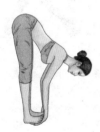

如果身体感觉到压力、紧张或疼痛则可能是用力过度或肌肉拉伤的表现。练习过程中应尽量避免这两点。记住倾听自己身体的声音：如果够不到脚趾，就不要勉强，练习初始，可以先尝试稍屈双膝，手触到脚踝即可。随着骨盆的前倾，髋部也得到放松。经过一段时间的练习后，背部和腿部的肌肉会逐渐变得柔韧，让你可以不弯曲双膝双手就能够到脚趾。耐心练习，总有一天你会成功的。

高级姿势

每次呼气都可以感觉到重力牵引着脊柱往下。让背部从髋部自然下垂，臀部轻轻上提，脚跟紧压地面。脚趾分开，大脚趾紧紧压住食指和中指。足弓部保持灵活。

手碰脚前曲伸展式

在上一个姿势的基础上进一步拉伸，使髋部和大腿更柔韧、更放松。随着上半身向大腿靠近，注意力放在拉伸上半身上，但同时避免背部拱起。

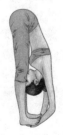

❶ 缓慢呼气，手心朝上，置于脚掌下。吸气，拉伸脊柱，练习收腹收束法。

❷ 缓慢呼气。以骨盆为轴，上半身下弯，朝双腿靠拢。颈部肌肉放松，头往下伸，使身体重心顺着脊柱往下。髋部和大腿后部上提，进一步进行收腹收束法。做5次深呼吸。双肩打开，颈部伸长，脚掌舒展，紧贴手掌。坐骨上提，头顶尽量往下。凝视点：鼻尖。吸气，抬头，如第1步所示。呼气，手置于髋部。吸气，还原站姿。呼气，双脚并拢，还原山式站立。

初级姿势

如果手够不到脚部，或者手在接近脚部的过程中背部感到紧张，可以稍屈双膝，尽力使前肋骨靠近大腿。如果手放在脚掌下感到不适，可以将手撑在地面上，再慢慢地直起双腿。

患有脊椎拉伤或腰椎间盘突出的练习者可以距离墙壁几步远站立，背部往前拉伸，使之与地面平行并与腿部形成直角。双臂向前伸直，双掌压住墙壁。保持此姿势，并维持背部和双腿的直线型，自然呼吸5次。

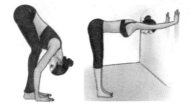

高级姿势

利用大腿后侧（腘绳肌腱）加深拉伸程度，通过双脚大脚趾球状部分将身体的重量压在手掌上。双膝后挺，双腿伸直，这对于膝部和腿部的健康十分有益。

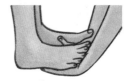

三角伸展式

该姿势将身体能量通过双腿提升到身体两侧并拉伸背部，脚部、踝部、双腿和髋部的力度和柔韧性得到加强，使身体在接下来的双腿分开的姿势中能站得更稳。

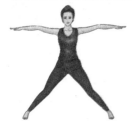

❶ 山式站立，吸气，右脚向右侧迈出一步，双脚分开110厘米宽。双腿站稳，膝盖骨和大腿肌肉上提。脚掌舒展，紧踩地面，两脚保持平行。双臂侧平举，与肩同高，可以感觉到在背部向上拉伸的同时肩部在逐渐放松。始终保持下颌的水平状态。

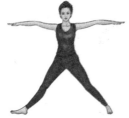

❷ 缓慢呼气，左脚内转10°～15°，右脚外转90°，使右脚脚跟与左脚脚背成一直线，两侧髋部保持水平，尾骨向下放松。随时保持膝盖和脚趾在一条直线上，以保证两腿在转换方向时始终保持笔直。

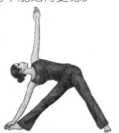

❸ 继续缓慢呼气，上身向右侧倾斜，位于右腿的正上方。右手抓住右脚大脚趾，但身体不能前倾。左髋向后，向外转。左臂上举并伸直，左手位于左肩正上方，掌心朝前。眼望左手，凝视点：手。舒展身体各个部位。做5～10次平稳呼吸。缓慢吸气，起身，两脚转成平行状态。缓慢呼气，反方向重复第2步。做5～10次深呼吸，吸气，起身，两脚转成平行状态。直接进入下一个姿势或先呼气，恢复山式站立，然后双脚分开，再进入下一个姿势。

初级姿势

如果你的上半身和髋部前倾，那么后面的拉伸就失去意义了。若右手够不到右脚趾，可将右手轻放在右胫骨或踝关节处或瑜伽砖上。不能为了顾全姿势的美观牺牲动作的完整性。按照自己的实际水平进行练习，随着练习的深入，身体的柔韧性会逐渐提高，总有一天你能够抓到大脚趾。

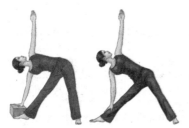

高级姿势

左髋往后靠，使左肋和左肩分别位于右肋和右肩的正上方。左臂往后伸，左手指尖放在右大腿上，这样能更明显地感觉到身体的侧拉力。

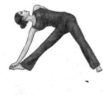

三角转动式

这个姿势是对三角伸展式的反式拉伸，能让练习者掌握身体转动的技巧，这对于脊柱的健康十分重要。而要实现身体从脊椎到头部的有效扭转需要以双腿和髋部的稳定为基础。

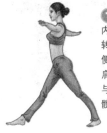

1 缓慢呼气，将左脚内转 45°，同时右脚外转 90°。将身体转向右侧，保持髋骨、锁骨和肩部平行。双臂侧平举，与肩同高，双脚与同侧髋关节成一条直线。

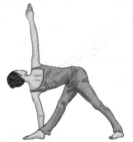

2 继续缓慢呼气，轻柔地将左臂、躯干左侧向前、向下往右腿方向扭转。左手手腕紧贴右脚脚踝外侧，左手手掌紧压地面，并紧挨右脚外侧。右肩和躯干的右侧向后转。向上伸展右臂，使其位于右肩上方。双肩向下收，保持双腿肌肉的活跃（膝盖骨上提，收紧大腿肌肉），收紧腹部。深呼吸 5 ~ 10 次，挺胸并转向上方，凝视右手，凝视点：手。吸气，起身，双脚转成平行状态，然后呼气，在身体左侧重复这个动作。平稳地深呼吸 5 ~ 10 次，然后吸气，起身，双脚转成平行状态。呼气，返回山式站立。

初级姿势

如果手一开始不能接触到地面，可以将手放在小腿、脚踝或者瑜伽砖上，以此为支点，转动身体。通过练习，手可以逐渐地接触地面。

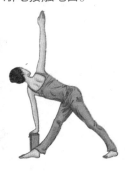

高级姿势

双脚紧踩地面，可保证练习时身体的平稳。舒展后脚脚掌，脚跟外侧紧压地面。前腿肌肉收紧，前髋关节往后靠，后髋关节往前挺，以保证骨盆的平衡。通过打开右锁骨，使其远离左侧锁骨进一步扭转背部。躯干右侧向上向后提，使其位于躯干左侧正上方，与其成一条直线。反方向做该动作时，躯干左侧位于躯干右侧上方。

侧角伸展式

这个姿势在三角伸展式的基础上，使身体向一侧进一步伸展。一条腿弯曲，另一条腿尽力伸展，可以在腿部的力度和灵活性之间形成一种动态平衡。

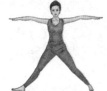

1 从山式开始，吸气，右脚轻轻地向右侧跳跃（或跨步），使双脚平行，并分开 140 厘米，双臂侧平举。感受到双腿伸长和脊椎向上伸展。缓慢呼气，将左脚内转 15°，右脚外转 90°（和三角伸展式的第 2 步一样），右脚脚跟与左脚脚背成一条直线。

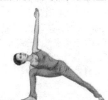

2 缓慢呼气，深屈右膝，使右膝位于右脚脚踝正上方（不要超出），右腿形成直角。向右侧伸展身体，右手放在紧挨右脚小脚趾的地面上。举起左臂，向上伸展使其位于肩部上方。

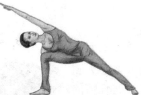

3 呼气，左肩向下放松，左臂在其肩窝内旋转，向斜后方伸出，使其位于头部的一侧，掌心朝下。凝视举起的手的小手指一侧，凝视点：手。深呼吸 5 ~ 10 次，躯干左侧向上拉长，胸部向天花板方向打开。缓慢吸气，膝部伸直，起身直立。双脚转成平行，然后在身体左侧重复动作。深呼吸 5 ~ 10 次，然后慢慢吸气，起身直立，双脚转成平行。随着下一次呼气，身体直接进入侧角转动式。或者呼气，双脚轻轻跳回，恢复山式，然后，吸气，双脚向右侧轻跳，两脚分开 140 厘米，双臂侧平举，与肩同高，然后以新的呼气开始下一个动作——侧角转动式。

初级姿势

这个姿势是一个极具挑战性的伸展。如果右手接触地面会导致身体向前倾，可以弯曲右肘并将右前臂放在大腿上。该姿势有助于打开骨盆和髋部，上提胸部，增强腰部的肌肉。通过初级姿势的练习你可以逐渐完成整个姿势。

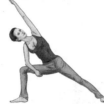

高级姿势

双腿分开，均衡用力，保持该姿势能量的平衡。感觉双腿从骨盆和腹股沟处向外放松，右臂紧贴右膝和右大腿外侧，同时左腿通过脚跟外侧和小脚趾向下伸展（在身体的另一侧重复动作）。

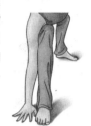

侧角转动式

在这个姿势中，胸廓充分扭转，这样有利于加深呼吸，改善呼吸系统。躯干的旋转能刺激内部器官的血液循环，排出体内毒素，改善消化系统，加强腿部肌肉力量。

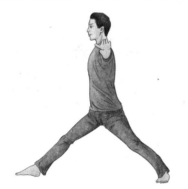

❶ 缓慢呼气，左脚内转45°，右脚外转90°（和三角转动式一样）。身体转向右侧，使肩部和髋骨平行的同时手臂侧平举，与肩同高。双腿挺直。

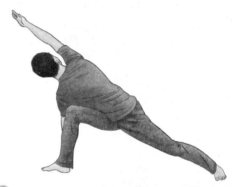

❷ 继续缓慢呼气，深屈右膝，使右膝位于右脚脚踝正上方、右腿成一直角。躯干向右腿方向旋转，使胸腔左侧紧贴右大腿。伸展左臂，使其位于右膝和右小腿的外侧。将左手放在右脚外侧的地面上。向后和向上转动右肩和右侧身体。右手臂旋转，手掌朝下部，置于头部上方，向右上方伸展手臂使其位于头部一侧的上方。胸腔向天花板方向转动，左脚紧踩地面。呼吸5～10次，凝视右手，凝视点：手。慢慢地吸气，起身直立，伸直右腿，双脚转成平行。再缓慢呼气，重复第1步和第2步，身体转向左侧。呼气，轻轻地跳回山式站立。

初级姿势

这是一个需要力量的姿势。如果后腿膝部感觉到有任何的拉伸或者扭伤，可以让脚跟离开地面，膝部触地。如果膝部感觉正常，但有含胸、耸肩等现象，可以将后脚跟紧踩地面，屈肘，然后手掌合十放在前胸的中心部位。

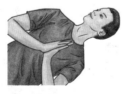

高级姿势

左臂和左肩紧贴右腿外侧，并相互用力以保证躯干的旋转。在练习这个姿势时，要保证胸部向上打开的同时伸展脊椎。

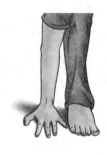

叭喇狗 A 式

该姿势四个变体都是基于腿部的拉伸和肌肉的用力，四个动作结合起来可以刺激消化系统，清理消化器官。其中第一个动作能打开髋关节，让能量从骨盆流到双脚。

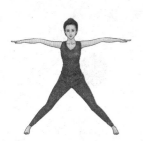

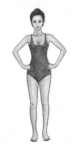

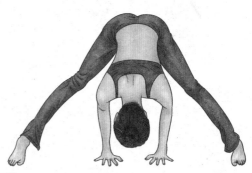

① 从山式开始，吸气，右脚轻轻地向右侧跳（或者迈）开，双脚平行，分开 140 厘米左右，双臂侧平举。调整双脚位置使之正好位于相应一侧的手腕下方，足弓拱起。

② 缓慢呼气，脚掌舒展，紧踩地面，双手放在髋部。再缓慢吸气，向上伸展脊椎，放松呼吸，让气流进入背部和骨盆。大腿肌肉上提，同时特别留意做收腹收束法，并使其贯穿所有四个变体。

③ 继续缓慢呼气，向前伸展背部，身体从髋部进一步往下深屈。双手放在地面上，如果可能的话将双手放在两脚之间的地面上。张开手指，注视双手，检查双手是否与肩同宽，中指向前伸展。保持胸部的打开和肩部的放松。

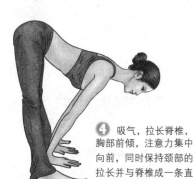

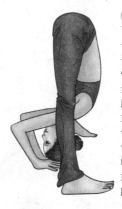

④ 吸气，拉长脊椎，胸部前倾，注意力集中向前，同时保持颈部的拉长并与脊椎成一条直线。肩胛骨下滑并收拢，大腿肌肉用力向上提。

⑤ 缓慢呼气，骨盆向前倾，以进一步在髋关节窝内转动。双手放在身后，使指尖与脚跟成一直线，头顶顶住地面。肘部弯曲，使之位于手腕上方，肩胛骨向上滑动，使其远离地面。慢慢地自然呼吸 5 ~ 10 次，背部顺从重力自然向下，同时通过向上收紧大腿肌肉来保持双腿的力量和活力。双膝外转以避免膝部的内收或僵化。凝视点：鼻尖。舒展脚掌。慢慢地吸气，胸部向前提起，目光凝聚点也往上移。呼气，背部伸展，与地面平行，双手放在髋部上。吸气，起身站直。由此可以进入叭喇狗 B 式。或者呼气，跳回到山式，然后吸气，向右侧跳跃，双脚分开，再进入叭喇狗 B 式。

初级姿势

如果感觉背部或腿筋肌肉拉伸过度，可以屈膝，让弯曲的膝部位于脚趾正上方，双手放在地面上，与肩部位于一条垂直线上。也可以用两块瑜伽砖或者一堆书辅助练习，这样在双腿伸直的同时就不会感觉到背部肌肉紧张了。

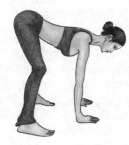

高级姿势

张开手指和脚趾，紧压地面，这样可以稳固地支撑身体，尽力使坐骨向上提起。这样可以增加髋关节和双腿的灵活性。伸长颈部，打开双肩，同时使颈部和双肩向上提。

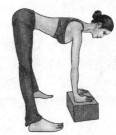

叭喇狗 B 式

在练习这个变体时，双手要一直放在髋部，脊椎自然下倾，而不是通过双臂的拉伸来使身体降低。这个姿势可以释放椎骨的压力，在脊椎内部形成空间，为椎间盘补充活力。

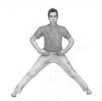

❶ 呼气，双手放在髋部，双脚紧踩地面，同时大腿肌肉向上提。吸气，拉长脊椎，打开胸部和锁骨。

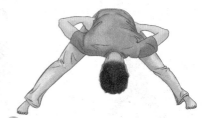

❷ 呼气，通过骨盆前倾使躯干慢慢地向下深屈。拉长脊椎，头顶向地面伸。双手一直放在髋部，缓慢地深呼吸 5 ~ 10 次，再次将注意力聚集在双腿的动态能量上。双膝不要内收；轻轻地但是牢固地将大腿内侧肌肉外转。凝视点：鼻尖。吸气，腹部肌肉用力使身体直立恢复到站立姿势。呼气，放松肩部，进一步完成收腹收束法。吸气，双臂侧平举，与肩同高。接下来可直接进入叭喇狗 C 式。也可以先呼气，轻轻跳回到山式，再从山式开始吸气，向一侧跳跃，双脚充分叉开，双臂打开，然后进入叭喇狗 C 式。

初级姿势

如果感觉到背部弯曲，可以通过屈膝来拉直脊椎，促进骨盆的进一步前倾。

高级姿势

注意在练习该姿势时不要过分地拉伸或挤压身体：像练习所有姿势一样，身体的柔韧性并非来自拉伸，而是来源于释放。每次呼气时都应记住这点，让重力顺着脊椎往下作用，背部和头部也往下低。不要让肩部靠近耳朵；而应该轻轻地将肩部向上滑动，远离耳部。

叭喇狗 C 式

该姿势通过肩和手臂的练习，使髋部和双腿的关节得到充分的伸展。肩窝内部的充分旋转有助于缓解并预防手臂、肩带和上背部的僵硬感。

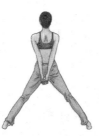

❶ 呼气，双手放在背后，十指交叉。吸气，肩部后转，拉长双臂，双臂内侧向前转动。轻柔地将指关节向下压，打开胸部和锁骨。

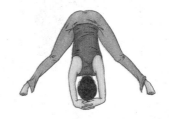

❷ 缓慢呼气，从髋部开始身体向前深屈，手臂向上举，使其位于肩部上方。扩胸，伸长双臂，慢慢将小手指放在地面上。感觉到肩胛骨向内收，双臂在肩窝内轻轻地转动。缓慢地呼吸 5 ~ 10 次，凝视点：鼻尖。吸气，收腹，使背部直立，然后将双臂放在背后。呼气，放松肩部。吸气，松开交叉的手指，双臂侧平举，与肩同高。接下来一次呼气时可以直接进入叭喇狗 D 式。或者呼气，跳回到山式，再从山式开始，吸气，向右侧跳跃，双脚充分叉开，再进入此姿势的最后一个变体姿势。

初级姿势

随着双腿和髋部灵活性的增强，使得肩部和手臂也变得更加柔韧。如果肩部或手臂，或两者同时都不能弯曲，可以用一个带子或者瑜伽带将双手连在一起，然后轻轻地将手臂向上伸展，这样你也可以从练习中获得益处。保持肩部后转，肩胛骨内收，这样可以缓解肩带的紧张。

高级姿势

轻轻地将下巴向内收以拉长颈部的后侧，这样也可以为上举手臂所必需的肩部的旋转和活动提供更大的空间。脚跟向下压的同时，大腿前侧的肌肉上提并内收。保持双脚的活力，拱起足弓。

叭喇狗 D 式

叭喇狗式的最后一个变体可以极大地刺激消化，加速消化过程和促使内部器官排出废物。练习这个姿势，可使肩胛骨之间形成一定的空间，这便于打通从脊椎到大脑的通道。

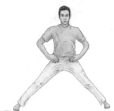 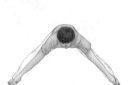 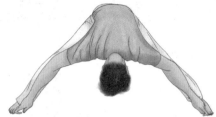

1 缓慢呼气，将双手放在髋部，同时打开双脚。慢慢地吸气，双手保持放在髋部，向上伸长脊椎。通过呼吸来打开胸部和锁骨，大腿肌肉向上提并内收。充分完成腹收束法。

2 缓慢呼气，向前伸展背部，自髋部使躯干向前深屈。用双手的中指和食指抓住双脚大脚趾，跟鸵鸟式类似。吸气，伸长脊椎，向外向前扩胸。拉伸背部，保持颈部和脊椎成一条直线，伸展躯干的前侧。将肩胛骨向背部移动，使其远离耳部，用力地收紧大腿肌肉。

3 缓慢呼气，向外屈肘，进一步在髋关节窝内旋转。放松颈部肌肉，头顶靠近地面。感觉重力沿着脊椎作用着身体。肩部沿着肘部的方向打开，肩胛骨向上滑动，远离耳部。自然而均匀地呼吸 5 ~ 10 次，凝视点：鼻尖。慢慢地吸气，拉伸脊椎，凝视点向前移动，胸部前倾，同时保持后颈部的伸长。手指仍然要抓住脚趾，按照第 2 步伸直双臂。呼气，将双手放在髋部。伸长背部，伸展躯干前侧，使其与地面平行。吸气，腹部肌肉用力，起身直立，同时舒展脚掌，紧踩地面。呼气，双脚轻轻地跳回并拢成山式，面向瑜伽垫的前方。

初级姿势

屈膝，释放背部所有的紧张和压力，如果在最初练习时够不到大脚趾，可以抓住脚腕。

高级姿势

头顶向下，在髋部深屈身体，将尾骨、坐骨和耻骨向后上方挺以减轻脊椎压力。保持双腿肌肉的活力，用力使大腿内侧外转，将能量通过脚掌传到地面。将收腹收束法贯穿四个姿势，可以增加该练习的益处，支撑并保护背部。

侧前伸展式

该姿势有利于骨盆和髋部的协调性、对称性和平衡性，同时能加强腿部肌肉的力量。还可以促进循环系统，使呼吸加深，纠正不良姿势特别是驼背，释放背部压力。

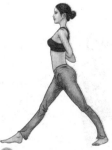 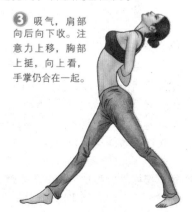

1 从山式开始，吸气，右脚轻轻向右跳（或者跨），双脚分开 110 厘米，双臂侧平举与肩同高。脚掌舒展，两脚平行。背部轻轻地向上伸展，肩部向下放松。缓慢呼气，双手掌合十放在背后做祈祷状（合十礼）。

2 呼气，左脚内转 45°，同时右脚外转 90°。身体完全转向右侧，调整髋关节、锁骨和肩部三者平行。

3 吸气，肩部向后向下收。注意力上移，胸部上挺，向上看，手掌仍合在一起。

初级姿势

如果手掌不能合在一起做合十礼，可以将肘部背在身后。当肩部的灵活性逐渐得到增强，双手便可以合在一起了。

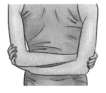

高级姿势

在完整姿势中，肘部后曲，肩胛骨内收，以打开胸部。要发挥该体位的最大效果需调整双腿和同侧髋关节在一条直线上。前腿膝盖用力和大腿肌肉用力上提，同时前脚掌向下紧踩地面。

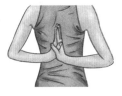

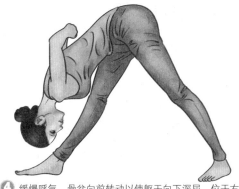

④ 缓慢呼气，骨盆向前转动以使躯干向下深屈，位于右腿正上方，脸部靠近小腿。深呼吸 5 ~ 10 次，拉长脊椎，通过拉伸颈部的后侧使头部自然下垂。凝视点：鼻尖。慢慢地吸气，做收腹收束法，起身直立，双脚转为平行。身体转向左侧，重复第 2 ~ 4 步。呼气，轻跳回山式，双臂放下。

手抓脚趾单腿站立伸展式

本姿势和接下来的 3 个姿势相互连贯，有利于锻炼腿部肌肉，更好地维持身体的平衡。

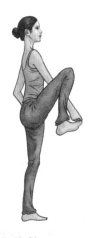

① 从山式开始，吸气，右膝上提，用右手的食指和中指抓住右脚大脚趾。右髋关节向下压，以与左髋关节保持在一条直线上。左手放在左髋关节上，保持身体平衡。

② 缓慢、平稳地呼吸，右脚上提，伸直右腿并向胸部方向抬。右髋下压，以形成一个跷跷板的动作，将右脚和右小腿骨进一步抬高。双肩向后向下伸展，向外屈肘，保持胸部的打开。平稳地呼吸，做收腹收束法，将抬起的脚向前伸。凝视右脚脚趾，凝视点：脚趾。做 5 ~ 10 次完整的呼吸，吸气，伸直右臂，进入下一个姿势。

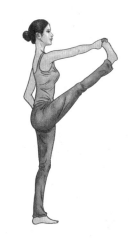

高级姿势

不要过分注意抬起的腿，而应注意直立着的脚和腿，因为它们是练习这个姿势的基础和支撑。有意识地伸直直立着的腿，并使脚掌紧踩地面，膝盖和大腿肌肉上提。膝部和脚趾成一条直线，保持右髋关节下压并与左髋关节齐平。抬起的脚跟向前伸。

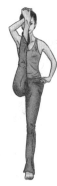

初级姿势

如果伸直腿会引起背部拱起或肩部耸起，在练习初期可以屈膝，如第 1 步所示。在每一次练习时，轻轻地将提起的脚向前压以逐渐伸展腿筋。在经过多次练习之后，你的腿部力量和柔韧性得到了锻炼，就可以在背部挺直的情况下伸直抬起的腿。

手抓脚趾单腿站立侧伸展式 A

在练习这个姿势时，抬起的腿向一侧打开，进一步提高身体的平衡性、协调性和注意力的集中度。保持背部的伸直可以锻炼脊椎两侧的肌肉。腿部和臀部的肌肉也会得到加强。

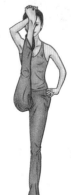

❶ 接前一个姿势，长长地、均匀地呼气，向右侧打开右臂和右腿，将大腿内侧肌肉转向前方，右臀和尾骨向下放松。打开胸部，肩胛骨下滑并收拢以拉长脊椎和颈部。

❷ 头转向左侧，使下巴位于左肩上方，呼吸 5～10 次，锁骨水平打开，注意力移向右侧，凝视点：向右。吸气，右臂、右腿和注意力回到前方，然后进入下一个姿势。

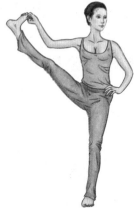

初级姿势

跟前一个姿势一样，在练习这个姿势时，可以屈腿，但是随着练习次数的增加，腿就可以慢慢伸直，直到完全伸直。在练习时要有耐心，且要保持平静的心态，经过多次练习后，就可以做出完整的姿势。

高级姿势

整个姿势从身体中心向外打开，而能量也沿着以下 3 个途径传递：

1. 从腰后侧沿着脊椎向上传递到头顶。

2. 从腰后侧进入尾骨和站立着的腿，直到脚底紧贴地面。

3. 从抬起的腿的大腿内侧到脚跟。

让呼吸沿着这三条能量通道传递到全身，可以让身体得到进一步的伸展。

手抓脚趾单腿站立侧伸展式 B，C

通过锻炼双腿和髋关节该姿势可以让身体无限伸展。站立着的腿和脚紧紧踩在地面上对于保持身体的稳定性至关重要。有意识地感觉重心和能量在身体中的上升有助于保持身心的集中和平衡。

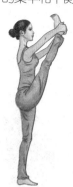

❶ 顺畅地呼气，用双手抓住右脚。站立的脚紧紧在地面上可以使得抬起的脚抬得更高。如果在最初练习时，站立着的腿感觉到虚弱或疲劳，可以将呼吸的能量传递到脚，舒展脚部紧贴地面，接收从地面向上流入肌肉中的能量，为肌肉提供力量和活力。不要伸直双臂，而应该屈肘。慢慢地呼吸 5～10 次，凝视右脚趾，凝视点：脚趾。然后呼气，双手松开脚，但不要让脚落地。

❷ 双手放在髋部上，保持抬腿姿势，双腿成 90°或者更大的角度，但是不要拉紧或拱起背部。自然呼吸 5 次，背部向上伸展，肩部向下放松。轻柔地凝视右脚趾，凝视点：脚趾。呼气，慢慢地放下脚，恢复到山式。在另一侧重复做手抓脚趾单腿站立伸展式和手抓脚趾单腿站立侧伸展式 A，B 和 C。

高级姿势

向上抬右腿时，可感觉股骨的顶端在髋关节窝内移动。这种方式会形成一个跷跷板的动作，有助于将抬起的脚抬得更高。感觉右坐骨向下压，与左坐骨成一条直线以保持两侧骨盆的平衡。舒展开站立着的脚的脚底，使其固定在地面上。

初级姿势

保持脊柱的拉伸，让能量流过脊柱，对于脊柱的矫正和健康十分重要。瑜伽姿势练习本身就是为了锻炼和提高脊柱的直线性和健康，所以在练习过程中的任何时候都不要为了姿势的美观而牺牲脊椎的拉伸和直线性。为了把腿抬高而拱起背部或过于拉伸背部反而会对身体造成不利影响。事实上，在最初练习时不将腿抬得过高或稍微弯曲抬起的膝部比绷紧背部对身体更有利。通过这样练习可以逐渐地增强体力，提高协调性和灵活性。

半莲花加强前曲伸展式

在完整的莲花姿势中，脚跟压在小腹下方，通过肠道来刺激血液循环。站立的腿可以进一步激发身体的能量，而弯曲的手臂可以打开身体。

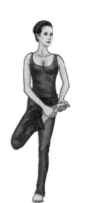

❶ 吸气。屈右膝，向上提起右脚。用双手将右脚放在左大腿前侧顶端。右脚小脚趾的一侧向上移动到左髋关节处，右膝膝盖向下。即半莲花式。

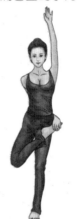

❷ 继续吸气。右臂向背后伸展，右手抓住右脚，用右手食指和中指钩住右脚大脚趾。左手从右脚上拿开，左臂向上伸展。（如果需要在此稳定身体的平衡，可采取这样的做法，先呼气，然后吸气，同时举起左臂；否则直接进入下一步。）

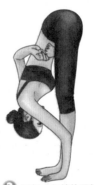

❸ 呼气，向前伸展躯干，稍屈左膝，背部轻轻地向下弯曲，位于左腿上方。左手放在左脚旁边的地面上，右手要一直抓住右脚的大脚趾。

· 吸气，深呼吸，感觉气息进入了脊椎，肩部轻轻往后收，胸部向前压。充分地呼气，将躯干向左腿方向弯曲，放松颈部肌肉，头部向下放松。脸部向左小腿移动，自然呼吸 5 ~ 10 次，凝视点：鼻尖。吸气，胸部向前提，然后呼气，微屈左膝。吸气，腹部肌肉用力，带动躯干向上成直立姿势，伸直左膝。呼气，右腿从半莲花式收回，右脚踩在地面上，恢复到山式。吸气，左脚提起成半莲花式，在左腿重复动作。呼吸 5 ~ 10 次后，呼气，回到山式站姿。

初级姿势

如果膝部感觉紧张，可以在开始练习时，将提起的脚放在另一侧大腿的内侧。做半莲花式时，如果右手够不到右脚大脚趾，可以先用左手抓住右脚。然后右手绕到背后抓住左手肘部，然后再慢慢沿着腰侧下移够向脚趾。

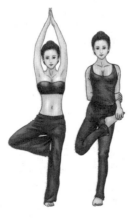

高级姿势

提起的脚跟紧压住小腹下侧，站立着的腿的大腿肌肉向上收。舒展开站立着的脚的脚底并紧踩地面，为身体提供一个稳定的基础。一旦身体达到了平衡，可以让手离开地面，放在站立着的脚踝后侧。

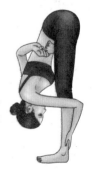

串联体位进入幻椅式

下面的系列姿势中，从拜日式到最后几个站姿，串联体位连接起来在体内形成一股能量波。幻椅式可以打开膝关节，有助于缓解脚踝的僵硬。

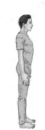 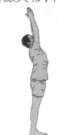 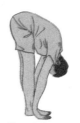 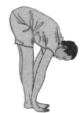

❶ 从山式开始，如图所示，过渡到拜日Ａ式。

❷ 吸气，将气息深深吸入肺部，举起双臂做上山式。

❸ 呼气，身体向双腿方向深屈，做前曲伸展式。

❹ 吸气，胸部向前挺起做向上前曲伸展式。

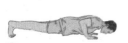 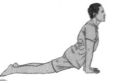 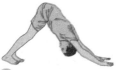

❺ 呼气，向后跳跃做四肢支撑式。

❻ 吸气，身体向上拱起做上犬式，挺胸。

❼ 呼气，臀部拱起，做下犬式，放松颈部和头部。

❽ 吸气，轻轻地跳跃，双脚并拢放在双手之间。

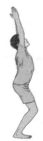

❾ 继续吸气，向上举起双臂，深深地屈膝。充分地做收腹收束法，髋部和臀部向下坐。手掌在头顶上方合十。调整膝盖后侧和踝关节前侧的弯度，以增加这个姿势的强度。缓慢深呼吸5～10次，注意力向上，轻柔地凝视大拇指以上的天空。凝视点：向上。从这个幻椅式直接进入到串联体位。

初级姿势

如果在举起双臂时感觉到肩部肌肉僵硬，可以稍微分开双手，双臂微微打开，给肩部一个向下垂的空间。肩胛骨向下滑动，注意力向下，下巴稍微向胸部的方向收。

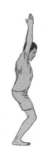

串联体位进入战士一式

战士式分为3种，这3个姿势都是献给维拉巴德纳王（Virabhadra）的。前两个姿势在本章初级系列中已做过介绍，第3个姿势将在第3个系列部分进行介绍。战士式有利于塑造身体的耐力、协调性和动作衔接的流畅性。

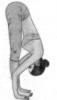 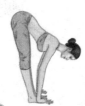 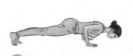 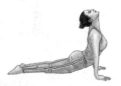

❶ 接上一个姿势，即幻椅式，呼气，身体深屈做前曲伸展式。

❷ 吸气，胸部向前挺起，做向上前曲伸展式。

❸ 呼气，向后跳跃做四肢支撑式。

❹ 吸气，身体向上拱起做上犬式，挺胸。

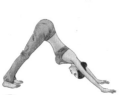

⑤ 呼气，臀部向上拱起，做下犬式，颈部向下放松。

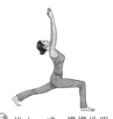

⑥ 战士一式。慢慢地吸气，以左脚大脚趾球状部位为支点，左脚脚跟向内旋转 45°。右脚向前迈到双手中间的位置，与右髋关节成一条直线。深屈右膝成 90°，同时左脚脚掌紧踩地面。躯干直立，双臂先侧平举，然后向上举到头顶上方并双掌合十。脸部向上提起，成战士一式。凝视点：大拇指。呼吸 5 ~ 10 次。

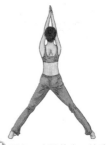

⑦ 吸气，右腿伸直，转动右脚使双脚平行。

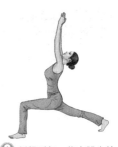

⑧ 缓慢呼气，将右腿内转 45°，左腿外转 90°。左脚与右髋关节成一条直线，深屈左膝，使其位于脚踝上方成战士一式。长呼吸 5 ~ 10 次，然后练习战士二式。

初级姿势

保持两侧的髋关节成一条直线对于练习这个姿势很重要，所以如果感觉后侧腿的髋关节向后摇晃，可以减小前膝的弯曲度，将髋骨向前推。将双手放在两侧髋关节上调节其方向会更有帮助。保持后脚，特别是脚的外侧边缘紧紧固定在地面。

高级姿势

让尾骨、髋骨和骨盆随着重力的吸引向下放松，位于脚踝上方的前腿膝部向前伸，使大腿和小腿形成一个直角，感受到前腿大腿的拉伸。不要让膝部向里收，移动膝部外侧到小脚趾上方。均衡拉伸腰两侧，收腹、挺胸。肩部向下放松，使其位于髋关节的正上方。

串联体位进入战士二式

在练习这个姿势时，髋关节被打开，从骨盆释放能量到双腿，并促进腿部的血液循环，以增加下半身的肌肉力量。双臂打开伸直，有助于胸腔的打开。

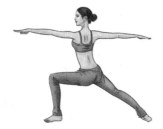

① 战士二式。接战士一式，保持左膝的深度弯曲。呼气，双臂侧平举，伸直，手指尖与肩部同高。右髋骨和右锁骨向外侧打开。调整双脚使左脚脚跟与右脚足弓相对，双脚在一条直线上，就像在伸展式一样。呼吸 5 ~ 10 次，随着呼吸整个身体打开，凝视左手，凝视点：手。吸气，伸直左腿，伸长脊椎，双脚转为平行。

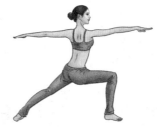

② 缓慢呼气，左脚内转 15°，右脚外转 90°，右脚脚跟与左脚足弓相对，右膝弯曲成 90°，在右侧重复战士二式。呼吸 5 ~ 10 次，这时凝视右手，凝视点：手。

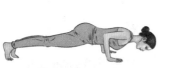

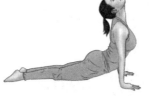

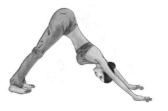

③ 呼气，双手放在右腿两侧的地面上。右腿往后退，身体挨近地面做四肢支撑式。

④ 吸气，做上犬式。

⑤ 呼气，做下犬式。

高级姿势

使躯干位于骨盆正上方，放松肩部，打开锁骨。感觉双腿向两侧充分叉开，且好像向下脱离骨盆，耻骨下压使其与弯曲的膝部同高。时刻保持两膝与各自脚趾在同一方向，同时双脚紧紧固定在地面上。

初级姿势

战士式对双腿的力量要求很高，所以需要深呼吸为双腿提供充足的氧气。如果完全弯曲膝部会使后脚脱离地面，可以减少膝部的弯曲度，通过脚跟和脚的外侧边缘下压来将后脚固定在地面上。

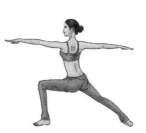

跃穿动作

从串联体位法进入跃穿动作可以锻炼肌肉和心智之间的协调性，同时利用收束法所产生的能量。这一系列运动是从站式到坐式的过渡，使练习变成一连串流畅的动作。

串联体位法以阿斯汤加瑜伽的基本姿势——拜日式为基础，每一个动作都由呼吸连接形成流动的整体，带着我们进入坐式练习直到练习结束。串联体位法有助于保持身体内在的热量，这样肌肉的灵活性和伸展性便会得以加强，有助于完成地面动作。

学习下面的跃穿动作需要花时间耐心地练习，它对于形成串联体位法的流畅性十分重要。同时，跃穿动作还有助于培养动作的连贯性、身心之间的协调性，在利用收束法力量的同时锻炼身体的力度和弹跳性。

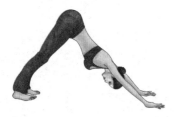

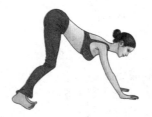

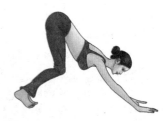

① 从呼气开始进入下犬式，做收腹收束法。

② 继续呼气，将身体重心向前转移到双手上，脚跟提起。注意力转移到双手之间。移动双肩到手腕上方，打开胸部。

③ 屈膝，双脚脚跟轻轻地向后压一下，为接下来双腿的跳跃形成跳板的作用。

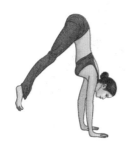
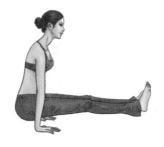
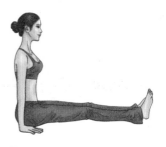

4 吸气，轻轻地跳跃，双肩移动到双手上方，髋关节在双肩上方形成一个拱形。这个动作有助于将身体的重心转移到双手上，双腿和双脚向上跳起，双肩上提，手掌向下压。

5 继续吸气，保持有力的收腹收束法，双腿穿过双臂向前伸，脚向外延，髋关节向前悬起。一旦双腿开始下降时，就将注意力前移到脚趾上和脚趾以外。手掌紧压地面，腹部向上提起，使之位于髋关节上方，保持这个姿势片刻，整个身体位于地面上方。

6 保持收腹收束法，放低臀部，完全坐在地面上。一旦臀部接触到地面，再次做收腹收束法。伸长背部，身体成手杖式。呼气。

初级姿势

要完成这一系列的跃穿动作需要花很多时间来练习，所以在练习初期，跳起时可以尝试将脚踝交叉，双膝向上收拢到胸前。手掌紧压地面，双肩提起，在双腿开始降低之前找到身体悬空的机会。

双脚前端轻轻着地，放在双手后面。臀部前转，伸直交叉的双腿，成手杖式。一旦熟练掌握了这个动作，可以在跳起时就将双腿伸直，臀部再轻轻着地。

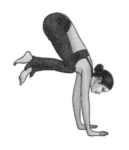
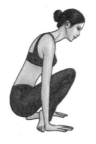

高级姿势

经过不断地练习，就可以掌握整个跃穿动作。你会发现自己开始将注意力集中到把髋部悬空在双手上方，并开始关注在身体向上跳跃到最高点时，即在身体开始下落的前一刻，找到平衡点。使用收束法至关重要，因为它可以让骨盆变得轻盈，并对其形成控制力，让其悬空并保持平衡，让整个跃穿动作连贯、轻盈。

· 第三节 坐 式 ·

坐式有利于将练习者在练习站式时达到的身体协调性与平衡性运用到更多姿势中。前面的姿势练习中产生的热量可以使身体得到进一步的伸展，同时串联起来的串联体位也可以帮助练习者保持这种内在的热量。

下面介绍的系列坐式是初级系列的核心部分，可以净化身体内部器官（包括心脏）和肌肉，同时使身体各个关节之间连接得更紧密。练习坐式可以缓解身体、精神和情绪上的压力，将封闭的能量释放出来，使身体充满力量，变得柔韧，开启心智。各个水平的坐式都会消除身体的紧张和僵硬。

把注意力放在充分、饱满的呼吸上，这样你就能把这些姿势串联起来，并有助于你聆听心灵深处的声音。通过这种方式，我们开始净化身体，将思想从过去的经历中解放出来，让呼吸变得流畅，在每一次的吸气中吸入新的能量，在每一次的呼气中将旧的能量释放掉。

通过这些姿势的练习，可以带来思想的平静，身心的开放，达到与大地的紧密连接。

手杖式

这个姿势是所有其他坐式的基础，它教会我们如何静坐。在练习这个姿势时，细微的呼吸流经四肢，激活、锻炼身体的每一块肌肉，让这个姿势的练习充满活力。

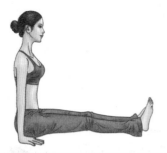

▲ 吸气，坐骨紧压地面，向头顶的方向伸展脊椎。轻轻地将手掌向下压，感觉肩部向下降。挺胸，拉长后颈部，打开锁骨。凝视点：鼻尖。同时充分练习收束法，向上收腹。双腿紧压，将大腿前侧肌肉收紧，向上提起髋关节。感觉腿部的后侧肌肉被拉长、伸展并紧贴着地面。呼吸5～10次，然后可练习下一个姿势。

初级姿势

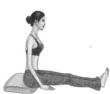

如果腘绳肌很紧或者背部有外伤或很僵硬，可以坐在一块瑜伽砖或者厚实的垫子上来练习这个姿势，通过它们来给下背部以支撑和额外的提升。

高级姿势

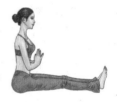

伸展背部，双手离开地面，在胸前合十。通过整个脊椎的拉伸来保持背部的挺直。

背部前曲伸展坐式 A,B,C,D

这一系列坐式可以让站式前曲的技巧进一步提高，因为躯干"覆盖"在腿上，练习灵活性的同时释放身体的压力和僵硬。每一次的手抓脚都可以使姿势进一步深入。

背部前曲伸展坐式 A

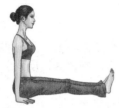

❶ 从手杖式开始。

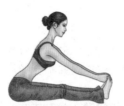

❷ 吸气，轻轻抬起双臂，背部以髋部为基点向前伸展。双手抓住大脚趾，保持胸部打开，拉长脊椎及颈部。不要让背部拱起。内收腹部肌肉，打开胸部，肩部后转以保持躯干伸直。

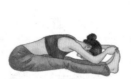 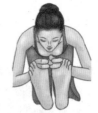

❸ 呼气，骨盆向前转动，使躯干紧贴双腿。将耻骨后转并紧压地面，向前拉长脊椎。感觉坐骨紧压地面，头顶向脚趾方向移去。微屈肘部，将肩胛骨下滑。降低头部，保持能量和注意力集中在脚部。深呼吸5次，然后吸气，向上挺起胸部，伸直双臂，肩部后转。

背部前曲伸展坐式 B

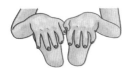 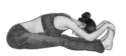

1 接上一姿势，呼气，将双手放在脚趾上，手指尖指向脚跟，脚掌和手掌相互紧压。吸气，让气息吸入背部。

2 呼气，身体从髋关节前部向前深屈，进一步向膝部的方向伸展胸部，双肘打开。这就是背部前曲伸展坐式 B。使颈部和肩部松弛，将躯干的重量"放"在双腿上。充分呼吸 5 次，吸气，挺起胸部，伸直双臂，向斜上方拉长背部。向下练习背部前曲伸展坐式 C。

背部前曲伸展坐式 C

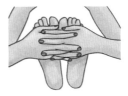 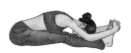

1 接上一姿势，呼气，将双手从脚底拿开，十指交叉放在大脚趾球状部位后面。吸气，伸长脊椎，向前看，放松肩部肌肉。

2 呼气，伸长躯干的前侧，将其"放"在双腿上。下巴紧贴小腿，前额向脚踝的方向移动。微屈双肘，以骨盆为轴心，身体进一步从髋部前倾。这就是背部前曲伸展坐式 C。自然呼吸 5 次，在第 6 次吸气时挺起胸部，将头离开双腿向上抬起，尽力伸直双臂。

背部前曲伸展坐式 D

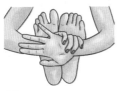 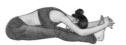

1 接上一姿势，呼气，将交叉的手指松开，左手手掌向外，右手轻轻地抓住左手手腕（反之亦然）。吸气，拉伸背部，挺起并打开胸部。

2 呼气，身体前倾，完全地放在双腿上，将耻骨向后向下拉伸，向前伸展胸骨。双腿的后侧紧压地面，将整个躯干放在腿上。向外弯曲肘部，放松肩部。慢慢地深呼吸 5 次。然后吸气，将胸部和头部向上抬起。

· 呼气，双手离开双脚，手掌放在髋关节前面的地上。此时，如下页所示，向后跃起，进入串联体位。

初级姿势

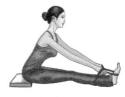

　　背部前曲伸展坐式 A,B 如果背部肌肉僵硬或者感觉疼痛，可以将一条带子缠绕在脚趾下方，双手尽可能地靠近双脚。拉伸背部，双脚和双腿并拢。

　　背部前曲伸展坐式 C,D 如果需要一个带子才能够到脚部，可以按照背部前曲伸展坐式 A 那样练习，通过每次的呼气，而不是强压身体来使身体前倾。如果你能"善待"肌肉，它们也会变得更加灵敏和柔韧。

高级姿势

　　背部前曲伸展坐式 A,B 将下腹部肌肉向上内收。动作要轻柔，但要做到位，不要通过突然拉伸双臂或者肩部来增加练习的深度，这样做并不会增加肌肉的灵活性，反而会使肌肉损伤或者紧张。

　　背部前曲伸展坐式 C,D 将双臂的上侧深深地顶入肩窝中，肩胛骨轻轻地下滑，使之远离耳朵。在练习上述 4 个姿势时，放松颈部肌肉，低头，同时将能量和注意力从头顶传递到双脚，凝视点：脚趾。

向后跳跃进入全串联体位或半串联体位

体内热量可以使肌肉和关节得到极度伸展，安全地打开，而连接完整姿势之间的全串联体位和连接单个姿势之间的半串联体位对于维持身体内在的热量至关重要。后跳的动作可以培养身心之间的协调性，增强上身力量。

向后跳

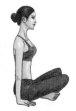 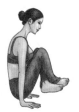 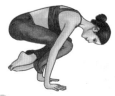

❶ 从手杖式开始，踝部交叉，呼气，双手放在髋关节两侧的地面上。做收腹收束法，为下一个动作做准备，向前提起肩部，使肩部位于手腕前方。

❷ 吸气，双手用力地压地面。利用收腹收束法的力量将上半身向上轻轻抬起。手臂用力伸直，手掌紧压地面，提起臀部和双脚，使之离开地面，整个身体做支撑摇摆式。

❸ 继续吸气，不要接触地面，将双脚向后悬空，头部和胸部向前进一步做支撑摇摆式，肩部移到手腕前面，位于指尖正上方。

全串联体位

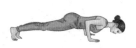 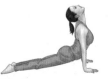 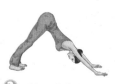

❶ 呼气，双脚向后跳做四肢支撑式。

❷ 吸气，伸展身体做上犬式。

❸ 呼气，身体移动做下犬式。

❹ 吸气，双脚跳，做向上前曲伸展式。

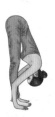 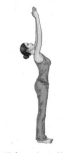 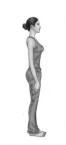 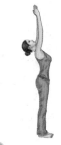

❺ 呼气，身体折叠，做前曲伸展式。

❻ 吸气，向上伸展，做上山式。

❼ 呼气，双臂放下，做山式。

❽ 吸气，向上伸展，做上山式。

  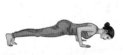 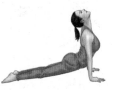

❾ 呼气，向前弯曲身体，做前曲伸展式。

❿ 吸气，挺起胸部，做向上前曲伸展式。

⓫ 呼气，跳跃进入四肢支撑式。

⓬ 吸气，伸展身体，做上犬式。

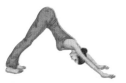

⑬ 呼气，移动身体，做下犬式。

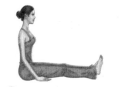

⑭ 吸气，跳跃进入手杖式。

向后跳跃进入半串联体位

❶ 吸气，双臂向下压，提起臀部，使之离开地面。

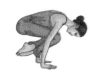

❷ 继续吸气，移动身体，做支撑摇摆式（见向后跳第3步）。

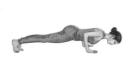

❸ 呼气，双脚向后跳，做四肢支撑式。

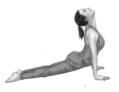

❹ 吸气，伸展身体，做上犬式。

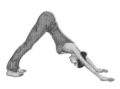

❺ 呼气，移动身体，做下犬式。

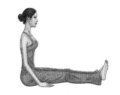

❻ 吸气，跳跃进入手杖式。

练习串联体位的益处

通常是在完成两侧的坐式练习之后才练习全串联体位，在练习两侧姿势的中间练习半串联体位。在保持肌肉的热量和身体的流动性的同时，练习串联体位还可以平衡、调整整个身体，以便为下一个姿势做准备。你也许会希望参考拜日式，以便对身体在串联体位中过渡有更多的了解。

初级姿势

支撑摇摆式是一个具有挑战性的动作，所以开始练习这个动作的时候可以通过将踝部交叉，双手放在膝部前面的地面上来练习。然后，轻轻地前倾，将身体的重心从双脚处转移到双手上，向后跳或者移动身体成四肢支撑式。一旦在练习的过程中有足够的信心做好这个动作，就可以尝试将臀部提起，脱离地面。

后仰支架式

后仰支架式与背部前曲伸展坐式完全相反，它可以拉伸、伸展、打开身体前部，将胸部高高挺起。这个姿势有助于促进大脑的血液循环，让身心充满活力。

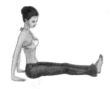

❶ 从手杖式开始，呼气，将双手放在髋部后面的地面上，手指指向臀部方向，手掌紧压地面。

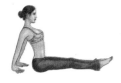

❷ 将腰部后侧向上提起，同时将胸部向下巴的方向挺起，肩部后转。伸长双腿，向外伸展脚趾。

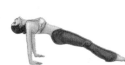

❸ 吸气，双手用力按着地面，将髋部向上推，同时伸展脚趾，脚尖向下压。将胸部向更高的方向提起，放松颈部肌肉，头部轻轻地向后垂。双腿并拢，伸长双腿，保持肌肉的活力，大脚趾关节固定在地面上。呼吸5~10次，打开胸部，凝视点：鼻尖。呼气，臀部向下降低，向上抬头，恢复到手杖式。

·吸气，双手压在地面上，向上屈起膝部，交叉踝部，提起髋部，使其离开地面，双脚向后转，进入全串联体位。流畅地完成串联体位，再轻轻地跳跃，恢复到手杖式。

初级姿势

如果在开始练习的时候不能很好地完成提起的动作，可以弯曲膝部，双脚分开，平踩地面。然后提起骨盆，使躯干与地面平行。

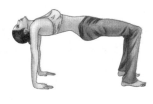

高级姿势

保证双手与肩部同宽，十指分开。旋转肩部，打开前胸。向耻骨的方向向上、向内提起尾椎骨，感觉脊椎挤入身体内。

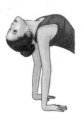

半莲花加强背部前曲伸展坐式

每次完全弯曲一条腿，打开膝关节，为莲花坐式做准备。莲花式是坐式的一部分，这个姿势可以按摩腹腔内脏器，促进消化和排泄。

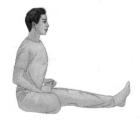

❶ 从手杖式开始，吸气，屈右膝，用手将右脚向上提，放在左大腿的上部，将右脚小脚趾一侧放在左髋关节窝的褶缝里。右脚脚跟位于耻骨正上方，将右膝向内向前移动，使其与左腿成45°。保持左腿伸长，右腿现在的姿势为半莲花式。

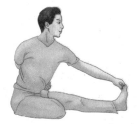

❷ 在吸气结束后，将右臂在背后伸展，用右手的食指、中指抓住右脚大脚趾。左手抓住左脚，伸展脊椎。

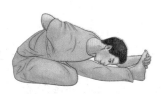

❸ 慢慢呼气，背部从髋部向前伸长，胸部向左膝方向移动，下巴向左小腿方向移动。轻轻地向外弯曲左肘，腹部放在左脚脚跟上方，长呼吸5~10次，将能量和注意力集中在伸出的脚上，凝视点：脚趾。吸气，向上挺起胸部，呼气，将双手从脚上拿开，向前伸展右腿，恢复到手杖式。

·吸气，双手压在地面上，膝部弯曲，踝部交叉，向上提起髋部，使其离开地面，进入半串联体位。恢复手杖式。重复这个姿势，此时将左腿弯曲成半莲花式。呼吸5~10次，完成全串联体位，然后跳跃进入手杖式。

高级姿势

放松膝盖，使膝关节可以充分弯曲。轻轻地将膝部向下压以进一步促进腿部的旋转，打开髋关节。将下腹部向前移动，使其放在莲花脚跟（即弯曲的那条腿的脚跟）上，以此来刺激腹腔内脏器。

初级姿势

如果膝部感觉僵硬，不要勉强做这个姿势。可以保持身体直立，髋部放松，同时膝部放松，进一步靠近地面。也可以把脚放在地面上，然后轻轻地向前伸展身体。如果在练习这些姿势时够不到脚，可以用一个带子来辅助练习。

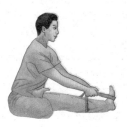
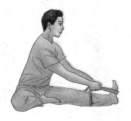

半英雄前曲伸展坐式

这个姿势也是与之前的半莲花式完全相反的姿势，需一条腿后弯，一条腿向前伸展，同时背部向前伸展，臀部打开。

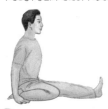 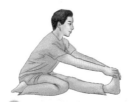 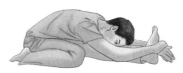

1 从全串联体位进入手杖式以后，继续吸气，屈右膝，收回右脚，使右脚脚跟抵住右髋关节，右脚的脚背、踝部和胫骨压在地面上。双膝并拢，坐骨固定在地面上，使臀部紧压在地面上。

2 在吸气快结束时，打开胸部，伸长背部，向前倾斜骨盆，双臂向前伸出，双手抓住左脚。

3 呼气，从髋关节处进一步前曲身体，耻骨后移并下压，躯干伸长，放在左腿上。伸展脊椎，将头顶向脚趾靠，肘部向外弯曲。将右臀和右髋关节向下压，以构成一个稳定的基础。呼吸 5 ~ 10 次，注意力集中在将能量送到伸出的脚上，凝视点：脚趾。吸气，保持手抓住脚，向上挺起胸部，肩部后转。呼气，双手从脚上拿开，身体恢复直立，右腿向前伸展，恢复到手杖式。

·吸气，将双手压在地面上，膝部向上弯曲，交叉踝部，提起髋部使其离开地面，脚向后转。通过半串联体位平滑地移动，跳跃，轻轻地着地恢复为手杖式。重复这个姿势，这次弯曲左腿。呼吸 5 ~ 10 次，练习全串联体位，然后轻轻跳跃着地恢复为手杖式。

练习此姿势的益处

半英雄前曲伸展坐式对于放松骨盆后面的紧张能发挥特别的功效。练习这个姿势也可以打开骶骨区，以刺激和促进脊椎神经（特别是坐骨神经）和背部肌肉的血液循环。

初级姿势

要注意膝部的疼痛感，因为这可能是由于练习强度过大或速度过快造成的。如果是这个原因造成的，可坐在一个厚实的垫子、一块叠好的毛毯或者瑜伽砖上。这样不仅有助于保护膝部，而且还有助于固定两侧的臀部。在练习这个姿势时，如果你需要通过弯曲腿部或者拱起背部才能抓住脚，可以用一个带子来辅助练习。

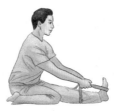

高级姿势

进一步打开骶骨，将大腿内侧向下靠拢；这样可以使弯曲的腿进一步弯曲。在练习这个姿势时要通过收腹收束法来支撑脊椎下部。

头碰膝前曲伸展坐式 A

这个姿势为练习后面两个变体打下了基础，能进一步打开骨盆，使髋关节和膝部变得柔软、自由。这个姿势也可以平衡和协调肝脏和脾脏，从而改善消化系统功能。

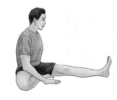

1 从手杖式开始，吸气，右膝向后弯曲与右肩成一条直线，或稍微靠后（与左腿成90° ~ 95°）。右脚脚跟与右大腿内侧接触，这样可以确保右髋关节完全打开。上半身与左腿成直角，肚脐与左膝成一条直线。

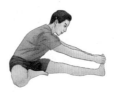

2 吸气快结束时，背部从髋部向前伸展，双手前伸抓住左脚，保持锁骨打开，肩部放松。

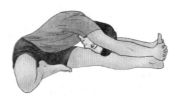

3 呼气，进一步以髋关节为轴前曲身体，向前伸展躯干，使其在左腿上方。轻轻地将右膝和右大腿外侧压向地面，伸展左脚脚跟以伸长左腿。放松肩部，轻轻地向外弯曲肘部，胸部向前压在左膝上。呼吸 5 ~ 10 次，将注意力和能量传递到伸出的脚上，凝视点：脚趾。吸气，保持双手抓住脚，伸直双臂，向上挺起胸部，肩膀后转并下压。呼气，将双手从脚上拿开，躯干直立，右腿向前伸展恢复到手杖式。

· 吸气，双手压在地面上，膝部向上收，交叉踝部，提起髋关节使其离开地面。通过跃穿动作和半串联体位平滑地移动，跳跃，轻轻着地做手杖式。重复这个姿势，弯曲左腿。呼吸 5 ~ 10 次，完成全串联体位，再跳跃进入手杖式。

高级姿势

躯干两侧保持水平，以使背部打开，两侧的肌肉得到均匀伸展。这样有助于平衡肾部和背部肌肉的弹性。随着每一次的呼气，背部进一步打开并下压。

初级姿势

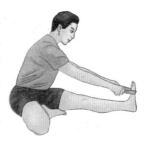

如果不能够在保持背部和腿部伸直的同时抓住脚趾，可以在最初练习这个姿势时，用一个带子来连接双手和脚部。用带子辅助练习可避免肩部和背部的肌肉被扭伤。

头碰膝前曲伸展坐式 B

在练习头到膝式的变体时，脚跟压在会阴部下面以帮助保持会阴收束法。坐在脚上同样有助于使骨盆向前倾斜，从而使身体进一步向前伸展。

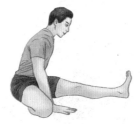 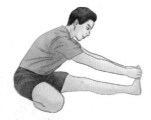 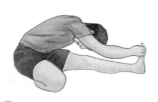

1 从手杖式开始，向后弯曲右膝，继续吸气，向耻骨的方向移动右脚。双手压在地面上，以提起髋关节，然后将骨盆向前移，将会阴放在右脚脚跟上。右脚大脚趾指向左脚脚跟方向，并使右膝与左腿成80°。

2 在吸气结束时，打开锁骨，以骨盆为中心向前伸展背部，双手抓住左脚。

3 呼气，以髋部为支点，向前伸展躯干，使躯干位于左腿上方，弯曲肘部，拉长颈后部。将身体的中心保持在左腿上方。伸展左脚脚跟，向髋关节方向提起左大腿肌肉。集中注意力，将能量传递到伸出的脚上，凝视点：脚趾。收腹，吸气，向上提起胸部，双手抓住左脚，伸直双臂。呼气，挺直躯干，伸展右腿恢复到手杖式。

练习此姿势的益处

除了男女皆能受益的整体积极作用外，男性练习头碰膝前曲伸展坐式特别有益处。将脚跟抵住会阴部，通过骨盆伸展有助于调节前列腺功能，预防前列腺肥大。对于那些有前列腺肥大情况的男性来说，可适当延长练习此姿势的时间。

· 吸气，双手压在地面上，膝部向上收，交叉踝部，提起髋关节使其离开地面。通过半串联体位平滑地移动，然后轻轻跳跃进入手杖式。重复这个姿势，弯曲左腿。呼吸 5 ~ 10 次，完成全串联体位，再轻轻跳跃进入手杖式。

初级姿势

如果够不到伸出的脚，可以用一个带子来辅助练习。如果感觉脚底不适，可以折叠瑜伽垫放在脚底以缓冲对骨头的压力。

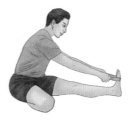

高级姿势

在整个姿势的练习中，应该使会阴部与脚跟始终连接在一起。以此为基点，向前伸展躯干。

头碰膝前曲伸展坐式 C

这是头碰膝前曲伸展坐式变体中的最后一个姿势，也是最难的一个，从臀部到脚趾，整条腿及其潜在的灵活性和力量得到充分的激发，促进了从骨盆到腿部的循环系统和能量流动。

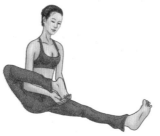

❶ 从手杖式开始，弯曲右腿时继续吸气，将右肘放在右膝下，抓住右脚脚趾。用左手将右脚脚跟向前压，此时将右脚脚趾和右脚脚跟成45°，且使右脚脚掌抵住左大腿内侧。保持右脚脚跟的提起状态，将右脚的足弓向左大腿内侧移动。

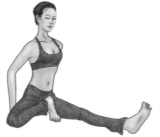

❷ 保持脚部不动，将双手从右脚上拿开，轻轻地将右膝向前转动放在地面上，右脚脚掌紧贴左大腿内侧。

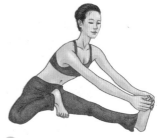

❸ 在吸气快结束时，向前伸长背部，身体以骨盆为基点向前倾，拉伸腹壁，以使从耻骨到肚脐的部分得以伸展。向上提起腹部和肚脐，使其位于右脚脚跟上方，伸出双手抓住左脚。

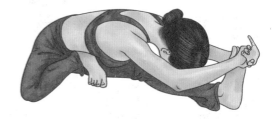

练习此姿势的益处

通过脚的特定位置可以打开脚趾关节，拉伸脚底肌肉，使踝关节变得更加灵活。随着膝部的向下转动，可以打开髋关节和膝部，拉长跟腱和小腿肌肉。

❹ 呼气，沿着左腿向前伸展躯干，向外弯曲肘部。头顶指向左脚脚踝，拉伸脊椎和颈部的后部。保持左腿肌肉的活跃，轻轻地打开左大腿的后侧，膝部和小腿压向地面。深呼吸 5 ~ 10 次，充分做收束法，注意力集中在将能量传递到伸出的脚部上，凝视点：脚趾。坐稳，吸气，向上提起胸部，肩部向后翻转，伸直双臂的同时保持双手抓住脚部。呼气，背部直立，右腿前伸，恢复到手杖式。

· 吸气，双手压在地面上，膝部向上收，交叉踝部，髋部提起使其离开地面。通过半串联体位平滑地移动，轻轻跳跃进入手杖式。重复这个动作，弯曲左腿。呼吸 5 ~ 10 次，完成全串联体位，再轻轻跳跃进入手杖式。

初级姿势

这是一个需要力量的姿势，因此需要练习者的仔细、耐心和理解力。腿部和膝部的转动应保持在髋关节窝内，所以不要强迫膝部向下压。随着小心地练习，髋关节逐渐被释放，膝部向下转动，躯干靠在伸直的腿上。除非身体做好了深入做这一姿势的准备，否则可只做第1步或第2步。

高级姿势

随着膝部的向下转动，很容易使身体失去重心，这样会破坏身体的协调性。可以将身体重心固定在两侧坐骨上以维持身体的协调性。

圣哲玛里琪A式

躯干向前伸展，右手在身后抓住左手手腕在一起。这意味着收腹以加深收腹收束法，并顺从于身体的重力对向前、向下伸展躯干至关重要。

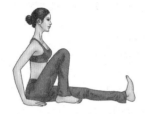 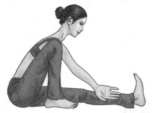 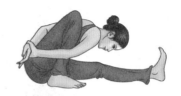

1 从手杖式开始，继续缓慢吸气，右膝弯曲并朝右肩的方向移动。使右脚脚跟紧贴地面，与右侧坐骨成一条直线，右脚脚趾指向前方。

2 继续吸气，将右臂和右手往外伸，手掌向外。右肩外侧向右膝内侧移动，将左手放在左髋关节一侧的地面上。

3 在吸气快结束时，将右臂向后弯曲，环绕住右小腿和右大腿，左手也向后背绕，使右手抓住左手手腕，像扣在一起一样。伸长脊椎，打开胸部，肩部保持水平。

初级姿势

最初练习这个姿势时可能很难"扣"住双手，可以用一个带子在身后将双手连在一起。在练习时，逐步使双手沿着带子慢慢靠近，直到双手可以互相接触到为止。

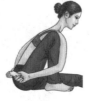 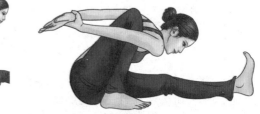

高级姿势

确保双手紧紧握在一起，这样可以通过双臂形成一个能量圈，有助于将练习者固定在这个姿势当中。随着双手相扣变得越来越容易，身体也越来越柔韧时，在右侧做这个姿势时用右手抓住左手腕，在左侧做这个姿势时用左手抓住右手腕。一旦可以完成这样的动作了，就可进一步伸展双臂，向上抬起双手，使之远离背部。

4 呼气，躯干进一步拉伸。伸展左脚脚跟，将右大腿内侧抵住胸腔右侧。右膝垂直朝上。让呼吸直入背部，向左膝的方向打开胸部，向后伸展双臂。呼吸5～10次，进一步做收腹收束法，注意力集中在将能量传递到伸出的脚部上，凝视点：脚趾。吸气，提起胸部，打开肩部。呼气，松开扣住的双手，身体直立，伸展右腿恢复到手杖式。

·吸气，双手压在地面上，膝部向上收，踝部交叉，提起髋关节使其脱离地面。通过半串联体位平滑地移动，轻轻跳跃进入手杖式。重复这个姿势，弯曲左腿。呼吸5～10次，完成全串联体位，再轻轻跳跃进入手杖式。

圣哲玛里琪B式

在该姿势中，随着脚跟给腹部施以压力，内部器官得到刺激、按摩和调整，因此练习该姿势可以增强圣哲玛里琪A式的益处，同时还能缓解肩部肌肉的紧张。

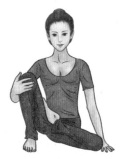

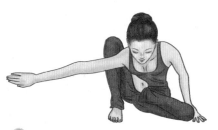

❶ 从手杖式开始，吸气，弯曲左腿，双手向上抬左脚，将左脚放在右大腿上部以形成半莲花式。移动左脚小脚趾边缘，将其放在右髋关节窝中，然后将左手放在地面上。左臀部坐在地面上，左膝和左大腿压在地面上。右膝弯曲并朝右肩移动，右脚紧踩地面，使其与右坐骨成一条直线。右脚脚趾向前。

❷ 继续吸气，向前伸展躯干，使其位于左脚上方，右肩向右膝内侧移动并超过它。向外伸展右臂，将右腋窝放在右小腿的前面。

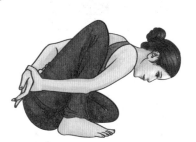

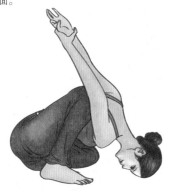

❸ 吸气快结束时，右臂环绕右腿，双手在背后相扣。向外伸展脊椎，提起胸部，肩部挺直。

初级姿势

在慢慢练习这个姿势的过程中，要特别小心膝部。如果感觉到任何的疼痛，可以将做半莲花式的脚放在地面上。

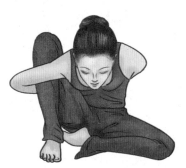

❹ 呼气，向前伸展躯干，使躯干位于左脚脚跟上方，双手随之往上抬起，头部向地面靠，前额触地。右大腿内侧放在胸腔的右侧，右膝朝上。充分、均匀地呼吸5～10次，放松颈部后面的肌肉，注视鼻尖。凝视点：鼻尖。吸气，提起胸部，打开肩部。呼气，松开扣住的双手，身体直立，向前伸展双腿，恢复到手杖式。

·吸气，双手压在地面上，膝部向上收，踝部交叉，提起髋关节使其离开地面。通过半串联体位平滑地移动，轻轻跳跃进入手杖式。重复这个动作，弯曲左腿。呼吸5～10次，完成全串联体位，再轻轻跳跃进入手杖式。

高级姿势

在练习这个姿势的过程中，要充分做收腹收束法，收腹收束法有助于进一步向前伸展躯干，使头放得更低。一旦完成这个动作，可以用一只手抓住另一只手的手腕，并像圣哲玛里琪A式中一样抬起双手。

圣哲玛里琪 C 式

前两个姿势可以促进各个器官的血液流动，接下来的 C 式和 D 式可以将腹部的毒素排出，恢复消化的动力与平衡。

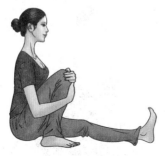 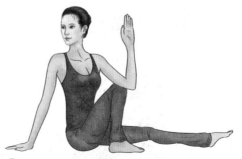

❶ 从手杖式开始，吸气，右膝弯曲并朝右肩移动。右脚紧踩地面，使其与右坐骨成一条直线，与圣哲玛里琪 A 式中一样，右脚脚趾向前。伸展背部，轻柔地将上身向右大腿的方向压。

❷ 继续吸气，向上伸展背部，将右手放在骨盆后面的地面上。打开右肩的后侧，右膝向胸部的中心靠拢。胸部向右腿的方向转，将左肘和腋窝勾在右膝上，将左侧肋骨向右大腿的内侧移动。将右侧肋骨向后弯。

练习此姿势的益处

扭转身体对于脊椎来说是一剂良药，可以带来脊椎的健康、平衡性和灵活性，也有助于减轻和缓解背部的僵硬和疼痛。

初级姿势

多练习几次便可达到该姿势所要求的灵活性和柔韧性。刚开始练习此姿势时，可只做到第 2 步，直到身体达到足够的灵活性时再做完整的姿 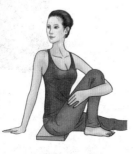 势。如果你感到背部有疼痛感，可坐在一块垫子或瑜伽砖上进行练习。

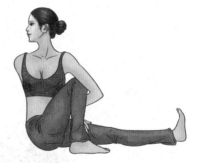

❸ 继续吸气，左臂向下弯，并环绕住右腿。右手离开地面，向后抓住左手。将右肩向后靠拢，转动头部，带动下巴使其位于右肩上方。呼吸 5～10 次，凝视右肩上方，凝视点：向右。随着每一次吸气，呼吸都到达脊椎，打开胸部。随着每一次呼气，将右肩向后和向下靠拢，旋转锁骨，将左侧肋骨进一步向右转。呼气，松开扣住的双手，旋转身体，面向前方，伸展双腿，恢复到手杖式。

·吸气，双手压在地面上，膝部向上收，踝部交叉，髋部抬起使其离开地面。流畅地完成半串联体位和跳跃动作，然后进入手杖式。在身体的另一侧，重复这个姿势。呼吸 5～10 次，流畅地完成全串联体位和跃穿动作，然后进入手杖式。

高级姿势

随着脊椎进一步的转动，你可以做到手腕交叉，进一步提高动作难度。注意要用左手抓住右腕，右手指抓住左大腿内侧。

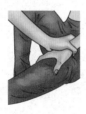

圣哲玛里琪 D 式

最后的这个扭转姿势可以练习脊椎和背部肌肉的灵活性和柔韧性。背部和腹部的一侧被挤压，而另一侧得到伸展，脊椎神经的压力和紧张也得到释放。

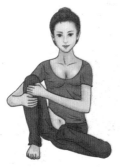

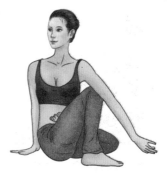

❶ 从手杖式开始，吸气，将左脚向上抬起放在右大腿上部，形成半莲花式。坐在左臀上，将左膝和左大腿放在地面上。弯曲右膝，使右脚踩在地面上，并与右坐骨形成一条直线，就像圣哲玛里琪 B 式一样。用力地向上抬起背部和胸部。

❷ 继续吸气，伸长脊椎，右膝向左移放在胸部前方中心位置，将胸部向右膝转。向前倾斜身体，同时旋转背部，左臂抵住右膝外侧。将左侧肋骨压在右大腿的内侧，右侧躯干向后转动。右手放在骨盆后方的地面上，打开右肩，左手向前伸展。

初级姿势

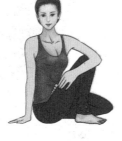

最初练习这个姿势时如果双手无法相扣，用手抱住与地面垂直的腿即可。如果对于练习深入莲花式来说膝部还不够有力，可以适当调节，就像圣哲玛里琪 B 式一样将左脚放在接近右臀部的地面上，然后旋转脊椎。

高级姿势

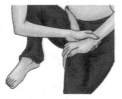

为了进一步促进脊椎的旋转，可以集中注意力将左胸腔向前移动到右大腿内侧，尽力缩短两者距离，同时将右胸腔向后移动。该动作可以使你交叉手腕，手指放到小腿胫骨上。通过增加脚跟给腹部的压力，可以进一步增强练习该姿势的益处。

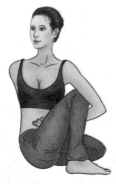

❸ 吸气快结束时，充分旋转脊椎，同时将左侧肋骨压在右大腿上，左臂环抱右腿，左手放在腰左侧。打开右肩，向后伸右手并抓住左手手腕。呼气，打开右肩，转动头部注视右肩前方，凝视点：向右。呼吸 5 ~ 10 次。提起整个脊椎，胸部向上提起，肩胛骨向后滑动。呼气，双手松开，身体转动面向前方，伸展双腿恢复到手杖式。

·吸气，双手压在地面上，膝部向上收，踝部交叉，提起臀部使其离开地面。流畅地完成半串联体位和跃穿动作，然后恢复到手杖式。在身体的另一侧重复这个姿势。呼吸 5 ~ 10 次，流畅地完成全串联体位和跃穿动作，然后恢复到手杖式。

船式和支撑摇摆式

这两个姿势单独练习时，可以培养收束意识和收束控制力。如果合在一起练习，它们可以让腹部和腿部肌肉变得结实，使得背部、手臂、腕关节和肩部更有力量。

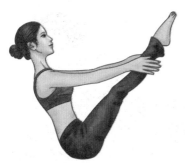

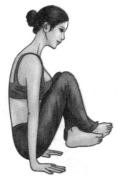

1 船式。从手杖式开始，吸气，将胸部向后仰，同时腿部向上提起，大腿内侧、踝部和脚趾并拢。伸长腿部和踝部，双臂水平提起，双手向前超过膝部。双脚向上抬与头部同高，臀部保持平衡，不要让背部向地面上倒。保持一会儿，呼吸5次，凝视脚趾，凝视点：脚趾。

初级姿势

这两个姿势有一定的挑战性。通过缓慢的深呼吸来调整节奏。如果在练习船式

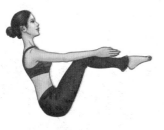

时背部下面感觉到紧张，可以弯曲膝部，双脚降低以使小腿与地面平行。

高级姿势

熟练掌握了支撑摇摆式后，可以尝试着向后移动双脚，向肩部和双手上方提起臀部，同时向上伸展双腿，成倒立式，在吸气的同时保持身体的平衡。缓慢呼气，双腿向内收，通过收束法来控制身体，轻轻地向后移动骨盆，恢复到支撑摇摆式，然后将臀部放在地面上恢复到船式。练习5次。这个姿势可以消除疲劳，活跃神经系统。

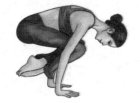

2 呼气，然后做支撑摇摆式。手掌放在髋部两侧的地面上，加深收腹收束法使躯干前侧收缩弯曲。肩部向前移动到腕关节上方，同时双腿弯曲，踝部交叉。吸气，双手用力地按住地面，然后，通过收腹收束法和手掌压在地面上来提起臀部和双脚，使其离开地面，双腿轻轻翘起，即支撑摇摆式。轻轻地呼气，臀部放在地面上，恢复到船式，呼吸5次。呼气，手掌放在髋关节两侧的地面上，向上提起做支撑摇摆式。如此重复5次船式和支撑摇摆式。

· 在练习第5次支撑摇摆式时，双脚向后做四肢支撑式，然后流畅地完成全串联体位。在完成串联体位的下犬式后，不要通过跃穿动作进入手杖式，而是跳跃后双脚轻轻着地，落在双手外侧靠前的地面上，进入脚交叉双臂支撑式。

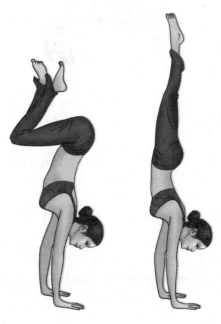

脚交叉双臂支撑式

该姿势可以让手部和腕部变得更有力量，使手臂肌肉更加结实，肩关节更加灵活。当双腿向躯干方向提起时，有助于平衡胰腺和胰岛素的分泌。

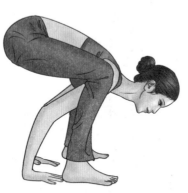

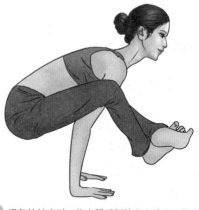

① 从下犬式开始，吸气，双脚向双手外侧的前方跳跃，双腿放在双臂的外侧，双膝在肩部的两侧。继续吸气，进一步弯曲双膝，将大腿后侧向上臂内侧靠近。打开手掌和十指，向脚跟的方向伸中指。

② 吸气快结束时，将大腿后侧放在上臂上。将身体的重量转移到手上，臀部不要着地，提起双脚离开地面，脚踝交叉。抬头，柔和地凝视鼻尖，凝视点：鼻尖。

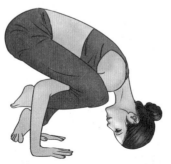

③ 呼气，将头部和肩部向前向下倾斜，前额放在地面上，同时用力做收腹收束法，将双脚和臀部向后向上送。该动作与一个平衡点为支撑的跷跷板动作类似。呼吸 5 ~ 10 次，凝视点：鼻尖。吸气，抬头抬胸，回到第 2 步。交叉脚踝，可以将双脚放在地面上，然后后跳至四肢支撑式，进入全串联体位；也可以伸展双腿做双臂反抱腿式，然后做鹤式，进入全串联体位。

初级姿势

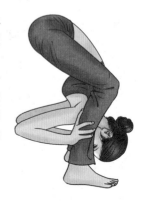

为了让肩部尽可能地向后，可以进一步弯曲双膝，然后将双手往前分别放在双脚脚踝的后侧，向后移动肩部。在练习中动作要轻柔，要有耐心，逐渐地建立信心，将自己整个身体的重量放在双手上。如果在开始练习时不能同时抬起双脚，可以一次抬起一只脚，然后再抬起双脚，交叉脚踝。

高级姿势

不要将双脚放在地面，而是双腿跳跃直接做双臂反抱腿式，然后弯曲双膝，交叉脚踝，将头部放低完成这个姿势。随着身体的伸展，可以将下巴放在地面上。

双臂反抱腿式和鹤式

这两个姿势组合在一起可以形成一个从脚交叉双臂支撑式到全串联体位的完整过渡。双臂反抱腿式可以伸展脊椎和背部肌肉，同时伸长双腿，使其更有力量。鹤式有助于锻炼倒立式需要的肌肉力量。

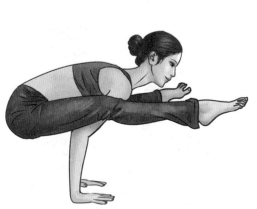

① 双臂反抱腿式。从脚交叉双臂支撑式开始，吸气，抬起头部和胸部，不要交叉脚踝，向前伸展双腿。通过脚跟向外伸展完成这个姿势。保持大腿内侧压在上臂上，手掌紧压地面。进一步做收腹收束法。通过双臂向上伸展身体，提起臀部、胸部和头部，使身体与地面平行。凝视点：鼻尖。

② 鹤式。呼气，进一步做收腹收束法。提臀，弯曲膝盖的同时保持胸部打开和头向前伸，将小腿、踝部和双脚向后送完成这个姿势。将两脚的大脚趾并拢，向臀部的方向提起脚跟。吸气，感受到来自双臂以及收腹收束法和会阴收束法的支撑。将肩部向后拉，伸展颈部的后侧。凝视点：鼻尖。

· 呼气，双脚向后，肘部弯曲，双脚着地做四肢支撑式，然后进入全串联体位。不要向前跳跃至手杖式，而像船式和支撑摇摆式之后的串联体位一样，双脚落在双手旁边的地面上。

练习此姿势的益处

将这两个姿势结合在一起可以提高身体的协调性，补充身体能量。同时还可以控制收束法产生的能量，锻炼腹部肌肉、内脏器官和大腿内侧肌肉以促进身体的稳健和平衡。

初级姿势

这两个过渡姿势可能需要一定量的练习才能完成，所以要有耐心。首先在尝试鹤式之前，可以集中练习双臂反抱腿式。一旦有信心练习这个姿势后，再练习鹤式。一次可以试着向后弯曲一条腿，逐渐在流畅的动作中将双脚一起向后伸展。

高级姿势

一旦熟练掌握了这两个姿势，在向后跳跃做四肢支撑式之前可以吸气，将双膝提起离开双臂，将双脚向后伸展，在下一次呼气时继续进入全串联体位。在练习的过程中可以培养身体的敏捷性和灵活性，增强整个身体的力量。

龟 式

练习这个姿势可以拉伸背部的肌肉，缓解腰部和骶骨的紧张，使能量自由地在脊椎中流动。如果充分练习收腹收束法，可以改善呼吸系统和消化系统。

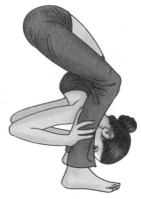

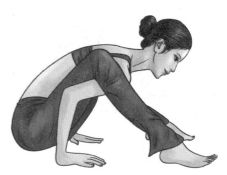

❶ 从下犬式开始，吸气，双脚向前跳跃，落在双手外侧前面的地面上，双腿放在两臂外侧，双膝靠在肩部旁边，跟进入脚交叉双臂支撑式一样。双手放在脚踝的后面，向双膝后面的方向移动双肩。

❷ 继续吸气，进一步屈膝，放松髋关节。将双手放在地面上，臀部着地。进一步加强收腹收束法，以使髋部慢慢下降。

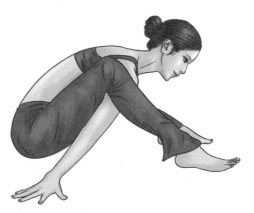

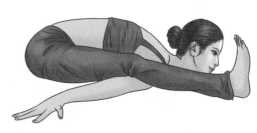

❸ 向外伸展双臂使其位于双膝下面，指尖向外伸展，双膝位于双臂的正上方。

❹ 完成吸气后，进一步向前伸躯干，并伸展双腿，脚跟尽量向前伸。拉伸双腿会压住上臂后侧及肩部，有利于躯干进一步接近地面。沿着地面向前打开胸部，伸直手臂的同时向后向下移动坐骨。收腹，伸长脊椎，肋骨和下巴贴在地面上。凝视点：眉心，呼吸5～10次，再进入卧龟式。

初级姿势

一步一步地把脚跟往前伸，直至完全伸直双腿。如果感觉到背部过度拉伸，可以弯曲双膝，轻轻地向前伸展躯干。以后每次练习这个姿势时，都轻轻地向前移动双脚直到髋部和腿部肌肉得到充分的伸展。

高级姿势

在练习这个姿势时每一次呼气都感觉身体进一步前倾。能量沿着腿部后侧传递到脚跟，将大腿肌肉朝髋关节的方向向上向前提起。这样有助于充分伸展和锻炼腿部肌肉，随着躯干的前侧向地面打开，伸直腿部，脚跟提起离开地面。

卧龟式

在练习这个姿势时，需要集中思想、内省，保持内心的宁静和安静地聆听宇宙精神。

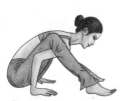 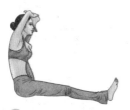 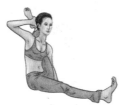 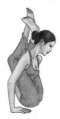

❶ 从龟式开始，吸气，抬头，屈膝，双臂放松，手掌压在肩部以下的地面上以使躯干向上提。

❷ 呼气，身体直立，右手抓住左脚，屈左膝，放在左肩后侧。吸气，打开胸部。将左肩向后压有助于向后移动左大腿和膝部。

❸ 呼气，轻轻地在左髋关节窝内转动左腿，进一步向后移动左膝。用右手把左小腿和脚踝放在头后和颈后。左侧肋骨向前压，向上伸长整个躯干。抬头，将头部的后侧向后压在左脚踝上。向上打开胸部和肩膀以保证左腿和脚部不动。

❹ 吸气，屈右膝，用右手将其进一步向右肩后靠拢。呼气，向外侧转动右膝，再次用右手将右小腿和脚踝放在头部和颈部的后侧，将其与左脚踝交叉。吸气，双手放在髋部两侧的地面上，挺起胸部，向后侧收肩。这样有助于进一步靠拢膝部，保证脚踝可以在头后交叉。把颈部的后侧压向脚踝，抬头凝视前方。

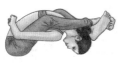 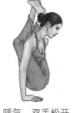

❺ 呼气，双手向前，屈肘以使身体向前向下伸展，将前额放在地面上。双臂放在双膝下面，手掌向上，肘部向外侧弯曲。将双手放在腰后十指交叉。深呼吸5～10次，凝视点：眉心。

❻ 呼气，双手松开，放在肩部下方的地面上。双手压在地面上，抬头，胸部离开地面，躯干直立。伸直双臂，脚踝仍然保持在脑后的交叉姿势。随着躯干的提起，臀部和坐骨内收。吸气，双手放在臀部两侧的地面上，手掌打开，双手向地面上压，以使臀部提起离开地面。平稳地呼吸5次，同时，打开胸部，向后移动双肩和头部，凝视点：眉心。呼吸5次后，吸气，打开交叉的脚踝，伸直双腿恢复到双臂反抱腿式。慢慢地呼吸，双脚向后弯曲做鹤式，吸气。

制感法

这个神圣的瑜伽姿势为八支分法瑜伽的第5步——制感法做好了准备。感官内敛可以比作乌龟钻进壳里，将注意力从外面的世界转移到内心的精神生活上来。

初级姿势

从第1步开始，将双臂放在胫骨上，脚掌并拢，头部向前向下放在双脚足弓上。一旦身体感觉到舒适时，可以逐步将双臂放在双膝下并向后绕过去，用一个带子连接双手。抬头，挺胸，将双手放在髋部两侧的地面上。双脚向内收，脚踝交叉，向上收双膝，向后跳跃做四肢支撑式。

高级姿势

这是一个高难度姿势，所以练习时应缓慢并小心，循序渐进地进行。前额放在地面上时，从胸部处轻轻伸出下巴，双肩向后压以避免双脚从头后面滑下来。当双手可以互相抓到时，可以通过抓住腕部进一步加大动作难度，这样有助于双肩进一步向后收，胸部和躯干进一步向前伸。

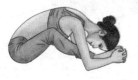 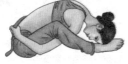

胎儿A式

胎儿式和公鸡式两个姿势是通过呼吸和动作相联系的，从一个姿势直接进入到另一个姿势，中间不用串联体位的过渡。胎儿A式可以按摩和调节腹部器官，特别是肝脏。

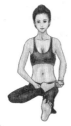 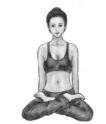 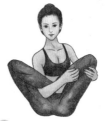 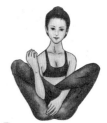

1 从手杖式开始，慢慢地吸气，弯曲右膝，右脚放在左大腿上侧，做半莲花式。

2 慢慢地吸气，弯曲左膝，将左脚放在右大腿上侧，做莲花式。

3 继续吸气，向上提起双膝，右手和前臂穿过左脚踝和右小腿后侧中间的空隙。右手沿着左胫骨伸展，将右肘带出。

4 在吸气快结束时，提起右手，固定右肘在一定的位置，然后左手和前臂穿过右脚踝和左小腿之间的空隙。左前臂一直向外穿到左肘完全穿过空隙处。

5 呼气，双膝进一步向肩部靠拢，用力地弯曲双肘以向上举起双手，双手托住下巴，手指尖放在耳朵处。加深收腹收束法和收颌收束法以保持臀部的平衡，深呼吸5~10次，凝视点：鼻尖，转换到胎儿B式。

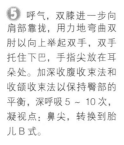

初级姿势

如果感觉双膝疼痛，在练习时要小心，同时可以将莲花式改成半莲花式或者简易坐（交叉双腿）。双臂环绕双腿的外侧，双手抓住脚踝。为了完成整个姿势，在手到肘之间的部位抹上油或者水可能有利于双臂穿过双腿。

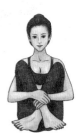

高级姿势

指尖放在耳朵处，轻压双耳以集中听力。通过这种方式，胎儿式推进了龟式中体验到的制感法（八支分法瑜伽的第5步），注意力从外部世界撤出，转向内心。手指压在耳朵上有利于你只听见你自己呼吸的声音。

胎儿B式和公鸡式

在练习胎儿B式时，每一次的身体滚动代表了怀孕期间的一个月份。公鸡式中的身体上提增加了上半身，特别是腕部、双臂和肩部的力量。

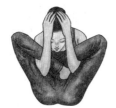 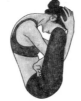 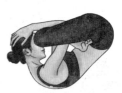

1 胎儿B式。接胎儿A式，呼气，下巴朝胸部收，低头，身体轻柔地蜷成球形。手掌放在头顶上，将自己封闭成圆形。

2 继续呼气，保持脊椎弯曲，身体向后滚动，使双肩着地，臀部向上翘。

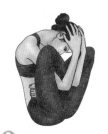

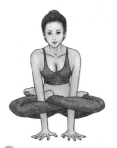

❸ 吸气，身体开始向前翻滚的同时，臀部轻轻向右转，这样当臀部着地后，你就实现了顺时针旋转。呼气，身体向后滚动，脊椎抵住地面，吸气，再次向右侧移动臀部，以进一步顺时针旋转。重复9次，形成一个完整的循环。

❹ 公鸡式。接胎儿B式，在吸气进入第9次身体滚动时，双手从头部拿开，手掌放在地面上，手指打开，指尖向前。向前向上压胸部。抬头，伸直双臂，提臀，使其离开地面，进一步做收腹收束法和收颌收束法（收束法的控制在此尤其重要）。保持身体平衡，均匀地深呼吸5～10次，凝视点：鼻尖。

·呼气，坐在地面上，伸直双腿恢复到手杖式。吸气，双膝弯曲并拢，做全串联体位。

初级姿势

和前一个姿势一样，练习者在练习初始也可以只将双手抱住双腿的外侧，身体向后向前滚动，还可以通过将双手放在髋部两侧地面上向上提起身体，直到可以将双手从呈莲花坐姿的双腿中穿过来锻炼肌肉的韧性。

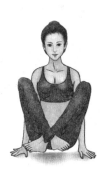

高级姿势

随着呼吸的节奏流畅地完成动作，并将身体的动作与普拉提连接起来——呼气时身体放松置于地面上，吸气时把身体的能量向上提。

束角A，B式

这两个姿势可以将贮存在骨盆的能量释放出来，使之传递到脚部以促进血液循环，从而增强脚部力量。背部向前伸展有利于改善肾脏功能，并缓解泌尿系统疾病。

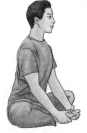

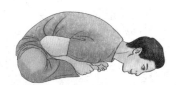

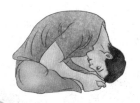

❶ 从手杖式开始，吸气，向内屈膝，双脚并拢，脚跟紧贴会阴处，双手放在双脚上。髋部放松，脚底向上打开。打开大腿内侧，双膝轻轻放在地面上。呼吸深入到脊椎内，向上打开胸部，低头，以便拉长颈部。双肩向下滑动，打开锁骨，缓慢深呼吸5～10次，凝视点：鼻尖。在最后一次吸气时，进一步拉长背部。

❷ 呼气，慢慢地向前拉长背部，将躯干放在脚底上方，进一步以髋关节窝为支点，将坐骨向身后地面上送。伸长脊椎、躯干和喉部，将下巴放在脚趾前面的地面上。凝视点：鼻尖。缓慢深呼吸5～10次。

❸ 吸气，躯干恢复直立，伸长背部。在第2次呼气时，进一步完成收腹收束法向内收腹，轻轻地弯曲脊椎，将头顶放在脚底上。下巴向内收，打开肩胛骨以缓解肩部肌肉的紧张。流畅地深呼吸5～10次，凝视点：鼻尖。

·吸气，背部挺直，自然进入全串联体位。

初级姿势

坐在瑜伽砖或者固定的垫子上来帮助脊椎向上向前提起。这个姿势对于骨盆僵硬的练习者尤其有用，同时它还能避免背部塌陷或拱起。

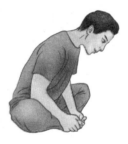

高级姿势

肘部向大腿内侧收，随着每一次呼气，轻轻地对双腿施加压力，使髋部和大腿内侧进一步打开，膝部进一步降低。

坐广角A式

这个姿势是束角式的完美补充，因为腿部向外伸展，能量可以进一步从骨盆传递到双脚。通过打开双腿和向前伸展躯干，可以增强髋部和双腿的灵活性。

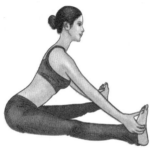

① 从手杖式开始，吸气，打开双腿。伸展背部，拉伸躯干前侧，伸长腹部直至骨盆向前。双手放在双脚上，将拇指放在大脚趾和第2个脚趾之间，其他手指抓住脚的边缘处。打开锁骨，将胸部向前压，臀部扎根在地面上，拉伸腰的两侧。

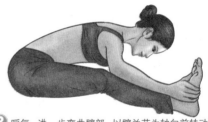

② 呼气，进一步弯曲髋部，以髋关节为轴向前转动骨盆，将耻骨和尾椎骨向后下方送。将臀部和双腿固定在地面上。向前向外打开髋部中心，躯干向地面的方向降低。保持收腹收束法，脊椎前侧和喉部拉伸，带动下巴向地面的方向伸展。放松肩部，轻轻地将肩部向后下方收。凝视点：眉心。平缓地呼吸5～10次。随着每次呼气，放松髋关节，进一步做收腹收束法，向前和向下拉长躯干。然后直接进入坐广角B式。

初级姿势

这个姿势可以练习髋部、下背部和大腿内侧的灵活性。如果这些部位紧张，可能会很难将双手够到脚。不要强行通过弯曲背部和双膝来抓住双脚，而应集中练习脊椎和双腿的拉伸和张力，可以将手放在踝关节或其他任何你能够触摸到的地方。

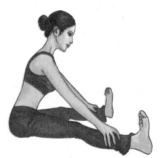

高级姿势

把收束法应用到所有姿势中可以为身体提供内在的支持。在这个姿势中，要做到身体进一步伸展而避免腹股沟拉伤，请确保充分进行收腹收束法和会阴收束法来支撑躯干的张力，进一步打开髋部和大腿。

小心不要让双腿前侧向内弯曲。可以通过向后和向下移动大腿外侧边缘和膝部，牵引膝盖和脚趾向上来避免这种情况。通过向外伸展脚跟和张开脚趾可以保持双腿和双脚的活力。

坐广角B式

当躯干倾斜，双腿向上伸展时，收束法的控制可以给背部提供基本的支撑。身体一旦找到平衡点，背部和腹部肌肉得到拉伸，脊椎就可以一直挺直。

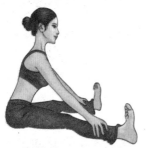

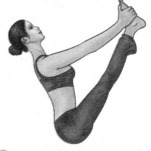

· 呼吸5~10次之后，呼气，逐渐将双腿放下。吸气，屈膝，交叉脚踝，双手压在地面上向后转做四肢支撑式，然后继续进入全串联体位。

① 从坐广角A式开始，吸气，向上提起躯干同时完全伸展背部和打开胸部。双手从脚上拿开，放在小腿上。

初级姿势

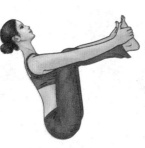

保持背部的挺直是完成这个姿势的根本。因此在练习初始时，可以屈膝，而不要冒险将脊椎拉伤或使背部拱起。从脊椎和背部有力的提起开始，逐渐地伸直双腿而不是弯曲躯干。

② 继续吸气，做收腹收束法，身体以坐骨为基础向后倾斜。同时，向上伸直双腿，离开地面。双脚向上升起时，双手伸展抓住双脚的外侧边缘（跟坐广角A式中一样）。提起胸部，轻轻地向后向下压肩。向上伸展背部下侧，并拉伸腰两侧，提起下腹。一旦身体达到平衡，将髋部前侧往坐骨方向送以保持身体的稳定。充分呼吸5~10次，随着每次呼吸进一步伸展双腿，坐骨固定在地面上以保持身体的平衡。脸部向上方抬起，凝视点：眉心。

高级姿势

保持坐骨上方的平衡是安全地完成一个打开姿势的关键。通过收束法，将背部的下侧向上提起，同时有力地提起胸部，这有助于把重心转移到臀部，而不是下降至尾骨。这是一个很好的平衡点，一旦你做到了，可以通过打开双肩和像弓一样伸展双腿来进一步提起胸部。

卧束角A式

在练习所有倒转姿势时，心脏的位置要始终高于头部的位置。这样可以促进大脑的血液和氧气供给。卧束角式就介绍了身体倒转的基本知识。

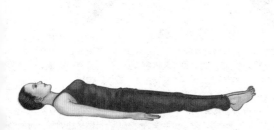

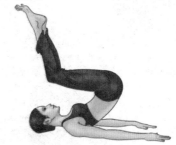

① 从手杖式开始，呼气，身体逐渐向身后的地面上躺，最后平躺在地面上，双臂放在身体的两侧，就好像水平的山式。

② 吸气，向上提膝，双臂和手掌向下压，提臀使其离开地面，双肩向后侧打开。

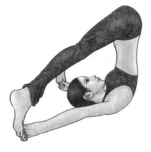

❸ 呼气，身体继续往后翻转，背部完全离地，颈部和头部压向地面以支撑身体。双脚落至头部后面的地面上且大幅度分开，打开大腿内侧。用右手食指和中指抓住右脚大脚趾，左手食指和中指抓住左脚大脚趾。坐骨和骨盆向上提以拉长脊椎的前侧和后侧，锁骨内收，向下巴靠近。脚跟伸展，脚趾向下收，感觉到腿部后侧的整体拉伸。深呼吸 5 ~ 10 次，凝视点：鼻尖，进一步完成收束法为做卧束角 B 式做准备。由此可直接进入卧束角 B 式。

练习此姿势的益处

以颈部后侧为基点的身体转动可以放松颈椎，拉伸此处肌肉，缓和肌肉的紧张和僵硬。骨盆的提起可以增强收腹收束法的益处。

高级姿势

随着背部和腹部肌肉的增强，从第 1 步开始，尝试双腿直立提起，双脚并拢，然后肩部和颈部向后侧打开，放在地面上，同时向更高处提起骨盆，感觉到两股对立的能量在身体里流动。

初级姿势

如果这个姿势的练习使得背部紧张，可以稍微屈膝，抓住脚趾。如果在练习的开始很难抓住脚趾，可以在保持双腿伸展的同时抓住脚踝，然后双手逐渐地移动到脚趾。

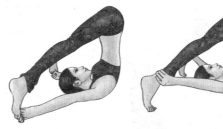

卧束角 B 式

脊椎的向前翻转有助于调整椎骨成一条直线，并在地面上按摩背部肌肉。头部轻轻地上下活动以促进血液从大脑到心脏的循环，恢复思维的清晰和身体的活力。

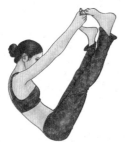

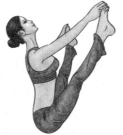

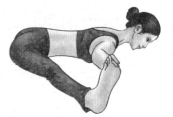

❶ 从卧束角 A 式开始，吸气，握住弯曲的脚趾，轻轻地向前翻转背部。手指抓住大脚趾，头顶向前送以使身体平稳地向前翻转。

❷ 在吸气结束时，用力地向上提起胸部。轻轻地将肩部向后打开，伸展脊椎使弯曲的背部恢复到笔直状态。将弯曲的髋部向坐骨上送以保持自身的平衡，以坐骨为平衡点保持该姿势片刻，向上抬起脸部和胸腔，凝视点：眉心。

❸ 呼气，身体向前做坐广角式，完全放松双腿和双脚，手指仍然要牢牢地抓住脚趾。这样就将之前悬空的身体贴在了地面上。肩胛骨滑动到背部下方，沿着地面伸长躯干前侧，向前移动胸部，下巴向地面的方向移动。第二次吸气时，仍然抓住脚趾，向上提起身体，进一步打开胸部。呼气，双手从脚上收回，躯干完全直立。

· 吸气，交叉踝部，双手压在地面上以向上提起臀部。双脚向后移动做四肢支撑式，接着完成全串联体位，并轻轻地恢复到手杖式。

初级姿势

上下弯曲身体的动作需要经过多次练习才可能完成，尤其要注意如何将背部向前弯曲。有意识地保持背部和脊椎成圆形有助于你像球一样滚动，如果在开始练习姿势时双腿完全伸直会妨碍到身体的滚动，可以尝试在身体向前弯曲时轻轻弯曲双腿。但是，一旦身体找到了一个平衡点，就应尽力伸长双腿，挺直背部。在身体向前倾时，注意避免脚跟先着地，虽然在练习初期这一点可能很难做到，因为你会不自觉地把膝部弯曲。如果很难做到，可以每次只将一只脚着地，直到身体的柔韧度和力度发展到一定程度，可以做到双腿完全伸直着地。

高级姿势

完全弯曲双脚，伸直双腿，这样身体向前倾时脚跟可以做到不触地。这样不仅锻炼了肌肉的力量和灵活性，还可以确保在坐广角 B 式时是小腿肌肉而非脚跟为身体的下降起到缓冲的作用。收束法能极大地帮助身体的缓和落地，所以应有意识地将收束法融入到身体动作里，随着呼吸的自然节奏弯曲身体。

卧手抓脚趾腿伸展式

之前的姿势为腿部肌肉的进一步伸展奠定了基础。在这个姿势中，一条腿向躯干上方伸展以增加身体的灵活性，另一条腿压在地面上，沿着地面向相反的方向伸展以锻炼肌肉的力量。

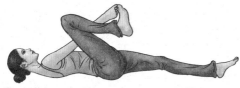

1 从手杖式开始，呼气，随后轻轻地将背部放在地面上，拉长伸直身体。仰卧，吸气，将大腿和膝部向上收，右手食指和中指抓住右脚大脚趾。伸长左大腿，左脚向外向下压，远离髋关节。

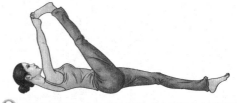

2 在吸气结束时，向上伸展右脚，并向下固定右臀后部，通过保持右腿与骨盆成一条直线来完全伸直右腿。伸长背部，打开肩部和骶骨。左手手掌紧压左大腿，以保证左腿的完全伸展。

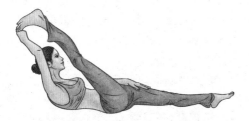

3 呼气，进一步做收腹收束法，抬起头部、肩部和背部上侧，使其离开地面，向脸部方向移动右腿。左腿向外伸展，打开整个左腿后侧紧贴地面。注意不要耸肩，而应充分打开肩部，头部向右肩方向抬高的同时，右肘向一侧倾斜。平稳地深呼吸 5～10 次，凝视右脚脚趾，凝视点：脚趾。在最少呼吸 5 次后，吸气，轻轻地将头部、肩部和背部上侧放回地面，如第 2 步中所示。从这里直接进入到下一个姿势。

高级姿势

保持双腿和躯干力度的平衡——避免过度拉伸或者过度练习身体某一侧。伸长提起的腿的后侧，将两侧臀部均匀压在地面上。随着下巴向小腿方向的移动，进一步做收腹收束法。

初级姿势

如果腿部伸直时不能抓住大脚趾，可以用一个带子围住抬起的那只脚，这样练习一直到身体足够灵活可以抓到脚趾。如果背部受伤或感觉到疼痛，可以在提起头部和肩部的同时，适当弯曲提起的腿并用双手抱住膝部。这样有助于锻炼腹部力量，调整脊椎姿势。随着身体变得更加有力，再尝试做整个动作。

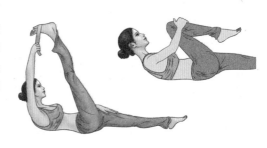

卧手抓脚趾侧伸展式 A

随着提起的那条腿向外侧打开，腿部的肌肉得以拉伸，身体的力量和灵活性达到平衡。腿部的提起和旋转有利于促进血液从腿到脚的循环。

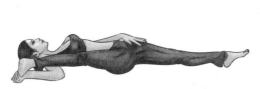

1 从卧手抓脚趾腿伸展式开始，手指抓住右脚大脚趾，缓慢呼气，在髋关节窝内向右后方旋转右腿。充分做收腹收束法，使骨盆在地面保持稳定。打开并伸展右手右臂和右腿，拉伸右大腿内侧直到右脚脚趾触地。将左肩、左胸、左臀和左腿后侧固定在地面上，为向外打开右腿形成一个稳固的基础，这样也为身体的拉伸提供了平衡与稳定。均匀地深呼吸 5 ~ 10 次，头部转向左侧，好像是在用左耳聆听地下的声音，凝视点：向左。

初级姿势

如果在之前的练习中一直通过带子来进行辅助练习，那么在该姿势中也可以继续保持这个做法。同样，如果之前膝部弯曲才能练习，那么在本练习中也可以弯曲膝部，同时，通过手支撑膝部，将弯曲的腿向外侧打开。

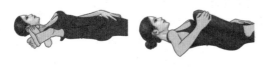

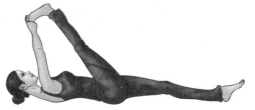

2 继续吸气，从右侧向上提起右腿，右臀后部固定在地面的同时向上抬右脚，伸右腿。打开背部，紧贴地面，直接进入卧手抓脚趾侧伸展式 B。

高级姿势

在所有练习中，身体两侧都需要得到均衡的力量和灵活性的锻炼。特别是在本练习中，身体两侧出现任何力量和灵活性的不平衡都会变得十分明显。因此，有意识地让身体两侧参与到练习中来十分重要。集中注意力在地面上向左打开身体左侧，而右腿则尽量往右打开。

如果右腿向右侧打开时，身体的左侧不能够紧贴地面，这就说明了力量与灵活性之间存在着不平衡。为了解决这种不平衡，可以将右腿向上抬起以使左侧身体重新固定在地面上，同时保持姿势的平衡。以此为中心，再慢慢地向外打开右腿和身体右侧，同时保持左背紧贴地面。通过这种方式，身体得到平衡，灵活性和力量也同时得到锻炼，而不是顾此失彼。

卧手抓脚趾侧伸展式 B

该姿势是卧手抓脚趾腿伸展式的加强式，同时由于腿部能量的循环有利于集中注意力、平静思想，还能控制性能量，因此该姿势被视为净化体式。

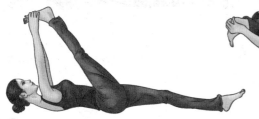

① 从卧手抓脚趾侧伸展式 A 开始，呼气，双手抓住右脚外缘。肩部保持水平，拉伸整个背部，打开骨盆后侧，紧贴地面。

② 继续呼气，屈肘，胸部打开，双肩放在地面上，把右腿笔直放在头部右侧。伸展右脚脚趾，使其触地。双手抓住右脚，右小腿内侧轻贴右耳，做收腹收束法。均匀地深呼吸 5 ~ 10 次，凝视点：鼻尖。进一步放松右髋关节，通过放松右大腿后侧使整个姿势得到完全的伸展和放松。吸气，右腿恢复直立（与左腿成直角），保持肩部的打开和背部的集中。呼气，双手放开右腿，慢慢地将右腿伸直放在左腿旁地面上成水平山式。在身体左侧重复卧手抓脚趾腿伸展式和卧手抓脚趾侧伸展式 A 和 B，然后按照后面的讲解进入到车轮式。

初级姿势

如果在之前的两个姿势的练习中都使用一个带子来辅助练习，那么在

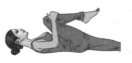

这个姿势的练习中也可以如此。但是，不要试图使腿与地面成 90° 以上的角度，以使双手在双腿完全伸直的情况下可以抓住脚。更好的选择是屈膝，用双手抱住腿靠近身体。

高级姿势

有了在卧手抓脚趾腿伸展式和卧手抓脚趾侧伸展式 A 的练习，在练习这个姿势时最基本的是形成身体的平衡。在练习这个姿势时，很容易忘记做收束法和伸展左腿，同时也很容易过度提起右腿。正确的做法是，应该注意左腿，打开膝部后侧，使其放在地面上，并尽量往前伸展脚部。做收束法有助于支撑背部，伸长躯干和打开胸部。

车轮式

练习该过渡姿势可以促进从脊椎到大脑的血液循环，同时背部肌肉得到按摩，可以使整个身体消除疲劳，恢复体能。

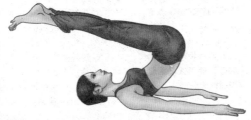

① 吸气，向上提起膝部，双臂和手掌压在身体两侧地面上，以便于支撑臀部和骨盆，使其离开地面。随着髋部的上提，轻轻弯曲脊椎，进一步向上提起背部，使其位于肩部上方。保持骨盆悬在空中，颈后部和肩部打开放松，贴在地面上。

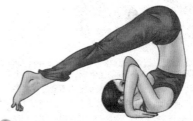

② 继续吸气。伸长双腿，双脚放在头顶后方地面上。双手放在头部两侧的地面上。屈肘，指尖压在肩下。

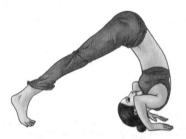

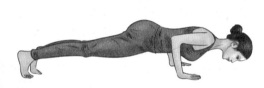

❸ 吸气快结束时，以头的后部为支撑，轻轻伸展颈部和脊椎使其离开地面。手掌用力压向地面，同时用力伸展双腿，脚趾向下压。身体的重量完全由双手和双脚来支撑。

❹ 呼气，进一步做收腹收束法，感觉到能量倾注到双臂和双腿内。头部向前伸展，完成整个车轮式，轻柔地向外跳做四肢支撑式。

· 然后完成全串联体位。

初级姿势

缓慢练习，只做到第2步，在每一次的练习中逐渐建立信心。将双手压在地面上，以保证两肩的平衡。思想放松，随着动作而变化。

高级姿势

在练习这个姿势时，保持颈部放松和调动收束法始终是最重要的。保证了这两点，可以让身体舒适自然地移动，而不用担心肩部和颈部的扭伤。在这里尤其要注意用收颌收束法使喉部放松。

直立手抓脚趾伸展式

在下面这两个姿势的练习中，身体继续保持轻柔地翻转，激活脊椎和背部肌肉，为接下来背部的卷曲做准备。直立手抓脚趾伸展式有助于增强背部肌肉，拉伸腿部。

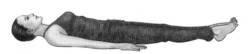

❶ 从手杖式开始，呼气，背部向后倒仰卧在地面上。

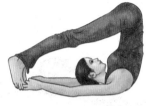

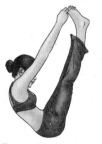

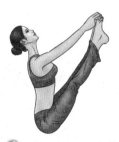

❷ 吸气，膝部向上提起，双臂和双手压在身体两侧的地面上。臀部上提，背部轻轻向上卷曲，位于肩部正上方。双脚向头的后方伸展，通过大腿内侧拉伸双腿，双脚并拢，伸长双腿。两手的食指和中指抓住大脚趾。呼气，放松颈后侧。肩部放松，打开放在地面上，臀部进一步向上提，踝部进一步向后压。

❸ 开始吸气时，舒展向下卷的脚趾。加深收腹收束法。轻轻地使背部成圆形，保持下巴靠在胸部上，通过卷曲脊椎使得身体向上卷起。伸长双腿后侧，头顶向前伸。

❹ 继续吸气，坐骨与地面保持接触。用力向上打开胸部，向上提起心脏，脸部朝向天空。肩部向后放松，拉伸背部，保持身体的平衡。进一步加深收腹收束法，尽可能伸展双腿，凝视点：眉心，充分呼吸5次。

· 呼气，松开抓住脚趾的双手，将双手放在髋关节两侧的地面上，屈膝，交叉脚踝。在第二次吸气时，双臂压在地面上，提起臀部，进入全串联体位。

初级姿势

为了适应该姿势，身体可以前后滚动，脊柱可弯曲，双膝轻轻弯曲。一旦臀部找到一个平衡点，可以先将背部伸直，然后再伸直双腿。如果由于双腿伸直而使背部弯曲，可以重新弯曲双膝使脊椎伸长，然后再尝试伸长双腿，同时保持脊椎的笔直。伸直双腿时背部不要拱起。

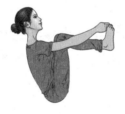

高级姿势

这个姿势也需要把握好平衡点，跟练习卧束角式一样，练习这个姿势时也需要在保持身体平衡的同时保持呼吸。保持坐骨姿势正确，尾骨避免过于松弛，并且用力地向上提起背部下侧，将腰后侧和骶骨向前压。然后放松颈部和头部后侧，通过拉伸咽喉前部伸展身体。

脸朝上背部伸展式

该姿势从直立手抓脚趾伸展式而来，通过躯干前侧对双腿施压可以进一步加强练习该姿势的益处。该姿势通过拉伸和调节腹部，增加了内部器官周围和器官内部的血液的流动。

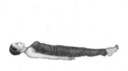 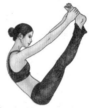 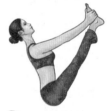

1 从手杖式开始，吸气，平躺在地面上。继续吸气，向上提起臀部，轻轻地弯曲背部，双肩着地。

2 完成吸气，双脚伸向头的后方，伸长双腿，大腿内侧和双脚并拢。双手抓住双脚外侧边缘。呼气，保持双手抓住双脚，放松后颈部肌肉，打开双肩，进一步向上提起臀部，双腿进一步伸直。

3 收缩的脚趾离开地面，吸气，通过进一步的收腹束束法来轻轻地使背部成圆形。下巴放在胸部上，脊椎像球一样向前滚动。伸长双腿后侧，头顶向前伸。

4 继续吸气，坐骨与地面接触，用力地打开和向上提起胸部，抬头，使颈部与脊椎成一条直线，向上伸展脚趾，凝视点：脚趾。放松肩部后侧，伸长背部，以坐骨为中心保持身体平衡。进一步进行收腹收束法，尽可能地伸展双腿。

初级姿势

如果双腿和躯干靠拢会导致背部拱起或塌陷，可以只进行到第4步。

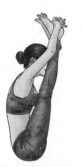

5 呼气，放开双手，然后十指交叉放在脚跟上，或者右手抓住左手手腕绕住双脚。向上伸长脊椎和躯干的前侧，提起胸部。提起骶骨，伸展背部，双手向身体一侧拉并屈肘，以使双腿和躯干靠拢。平稳地呼吸5~10次，能量集中在脚趾上，凝视点：脚趾。吸气，躯干和双腿彼此分开，双手仍然抓住双脚。呼气，双手放开双脚。屈膝，脚踝交叉，双手放在臀部两侧的地面上。

·吸气，手掌向下压，抬起臀部，进入全串联体位。

高级姿势

随着身体变得越来越强壮，越来越柔软，肩胛骨朝背部下压的同时，集中注意力将下巴和前额沿着胫骨向上移动。进一步折叠臀部，像折叠书页一样使双腿和躯干靠拢。

桥 式

在练习这个姿势时，身体拱起成桥形，这样既可以锻炼脊椎的灵活性，还为练习车轮式时背部向后弯曲做了准备。这个姿势可以伸展颈部、背部、腰部、骶骨和大腿后侧肌肉。

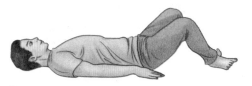

❶ 从手杖式开始，呼气，平躺在地面上。屈膝，双膝分开，同时双脚转向外侧，脚跟并拢。脚底向下打开，双臂放在身体两侧的地面上，手掌压在地面上。

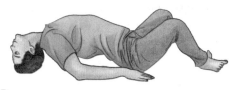

❷ 吸气，脊椎拱起，向上提起胸部，伸展颈部的前侧。头顶放在地面上。骨盆翘起，坐骨压在地面上，将腰部后侧和肋骨向上提起。伸展双脚和脚趾同时放松脸部，凝视点：鼻尖。

练习此姿势的益处

桥式对于整个身体都是很有益处的。胸部和肋骨的扩展可以给心脏带来活力，刺激循环系统并增加肺活量。

初级姿势

如果这个姿势使得颈部肌肉过于紧张，对身体造成压力的话，可以将双手放在头部两侧的地面上，手指尖指向脚的方向。手掌压在地面上，肩部向后打开，向上打开胸部。如果你感觉到肌肉过于紧张，可以按照向上弓式中的背部弯曲姿势来练习。

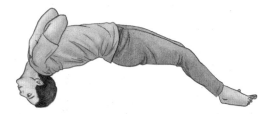

❸ 吸气，双脚固定在地面上，向上挺髋关节，提起臀部使其离开地面。进一步提起髋关节，双脚压在地面上以伸展双腿，通过脊椎的上侧进一步拱起，向上打开胸部。注意臀部不要过于紧绷，因为过度紧张会阻碍骨盆和脊椎下部的提起。双手从地面上拿开，双臂交叉放在胸部。平缓地深呼吸5次，凝视点：鼻尖。呼气，臀部向下降。平躺在地面上，双臂放在身体的两侧。

· 提起双腿，身体向后卷曲做车轮式，然后进入全串联体位，最后跳跃进入手杖式。

高级姿势

在练习这个姿势时，为了避免压迫颈椎，双腿应保持充分的活力，并进一步完成收束法。随着膝盖、大腿和腹部肌肉的向上提起，集中精力将双脚固定在地面上。脊椎，特别是脊椎上侧向上向内靠拢，将其压向躯干前侧，以便于胸部的提起和颈部压力的释放。

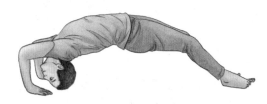

向上弓式

这个姿势使背部向后弯曲，这与前面的姿势正好相反。腹部前侧、髋关节和大腿得到充分的伸展和拉伸，双手和腕部也得到锻炼。

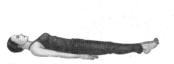

① 从手杖式开始，呼气，平躺在地面上，双臂放在身体的两侧。

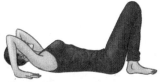

② 继续呼气，屈膝，双脚保持平行并分别与臀部两侧成一条直线。向内收脚跟，使其接触臀部外侧边缘。手掌放在头部两侧地面上，与肩部成一条直线。打开双手，手指伸到肩部下方，肘部向上。

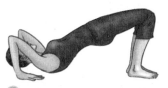

③ 开始吸气的同时，脚底压在地面上，臀部向上提起，充分做收腹收束法以支撑背部下侧。保持双脚和双腿的平行，做下一步。

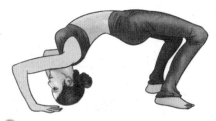

④ 继续吸气，手掌向下压，肩部离开地面向上提起。打开胸部，头顶放在地面上，背部上侧开始拱起。将身体的重量均衡地转移到双臂和双腿上。通过收腹收束法拉伸腹部，同时给背部下侧以支撑。

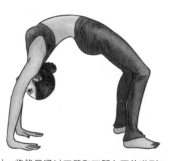

⑤ 当完成吸气时，将能量通过双臂和双腿向下传递到双手和双脚，双手和双脚牢固、均衡地固定在地面上。伸直双臂，肩部向后打开，远离耳部，将肩胛骨向肋骨后侧送。不要收缩臀部，因为这样会阻碍脊椎下端的移动。向上收大腿肌肉，将髋关节、躯干和胸部向上提起。尾骨向骨盆的方向滑动。感受骨盆前侧的张开：这样有助于整个脊椎的平稳拱起。深呼吸5～10次，凝视点：鼻尖。然后呼气，肘部和膝部弯曲，轻轻地放低背部，如第2步所示。重复第3～5步至少2次，共练习3次，在每一次重复中都要使身体进一步完成动作。

·然后随着吸气，身体卷曲做车轮式进入全串联体位，最后双脚着地做山式。

高级姿势

随着身体的力度和韧性得到加强，不要将整个身体放在地面上，只需要在呼气的同时屈肘，使得头顶落在地面上，双手指向双脚。然后充分吸气，双手和双脚牢固、均衡地压在地面上，伸直双臂，保持双腿活力，提起胸部、躯干和骨盆形成一个更高的拱形。自然呼吸5次，在结束整个姿势前，重复做2次。

初级姿势

背部弯曲可以改善神经系统，缓解紧张、焦虑和恐惧。但是如果背部充分弯曲使身体感到紧张，可以参考本姿势的调整式。

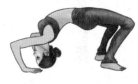

向上弓式调整式

调整式可以锻炼身体的力量和灵活性，这些都是练习桥式和车轮式所必需的。调整式比全体式更轻柔，因为颈部、头部和双臂的后侧压在地面上可以给身体额外的支撑，有助于脊椎的向上拱起。

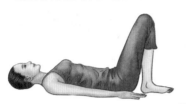 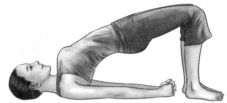

1 从向上弓式第 1 步和第 2 步开始练习，但不是将双手放在头部两侧，而是将双臂放在身体的两侧，手掌向下。

2 吸气，脚掌紧踩地面，向高处提起骨盆但不要收缩臀部肌肉。十指交叉放在背部后侧的地面上，拉长双臂。伸展肘部、手腕和小手指，向上移动脊椎和后肋。向上打开胸部，向下巴的方向提起胸部，同时放松咽喉和腭部。均匀地呼吸 5 ~ 10 次，尾骨轻轻地向骨盆的方向收，仍然不要收缩臀部。通过伸展双脚和向上提起大腿肌肉加强双腿的力量，给身体以支撑，这样能有助于将骨盆提得更高以及脊椎的进一步拱起。

初级姿势

如果不能在十指交叉的情况下将小手指触地，可以让双臂伸直，垂放在身体两侧，双肘相对。

高级姿势

如果身体的拱起是通过背部和双腿的力量所形成的，可以试着将双脚向内放置以确保双手抓住脚踝。脚跟向下压以将髋关节向更高处挺起，双膝与脚踝成一条直线。

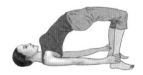

向后弯向上弓式

双脚固定在地面上对于练习该姿势至关重要，为整个系列的进行提供了稳固的基础。脊椎向后弯不仅可以使身心更有活力，还能帮助我们战胜恐惧，找到自信。

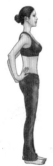 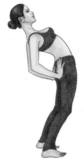 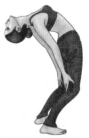

1 从山式开始，吸气，双脚分开，保持平行，两脚距离比臀部略宽。深呼吸，双脚固定在地面上，双手放在骨盆后侧。双肩打开，提起胸部，注视前方。

2 呼气，尾骨向下移动，骶骨向前压，骨盆拉向脚趾正上方。通过双手的压力使整个骨盆向前倾斜。做收腹收束法，拉伸腹部。打开胸部，用力地将肩向后收。向上拉伸脊椎，背部上侧向后弯，双脚固定在地面上。

3 继续呼气，身体进一步向后弯，骶骨和骨盆用力地向前压，头部、肩部和胸部放松并向后弯。向下伸展双臂，手掌放在双腿的后侧，脊椎进一步拱起将头部向后送。

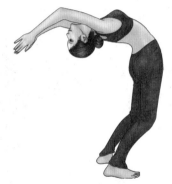

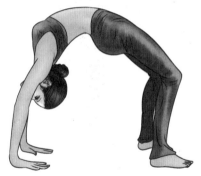

④ 继续呼气，双手从双腿后侧拿开，举起双臂使其位于头顶上方，手掌合十。头部向后送以使身体进一步拱起，凝视脚跟后方的地面。

⑤ 完成呼气的同时，大腿、腹部和胸部保持用力地提起，手指尖先着地，然后将手掌放在地面上，双臂伸直，避免头部接触地面。吸气，将身体重量放在双手上，然后转移到双脚上。随着身体重量的转移，手掌和手指形成一个向上反弹的动作，通过骨盆将髋关节向前移，然后整个躯干垂直站立。手掌合十放在胸前，然后双手放在臀部上。再次呼气时，身体第二次向后弯做向上弓式，随着吸气，背部向上移再次站立。该动作反复练习3次。

初级姿势

这个向后弯的姿势应该跟随老师练习，以便于老师给予一定的支撑和指导。一旦经过训练能够完成动作，你可能就会希望单独练习。单独练习时可以将几个垫子抵在靠墙的地面上以保证安全。在距离墙壁约60厘米处站立，脊椎向后弯，双手放在墙上，然后慢慢地向下移动到地面上。一旦双手触地，身体拱起成向上弓式。双手沿着墙壁向上移动，再恢复身体直立。

高级姿势

一旦对该姿势很有信心了，在练习的第1步可以将双手合十放在胸前，然后随着脊椎的拱起，双臂伸展位于头顶上方，双手向后放在地面上。

手倒立式

这个姿势可以增强手部、腰部、双臂和肩部的力量。这一姿势中的跳跃是跳跃进入串联体位的进一步发展，它不仅完全依靠双手维持平衡，而且需将骨盆向上，与肩部和腰部成一条直线。

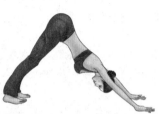

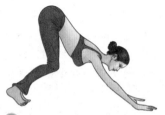

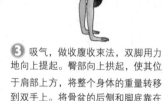

① 从下犬式开始，手指离墙壁1厘米。手掌向地面打开，因为双手是这个姿势的基础。肩部打开，伸直。

② 呼气，轻微屈膝，将身体的部分重量释放到双脚上，脚跟离地，脚趾压向地面，准备向上弹起。

③ 吸气，做收腹收束法，双脚用力地向上提起。臀部向上拱起，使其位于肩部上方，将整个身体的重量转移到双手上。将骨盆的后侧和脚底靠在墙壁上。伸直双臂，手掌压在地面上。

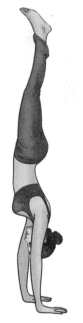

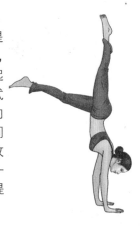

初级姿势

为了充分地提起臀部到肩部上方，练习时可以先提起一条腿。从下犬式开始，将一只脚向前，凝视双手之间的空间，做收腹收束法。然后先将一条腿向上提，再提起另一条腿。

高级姿势

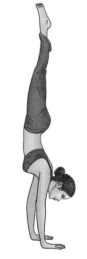

将头顶向前移动使双脚靠在墙壁上，感受没有其他支撑，只靠双手保持平衡的感觉，然后双脚离开墙壁，头靠在墙壁上以使身体保持平衡。要注意幅度不要过大。进一步深化收腹收束法，拉伸脊椎，双脚向上伸展。

4 呼气，伸直双腿，脚跟和大腿内侧并拢。拉伸腰部和背部，均匀地呼吸 5 ~ 10 次，凝视点：鼻尖。

完成坐式

这一系列姿势是通过背部前曲伸展坐式来结束的，背部前曲伸展坐式是坐式里的第一个姿势，它可以释放之前弯曲的背部。最后以串联体位结束，回到我们开始的地方，形成一个完整的循环。

·第四节 结束姿势·

结束姿势通过身体的倒立来锻炼肩部，增进倒立动作的连贯性。由于在身体倒立时会产生迷失方向的感觉，容易引起心神不定、恐惧和焦虑，因此该姿势对于练习者来说是一个挑战。但是如果我们能够保持耐心和内心的宁静，这些倒立姿势将帮助我们消除悲观的思想，获得内心的平衡、安全感和稳定感。

平时紧紧扎根在大地的双脚现在朝向天空得到释放，这象征着我们暂时脱离了物质世界，转向天空寻找精神和灵魂。将头部放在地板上保持平衡可以帮助我们集中心神，思想与大地相通。

拜日式体现的是太阳的能量，可以温暖身体，唤醒思想；而结束姿势反映的是月亮的能量。它可以平衡身体，协调思想，同时为练习莲花坐式和仰尸式的深度放松做准备。

肩倒立式

肩倒立式是起始姿势,它可以协调和平衡整个身体系统。身体的倒立可以促进循环系统和呼吸系统的运转,也可以滋养和激活身体细胞。

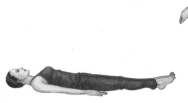 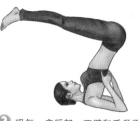

1 接全串联体位,吸气,跳跃过渡到手杖式。呼气,笔直地仰卧在地面上,双臂放在身体两侧的地面上。双肩放松直至后背完全贴着地面。深呼吸5次。

2 吸气,肩后部、双臂和手掌用力支撑地面,双腿并拢,抬至肩部和颈部上方。使用收腹收束法将臀部和躯干提起,直至躯干垂直于地面。胸部抵住下颌,肘部弯曲,将手掌放在背部,不要移动,双肘的宽度不要超过双肩的宽度。

警告

高血压、心脏疾病、颈部受伤、下垂疾病、疝气、青光眼患者及在月经期间的女性请不要练习这一姿势(见肩倒立式调整式)。

3 继续吸气,向上伸直双腿,慢慢完成整个肩倒立姿势,保持身体平衡。将双手放低,手掌压在后肋骨上,使脊椎向上伸直。伸直双腿,脚底向天空打开,脚跟并拢,与臀部成一条直线。整个身体向上挺,收紧大腿肌肉。收缩下腹部,加深腹部收束法。平稳深呼吸20～30次,凝视点:鼻尖。放松脸部肌肉,尤其要放松眼部和下颌周围肌肉。从肩倒立式可直接进入到下一个姿势。

肩倒立式调整式

利用墙壁来支撑腿部,使躯干垂直提起。本姿势的益处与全体式一样,但是练习这个姿势可以使身体逐渐适应倒立,也是恢复身体活力的好方法。

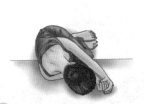 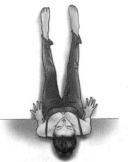 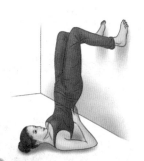

1 将瑜伽垫靠墙壁放立,屈膝,侧卧,使右肩和右髋着地,臀部靠在墙壁上。

2 呼气,转动身体,平躺,臀部靠在墙壁上,保持脊椎笔直。将双脚放在墙壁上,膝盖弯曲,双臂放在身体的两侧,手掌抵住墙壁。

3 吸气,双脚牢固地抵住墙壁。采用收腹收束法,将骨盆提起离开地面,提起背部,胸部向下颌靠拢。将整个骨盆提起至肩部上方,双肘靠拢。肘部用力按着地面,手掌放在背部。均匀地深呼吸20～30次,此时可进入下一个姿势;或者将手放在地面上并放松,轻轻把背部和臀部放在地面上。膝盖弯曲,身体转到右边,结束这个练习。

练习此姿势的益处

提起胸部向下颌靠拢可以加深收颌收束法，并起到调节甲状腺和甲状旁腺的作用。这些腺体生理功能的平衡有利于维持消化系统、神经系统、循环系统和内分泌系统的健康，进而确保细胞的再生，恢复身体能量。

初级姿势

如果练习者患有疾病，可以不用使骨盆离地，而只是伸直双腿，并拢靠在墙壁上，背部放松，直至完全贴在地面上，双臂向两侧伸展。

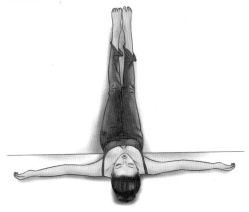

高级姿势

平稳缓慢地呼吸。提起胸骨，抵住下颌，这样可以刺激和调节甲状腺的分泌。如果感觉到肩部肌肉紧张，可以放松肩部，将肩部聚集的能量通过上臂传递到肘部。把肘部轻轻放在地面上，使能量从肘部传递到手掌，而手掌可以支撑背部，使骨盆提到更高的位置。通过练习这个姿势，可以将压力转变成有用的能量。

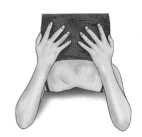

犁 式

这个姿势有助于血液输送到大脑，使大脑更加清醒。同时，练习这个姿势还可以拉伸双臂和背部，打开肩部。

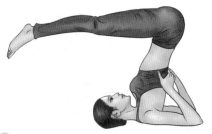

❶ 接肩倒立式，呼吸 20 ~ 30 次后，呼气，通过下腹部、耻骨和臀部用力提起身体，双腿以髋关节为支点向外伸，双脚朝下放。双腿并拢，不要弯曲，用手支撑背部。

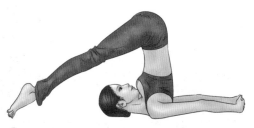

❷ 呼气，继续放低双腿，脚趾在头的正后方与地面接触。进一步提起臀部，拉伸躯干。将双手从背部拿开，十指完全交叉，向背部后方伸直双臂。肩部也向背部后方伸展，肘部、手腕和小指轻轻压住地面。拉开锁骨，向上打开胸部，向下颌靠拢，加深收颌收束法。充分呼吸 10 ~ 20 次，在练习下一个姿势之前先缓慢呼吸。凝视点：鼻尖，放松脸部肌肉和下颌。

初级姿势

将双脚放在事先准备好的椅子上，对于改善整个神经系统，尤其对于那些颈部肌肉过度紧张的人特别有益。另外，将膝盖弯曲，放在前额上也是犁式的一种初级姿势。

高级姿势

脚趾不要用力向地面压。相反，应当将脚趾最顶端放在地面上，拉伸双腿，将膝盖和大腿的肌肉向髋关节的方向提起，这样做有助于保持骨盆的提起。

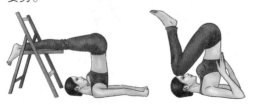

膝碰耳犁式

将双膝靠近耳朵两侧可以进一步拉伸背部，镇静和平衡神经系统。练习这个姿势还可以隔离外界的声音，专注聆听心脏的跳动和呼吸的节奏。

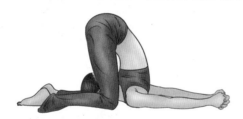

1 接犁式，呼气，双膝弯曲，分开，靠近耳部，同时将臀部提起，以拉伸背部。使双膝的内侧轻轻压着耳朵，小腿拉伸并压向地面。将脚尖和脚跟并拢，释放会阴收束法，同时维持收腹收束法和收颌收束法。提起并打开胸部，将胸部向下颌靠拢，双臂向背部后方伸直，将肘部和小指轻轻地压在地面上，十指保持交叉。平稳地呼吸 10 ~ 20 次，因为双膝将外界的声音隔离了，你可以安静地聆听呼吸的声音，这样有利于控制感官（制感法），凝视点：鼻尖。

2 吸气，十指松开，手掌放在背部。双膝离开耳部，双腿并拢，向头部正上方伸直，进入犁式。骨盆向上拉，双腿向上提起，进入肩倒立式。做会阴收束法，然后直接进入下一个姿势。

练习此姿势的益处

练习此姿势可以拉长整个脊椎，尤其可以缓解颈部和上背部的压力。注意将体重均匀地分布到双肩，有利于调整颈椎成一条直线。

初级姿势

最初，练习者也许会发现小腿不能够到地面。不要试图强迫小腿与地面接触，因为这样做会损伤到颈部。应当在双膝并拢时使脚趾着地，随着脊椎的柔韧性越来越好，再将脚趾慢慢伸展开，直到小腿可以靠近地面。

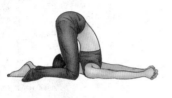

高级姿势

在练习此姿势时还可以用双臂抱住小腿后侧。双臂的重量有利于将小腿更好地固定在地面上。

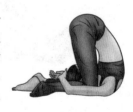

上莲花肩倒立式

这个姿势也许是比较容易练习的倒立姿势。练习此姿势可以促进髋关节的移动性和灵活性，并能增强骨盆区域的能量循环。

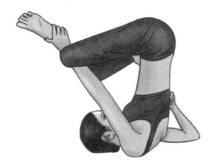

❶ 接肩倒立式，呼气，双膝弯曲，双腿交叉做莲花式。在最初练习时，可以用手来帮助双脚的交叉。经过不断的练习，练习者在不需要双手的帮助下就可以完成莲花式。

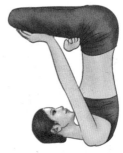

❷ 一旦可以稳固而舒适地完成莲花式，将双手放在膝盖下面。拉长脊椎，背部伸直，骨盆提起并保持平衡，使其与肩部在一条直线上。感受手掌与膝盖之间的连接，平稳地打开双肩，将双肩贴在地面上，伸直双臂，手掌均匀地向上压，同时将膝盖向下压。大腿与地面平行，躯干与脊椎完全垂直于地面，进而使身体保持稳固的平衡。深呼吸 10 ~ 20 次，目光柔和，凝视点：鼻尖，然后平稳地进入下一个姿势。

初级姿势

如果练习莲花式会引起膝盖疼痛，可以练习半莲花式，如果练习半莲花式还感觉到膝关节疼痛，可以将踝关节交叉，调整双脚，使其放在臀部上。在最初练习时，也可以将双手放在背部以维持身体的平衡，直到可以更好地控制身体平衡。

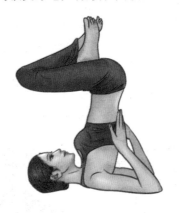

高级姿势

这个姿势对于调动各种收束法十分有用。伸直双臂，提起骨盆，这样在躯干的前侧就形成了一个空间，方便练习收腹收束法。而胸部打开，向下颌靠拢则可以加强收颌收束法。在练习此姿势时，并没有对骨盆底部与会阴造成压力，所以会阴收束法的能量流可以得到充分的利用。臀部保持水平，这样有利于在练习过程中保持平衡。

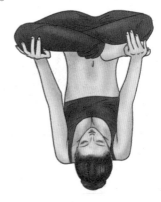

胎儿式

胎儿式即身体收缩成胎儿状，在本姿势中，身体卷曲好像子宫中的胎儿。因为双腿仍然保持莲花式，所以练习此姿势可以使身体变得更加柔软。

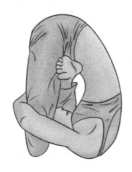

◀ 保持莲花式及完整的收束法。吸气，将双手从膝盖处拿开，仍然通过肩部和颈部保持平衡。慢慢呼气，将保持莲花式的双腿向胸部靠近，双臂环绕抱住双腿，双手相扣。轻轻将膝盖放在头部两侧，感受身体卷曲成胎儿的形状，就好像待在子宫里一样。均匀地深呼吸 10 ~ 20 次，凝视点：鼻尖。然后从这个姿势直接进入到下一个姿势。

初级姿势

和之前的姿势一样，练习本姿势时应避免膝盖受伤，如果在练习中感觉到膝盖疼痛，可以将双腿交叉或做半莲花式。如果在练习全莲花式时感觉到身体不平衡或者颈部过于拉伸，可以将手放在背部以给身体额外的支撑。

高级姿势

当你感觉更安全和舒适时，可以进一步靠拢双膝，将小腿或者脚踝拉低放在前额上，用一只手扣住另一只手的手腕。

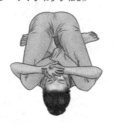 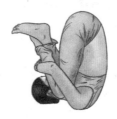 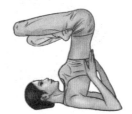

鱼式

这个姿势与前 4 个姿势的拉伸方向完全相反，从胎儿式开始，背部翻转成弓形，拉伸身体前半部分直到咽喉前端。

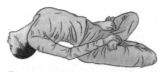

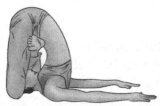 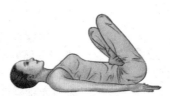

❶ 呼气，将扣住的双手松开，双臂向背部后方伸展，将手掌按在地面上，伸展指尖。在莲花式中感受双腿的稳固（如果还不能完成莲花式，可以用半莲花式或者将踝部交叉替代）。

❷ 继续呼气，缓慢地向下放低背部，可以将背部脊椎逐渐降低直至贴着地面。头的后部放在地上，双臂压着地面，做收腹收束法，吸气产生的气流可以使身体流畅地回到地面。

❸ 随着骨盆后部的触地，把膝部向地面紧压，脊椎向上拱起，打开锁骨，胸部向上提起。完成呼气，头部随脊椎一起拱起，使头盖骨顶端搁在地面上，咽喉前端得到拉伸。将双手放在双脚上，肘部弯曲，但不要压在地面上。完整地深呼吸 10 ~ 20 次，感觉胸部的打开和咽喉的释放。目光柔和，凝视点：眉心。放松面部肌肉，拉伸颌部。接下来直接进入下一个姿势——拱背伸腿式。

初级姿势

如果在之前的练习中你采用的是半莲花式或者交叉踝部式，在练习本姿势时可以继续采用，同时将手掌和前臂放在身体两侧的地面上，而不是抓住双脚。

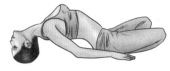

高级姿势

将手放在超过脚的位置并轻轻地拉伸双臂，使背部进一步拱起，提起胸部。向上拉伸脊椎，并拱起躯干前端。

拱背伸腿式

向上伸展双腿和双臂有利于锻炼腿部和臂部肌肉。脊椎的向上拱起有利于扩充胸部，展开前肋骨，扩大肺活量，促进心脏的血液流动，加深呼吸。

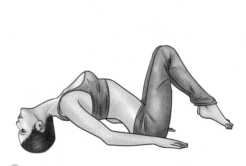

❶ 接鱼式，吸气，保持脊椎向上拱起，将双脚和双腿从莲花式还原，双膝内侧轻轻并拢，这样可以活动大腿的内侧。将胫骨向下拉伸，脚趾不要触地。慢慢呼气。

初级姿势

如果患有背部疼痛或者有疾病，在最初练习此姿势时可以将前臂和双手放在身体两侧的地面上。如果最近背部受过伤，可以把双脚和双腿放在地面上，向外侧压脚跟以活动双腿。

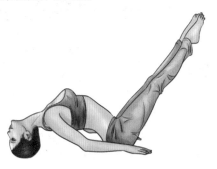

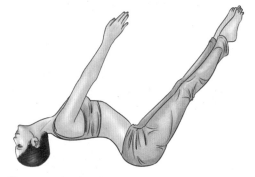

❷ 吸气，伸直双腿，与地面成 45° ~ 50°。伸直双臂与双腿平行，将手指与脚趾的顶端像射出的箭一样向外伸直，提起上背部，向上拱胸部。将膝盖并拢，向髋关节的方向提起大腿肌以充分拉伸双腿。将注意力集中在鼻尖，凝视点：鼻尖，平稳地呼吸 10 ~ 20 次，然后放松背部，将背部放在地面上，保持腿部提起。屈肘，将手掌放在头部的两侧，手指尖指向肩部。

·吸气，将背部卷曲形成车轮式，进入全串联体位，在进行到下犬式时，不要跳跃进入手杖式，而是将双膝放在地面为头倒立式做准备。

高级姿势

将腰部向上压，骨盆稍往上倾斜。将小腹下部向肚脐的方向收紧以加深练习。这样做可以给背部和提起的双腿以支撑。伸直手指尖可以给双臂带来活力。

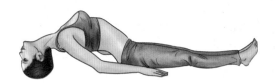

头倒立式

这个姿势适合男性练习，练习此姿势可以调节肩倒立式的效果，形成身体与思想的能量平衡。这种身体位于头部之上的姿势可以激活智慧开悟的中心——顶轮。

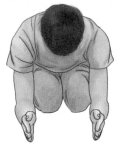

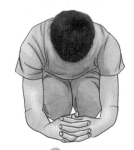

① 接下犬式。吸气，双膝并拢跪在地面上，将臀部后侧放在脚跟上。肘部放在膝部的两侧，使肘部与肩部成一条直线，伸直前臂，手指并拢向前伸直。

② 继续吸气，手指交叉，成半圆形（见左图）。伸直前臂，肘部放在地面上，将肩部朝后打开以打开胸部。

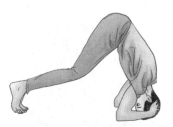

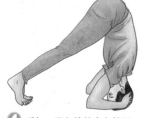

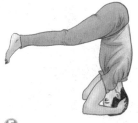

③ 呼气，拉长后颈部，低头，轻轻地将头顶放在手掌旁的地面上，使手掌包住头的后部。向上提起肩部，以拉长颈部。做收腹收束法，收拢脚趾，提臀。将肘部放在地面上，平稳地提起身体，将身体重量放在前臂上，双手扣紧形成三脚架形状以支撑身体。

④ 呼气，脚向脸的方向拉近，进一步提起臀部，使其位于肩部的上方。

⑤ 吸气，进一步做收腹收束法，通过并拢膝盖及收紧大腿肌肉来给双腿以力量，将双脚提起离开地面，将身体所有的重量转移到双臂，只留一点重量在头部，提起双腿与身体成直角。

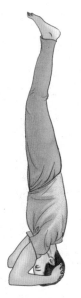

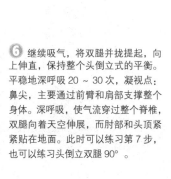

⑥ 继续吸气，将双腿并拢提起，向上伸直，保持整个头倒立式的平衡。平稳地深呼吸 20 ～ 30 次，凝视点：鼻尖，主要通过前臂和肩部支撑整个身体。深呼吸，使气流穿过整个脊椎，双腿向着天空伸展，而肘部和头顶紧紧贴在地面。此时可以练习第 7 步，也可以练习头倒立双腿 90°。

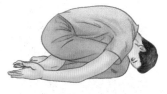

⑦ 保持骨盆的提起及收腹收束法，将脚放在地面上。膝部弯曲，将臀部放在脚跟上形成婴儿式。将前额放在地面上，手臂放在身体后面，肘部向下，保持此姿势 2 分钟。吸气，将手放在肩部的下面，头和胸部提起。呼气，向后跳做四肢支撑式，进入全串联体位。

初级姿势

如果在练习初始对做到以头保持平衡还不太自信，也可以一次将一只脚向上提起一点，再逐渐地将双脚并拢慢慢向上提起，随着腹肌得到锻炼，你也会越来越有自信。

高级姿势

随着身体的拉伸，信心也逐渐建立起来，这时你可以尝试将肘部和前臂进一步紧压地面。提起肩部和头顶，使头顶位于距离地面 2.5 厘米的位置，同时通过后颈部的拉伸维持整个身体的充分拉伸。这个姿势可以很好地保证在练习过程中你的手臂肌肉保持活跃的状态，并可以避免将身体所有的重量放在头部，且避免椎骨挤压颈部。

头倒立式调整式

对于还没有足够信心来尝试倒立式的全体式的练习者，可以练习以下两个较温和的姿势，即用墙壁来做支撑以帮助练习头倒立式。对于所有的姿势，我们都建议跟从教练一起练习，但是对于那些无法按时参加课程的练习者来说，以下两个姿势很有帮助。

调整式 A

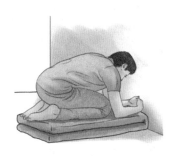

①（左图）. 将瑜伽垫对折，一边靠着墙壁放置，双膝并拢跪在垫子上。双肘放在地面上，交叉十指，如头倒立式第 2 步所示，将指关节顶住墙壁。

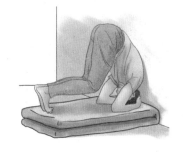

②（右图）. 头顶放在垫子上，双手成杯状，罩住头的后部，将前臂往下压，肩部向上耸起。脚趾向下卷曲，将双脚向身体的方向靠近。提起臀部，使其在肩部的上方，有力地练习收腹收束法。

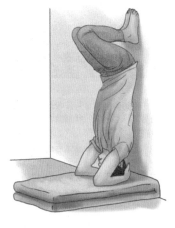

③（左图）. 吸气，双脚跃起，靠在墙壁上。

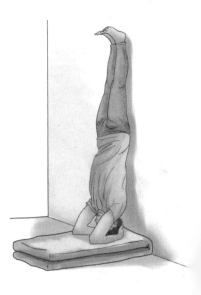

④（右图）. 沿着墙壁向上伸直双腿。刚开始练习时只呼吸几次，之后每练习 1 次，增加 1 次呼吸。随着练习的不断深入，可先将一只脚移开至离墙 2.5 厘米的地方，再移动另外一只脚，这样随着身体逐渐找到平衡，就可以以肘部、前臂和头部支撑身体的倒立，而不需要墙壁了。很重要的一点是不应对墙壁形成依赖：墙壁只是起到暂时辅助的作用，不能把它作为长期的支撑。这样的想法对于不依赖于墙壁是很重要的。然后将身体放下做婴儿式，保持 2 分钟。

调整式 B

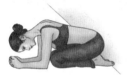 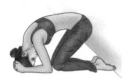 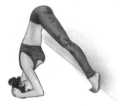 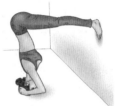

1 身体背对墙壁做婴儿式，脚趾尖与墙壁接触，手指交叉成杯状，为扣住头的后部做准备。

2 将头顶放在垫子上，双手罩住头的后部。前臂向下压，以保证该姿势的稳固，然后向上提起肩部，并抬起臀部。

3 脚趾向下卷曲，伸直双腿的同时脚趾仍然保持在地面上。加强收腹收束法，臀部向上提起。

4 脚沿着墙壁向上行走，直到双腿与地面平行。使臀部位于肩部正上方，拉伸双腿，打开脚趾贴着墙壁。保持该姿势，平稳呼吸 5 次，向上提起肩部，肘部向下压。在最后一次呼气时，脚行走回地面，然后保持婴儿式 2 分钟。

头倒立双腿 90°

一旦可以平稳地完成头倒立式，就可以尝试练习下面这个姿势了。这个姿势需要双腿向下靠近，然后再向上抬起。在这一练习中，身体的移动可以促进血液循环，消除腿部的疲劳。

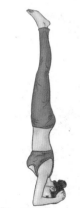 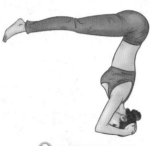 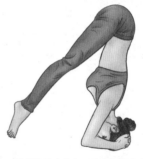

2 缓慢地呼气，降低双腿与地面平行，用力地向上提起坐骨，将能量通过手臂向下传递，将肩胛骨向上滑行以免颈部缩进。伸直双腿，感受大腿后侧肌肉的拉伸，伸直腘窝。

1 坚持头倒立式，呼吸 20 次后，通过向上打开脚掌来给双腿以力量。再次做收束法，用力地向上提起肩部，将前臂牢固地压在地面上为倒立式和后面的姿势打好基础。

3 呼气，双腿保持伸直状态，降低双腿高度直至快触到地面，脚趾尖与地面保持约 2.5 厘米的距离。保持收腹收束法，调整骨盆位于肩部正上方，以控制双腿的降低。向上伸展背部，打开肩部，肘部和前臂牢牢固定在地面上。缓慢、充分地吸气，再次保持双腿伸直并提起双腿使其与地面垂直。小心不要靠肩部的肌肉绷紧来使双腿直立。要做收腹收束法，同时呼气，双臂固定在地面上以形成一个支撑，以此为基础来使双腿向上伸直。

4 重复双腿放下又提起的动作 4 次，双腿放下，呼气，双腿向上举起，再吸气。在第 5 次时，将双脚放在地面上，屈膝，臀部坐在脚跟上。前额放在地面上，双臂向后放在身体的两侧，肘部放在地面上，做婴儿式，保持 2 分钟。

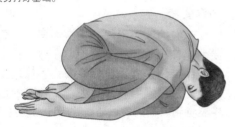

·吸气，双手放在肩部下方，头部和胸部向上提起。再一次呼气，脚向后跳跃进入四肢支撑式，然后进入全串联体位。

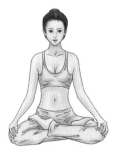

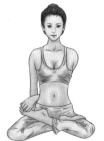

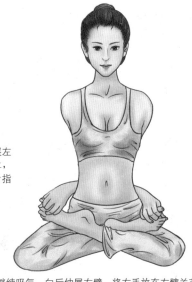

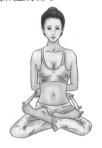

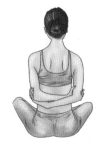

初级姿势

一旦你在练习倒立式时感觉到足够安全，可以做到呼吸 30 次，这时你可以尝试这个变体姿势。开始可以慢慢向下移动双腿，同时保持身体平衡。随着双腿向前伸展，加深收腹收束法，轻轻收回臀部，以抵抗双腿向外向下伸展过程中的移动和重力作用。

高级姿势

如果很有信心完成此姿势，可以在降低双腿离地 2.5 厘米之前，先呼吸 5 次，同时腿部伸直与地面保持垂直。

闭莲式

在练习此姿势时，双臂向后伸展，打开胸部和肺部，释放肩部肌肉的压力和僵硬。打开髋关节和膝关节，进一步放松，随着背部的伸直调整脊椎成一条直线。

❶ 从手杖式开始，呼气，右膝弯曲，将右脚交叉放在左大腿上部形成半莲花式。呼气，左膝弯曲，将左脚放在右大腿上部形成莲花式。将双膝向内压以保证双脚可以充分地交叉放在大腿上，充分完成收腹收束法。拉长脊椎，下意识地放松肩部。

❷ 吸气，轻柔地向后伸展左臂，将左手放在右髋关节上，并抓住左脚的大脚趾、食指和中指。

初级姿势

如果双腿可以完成莲花式，但是双手不能抓住大脚趾，可以用一个带子将手和脚绑住。如果感觉膝部疼痛或者绷紧，要小心，可以从莲花式改成半莲花式或者简易坐式（交叉双腿），双臂放在背后，手抓住肘部。

❸ 继续吸气，向后伸展右臂，将右手放在左髋关节上，抓住右脚大脚趾、食指和中指。平稳地深呼吸 10 ~ 20 次，凝视点：鼻尖。将身体重量通过骨盆释放到地面上，下意识地感觉到身体的压力一点点得到排解，随着每一次的呼气而释放出来。吸气时可以感觉到能量从背部回升，将愉快带到胸部，锁骨也随之打开。这样有助于将双臂从肩部释放出来，以保证双手和双脚能保持相连。呼吸 10 ~ 20 次，不需要串联体位，直接进入身印式。

高级姿势

瑜伽的深入不仅是在身体层面，更重要的是在思想和精神层面。在练习快结束时，保持闭莲式，自然呼吸，平静地坐在垫子上，慢慢培养注意力，在呼吸的过程中感觉到内在的意识随着呼吸冲荡着身体。

身印式

身印式十分微妙，练习这个姿势有助于提高注意力，将个体的能量与宇宙的能量连接起来。练习这个姿势时，低头将前额放在地面上，手和脚相连，有利于能量在身体内循环流动。

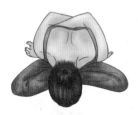

1 从闭莲式开始，身体稳固地坐在地面上，缓慢呼气，将躯干向前弯，使背部位于双脚和双腿正上方的位置，脸部面向地面。拉伸整个脊椎直到颈部。深呼吸 10 ~ 20 次，凝视点：眉心。

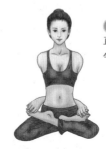

2 吸气，向上提起脊椎并伸直，同时手仍然抓住双脚。吸气，进入莲花式。

初级姿势

不要试图通过臀部向前翻转来把头部放在地面上，因为这样会失去整个姿势的根基。坐骨在任何时候都要牢牢固定在地面上。如果在练习闭莲式时使用了带子来抓住大脚趾，在练习此姿势时可继续使用带子来帮助躯干向前伸展。同样，如果之前采用的是在背后抱住双肘，在此也可以继续这样做。

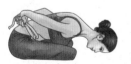
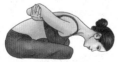

高级姿势

这一姿势的高级姿势注重的也是深化精神上、思想上以及身体上的意识。在练习身印式时，这 3 个因素在本质上是相连的。在练习这个姿势时，加深练习收束法可以增加该姿势的益处，因为收束法可以控制呼吸的能量，与此同时，双手抓住双脚可以将身体中被控制的能量封住，增加气息以唤醒精神上的意识。在练习此姿势的过程中，应协调呼吸的频率，让体内呼吸的流动来冲洗身体和思想，清除任何障碍。

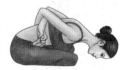

莲花式

莲花式属于高贵庄重的姿势，随着能量沿脊椎向上升可以庄重地将背部提起，普拉纳直接从第一个脉轮（根轮）过渡到最高的脉轮（顶轮）。

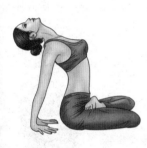

1 接身印式，继续吸气，将双手从脚上拿开，手掌心向下，放在臀部后的地面上，指尖朝向臀部。坐骨、手臂和膝部向下压的同时将脊椎骨的下部向上提，以此向上传递能量使背部弓起。随着呼吸将胸部提起。呼吸 10 ~ 20 次，随着每一次吸气和呼气将胸部和肩部打开，同时放松颈部肌肉使得在胸部提起的同时头部可以轻柔地后仰。凝视点：眉心。

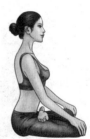

2 吸气，头部复原，身体坐直，双手放在膝盖上。下巴轻轻地向下收，凝视点：鼻尖。均匀地深呼吸 20 ~ 30 次，将身体重量通过骨盆与地面连接，感觉到能量沿着脊椎向上流。平稳地注视前方，保持脸部肌肉放松。

· 直接进入莲花支撑式。

初级姿势

前面所有的姿势都有助于协调身体，所以如果膝部感觉到任何的不舒服或者扭伤，请聆听我们之前的忠告，用半莲花式或者简易坐（交叉双腿）来代替。如果将头向后仰会引起颈部的紧张，可以将下巴向下收，向上提起胸部。呼吸20次，在保持颈部伸直的同时放松后颈部肌肉。

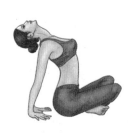

高级姿势

将能量与空间呼入身体、思想和心中，将自己从身体、精神、情感上的不安中解脱出来。将自身投入到莲花式的平静中。也就是说使得身体和大脑在练习中得到平静。如果思想开始走神，感觉到烦躁不安，可以将注意力转移为聆听呼吸的声音，感觉呼吸的流动。将骨盆和双腿固定在地面上，感受呼吸就像一束阳光一样沿着脊椎向上流，给思想带来启发和光明，揭开黑暗和昏暗的面纱。

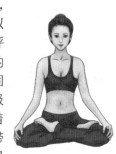

莲花支撑式

这个姿势要求高，难度大，需要完全理解仰尸式中的放松。随着双臂将莲花式向上举起，要利用到收束法产生的力量。

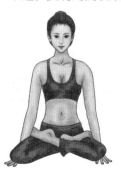

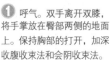

① 呼气。双手离开双膝，将手掌放在臀部两侧的地面上。保持胸部的打开，加深收腹收束法和会阴收束法。

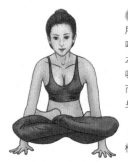

② 吸气，通过手臂将手掌向下压，提起膝部。然后，用所有能量伸直双臂将身体底座提起离开地面。平稳地深呼吸20~30次，凝视点：鼻尖，同时保持收腹收束法。本姿势要求很高，因此需要加深喉呼吸法，感受每一次吸气时能量向上升起对于臀部的向上提起所起的帮助。而每一次呼气时，感受能量通过手臂和手掌向下涌对于身体与地面的有力连接所起的帮助。

·吸气，身体向下放在地面上，然后将双腿从莲花式放松到手杖式。接着是仰尸式的彻底放松。

练习此姿势的益处

通过加强手臂、腕关节和手部的力量有助于培养收束法的核心力量。随着身体的放松，可以调动所有能量来完成这个有挑战性的姿势。

高级姿势

不要利用肩部的张力来提起躯干和骨盆。提起臀部使其离开地面的关键是收腹收束法。使肩部保持水平，向下放松肩胛骨。

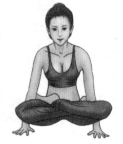

初级姿势

如果不能做到莲花式，可以尝试简易坐姿势，将踝关节交叉即可，即支撑摇摆式，同时注意练习细节。

仰尸式

事实上，深度的放松是健康和快乐的秘诀。在整个生活中，日积月累的紧张感会阻碍身体的成长，影响身心的健康、快乐和创造力。为了充分实现我们的潜能，完全地放松和释放压力是很有必要的。

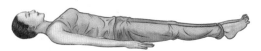

1 从全串联体位跃起进入手杖式，然后轻轻将背部放在地面上，身体成一条直线，呼气。

2 将双脚分开，宽度略宽于髋关节。自然呼吸，将双臂向身体两侧伸展开来，手掌心向上。深深地呼气，身体向地面下沉，感觉身下的地面好像在软化，来接受你身体的重量和形状。躺在地面上时，意识缓慢地在整个身体中循环，放松身体，好像身体的每一部分都要与地面溶化连接在一起。

高级姿势

仰尸式是所有姿势中最重要的一个，在这个姿势中，高级姿势即把练习带到我们的日常生活中来，学会放松整个身心。通过这种方式的练习可以将生活带入崭新的一面。

练习此姿势的益处

练习仰尸式得到的身体放松可以让我们的身体和思想得以吸收之前所有姿势中产生的能量，完全领会到整套练习的益处。

仰尸式中一次接一次的呼吸可以释放皮肤、肌肉、器官、骨骼和细胞的紧张感，通过有意识地放松身体来实现有意识地放松思想。

随着压力从身体各部分释放出来，身体和思想也从滞留的能量、压力和毒素中释放出来。经过净化的身体可以毫无牵绊地在纯净、开放的空间中得到休息。

将注意力集中在自己的呼吸声、身体的感觉、思想意识和心中的感知上。

在练习仰尸式时，放松身体，副交感神经系统和交感神经系统达到平衡，把你带到一种睡眠状态（舒眠瑜伽）。这会让你发现，在我们的内部感知中，还有一个深度放松的避难所。这是感官内敛的一种形式，可以让我们达到更高的领悟。通过

舒眠瑜伽的感觉收回，呼吸在流动，整个身体弥漫着维持生命所必须的普拉纳。通过练习可以让你身体的各个层面——从细胞层到智力水平——重新恢复活力，同时还会让你摆脱身体的紧张感、陈习和旧的生活方式。仰尸式是将身体骨骼完全放在地面上。

在瑜伽思想中，死亡不是结束而是重生，是涌起的波浪之间片刻的寂静。

……结束意味着新的开始……
结束的地方就是开始的地方……
被这份爱所吸引，被这个声音所召唤
我们不会停止探索
所有探索的结束将会让我们回到开始的地方
让我们第一次认识那个地方
——T.S. 艾略特

一旦你开始练习仰尸式

从头部开始，使感知在身体中移动，放松身体的每一个部位，使每一块肌肉变得柔软。

● 感受整个头盖骨沉沉地放在地面上，放松整个颈部肌肉，使下巴的肌肉变得柔软。

● 感受肩部向地面沉，肘部、腕关节和手部

变得很沉。

● 放松胸部，感受肋骨和胃部随着每一次呼吸而起伏。

● 放松臀部，感觉大腿变沉，向下释放。

● 放松膝部、小腿和胫骨。

● 放松踝关节，随着脚趾的放松感觉脚跟沉到地面上。

● 头部恢复意识，放松面部肌肤和唇部。

● 使脸颊变得柔软，眼睛好像要溶化在眼窝中。

● 放松眉心，感觉大脑在头盖骨中变得柔软。

● 注意保暖，在身上盖一条毯子以便身体得到完全的放松。

● 呼吸，放松，整个身体向地面沉。随着一次次的呼吸，感觉紧张在一点点地溶化。

● 平躺，把身体从长期的忙碌中释放出来，思想从千头万绪中收回，让自己随着呼吸的起伏渐渐回到平静。

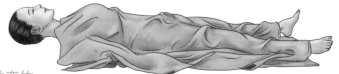

此姿势的变体

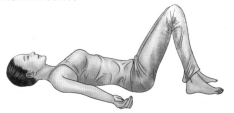

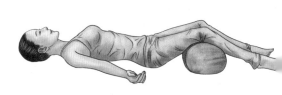

◀如果你感觉到背部肌肉紧张，有拱起背部的倾向，可以将膝部弯曲，随着每一次的呼气将背部放在地面上。

◀或者你也可以在膝部下面放一个垫子或者垫枕，以缓解背部的压力。

· 第五节　简化式 ·

下面的姿势是为没有足够时间练习所有基本姿势的练习者所设计的。尽管没有充足的时间，但也万万不能急于求成，潦草应付。在练习每个姿势时至少深呼吸 5 次，同时左侧和右侧都要练习，以平衡地活动整个身体。

坚持经常地一点点练习瑜伽比每周或者每几周一次性练习 2 小时对身体的益处更大。日常的练习是关键，哪怕只有 15 分钟的时间。做自己能做的，享受练习的时间，而不是让姿势的练习带来压力。

15 分钟练习

15 分钟练习系列完全是由基本练习姿势的变体组成的，这些姿势是为那些感觉身体疲劳、处于受伤恢复期或者需要逐步练习基本姿势的练习者所设计的。这些舒缓的练习姿势对神经系统有放松的作用，所以最好选择工作一天后或在夜晚练习，这样有助于睡眠。从练习拜日 A 式两次，拜日 B 式两次开始，一步一步来而不是直接跳跃进入四肢支撑式。在练习站式和坐式时都最少呼吸 5 次，身体的左侧和右侧都要练习。可以适当使用支撑物帮助练习。

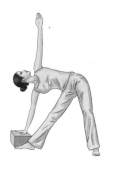

1 三角伸展式（初级姿势）。

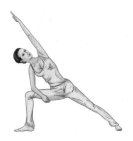

2 侧角伸展式（初级姿势）。

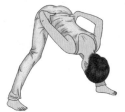

3 叭喇狗B式（初级姿势）。

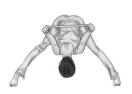

4 叭喇狗C式（初级姿势）。

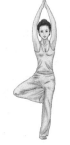

5 半莲花加强前曲伸展式（初级姿势）。

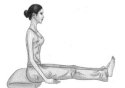

6 手杖式（初级姿势）。

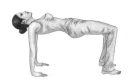

7 后仰支架式（初级姿势）。

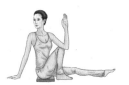

8 圣哲玛里琪C式（初级姿势）。

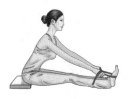

9 背部前曲伸展坐式（初级姿势）。

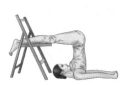

10 犁式（初级姿势）。

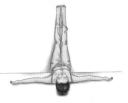

11 肩倒立式（初级姿势）。

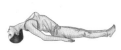

12 鱼式（初级姿势）。

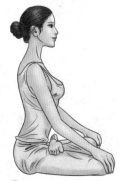

13 简易坐。

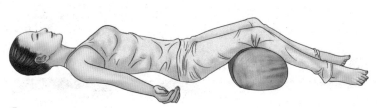

14 仰尸式（初级姿势）。

30 分钟练习

　　30 分钟的瑜伽练习时间包括关键的基本姿势，所以可以在体力、精力和注意力集中上为开始基本姿势的练习起到过渡作用。该练习可以让身体充满活力，所以你可以在早上练习，这是开始一天的好方法。该练习可以唤醒身体，使思想从昏昏欲睡中变得清醒，同时还能促进新陈代谢。早晨练习时身体可能不会像白天那样柔软，但练习每个姿势时额外的呼吸能有助于加深练习姿势，而不至于扭伤肌肉。从练习拜日 A 式三次，拜日 B 式两次开始。如果时间有限，可以将练习减半，而不必练习所有的姿势。

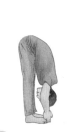

❶ 驼鸟式。

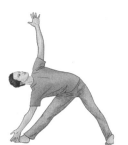

❷ 三角伸展式。

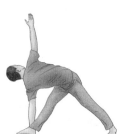

❸ 三角转动式。

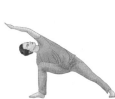

❹ 侧角伸展式。

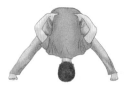

❺ 叭喇狗 B 式。

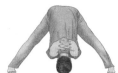

❻ 叭喇狗 C 式。

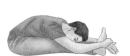

❼ 背部前曲伸展坐式 D。

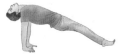

❽ 后仰支架式。

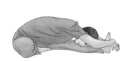

❾ 头碰膝前曲伸展坐式 A。

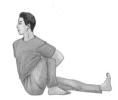

❿ 圣哲玛里琪 C 式。

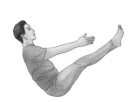

⓫ 船式。

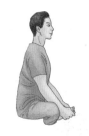

⓬ 束角 A 式。

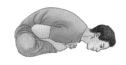

⓭ 束角 B 式。

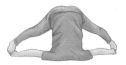

⓮ 卧束角 A 式。

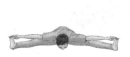

⓯ 卧束角 B 式。

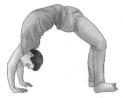

⓰ 向上弓式。

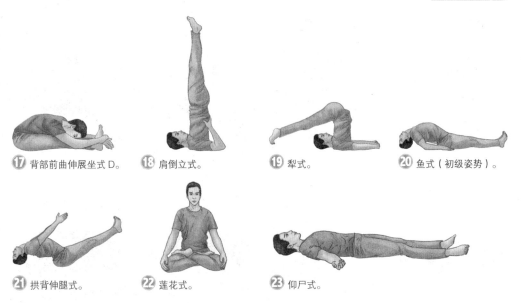

17 背部前曲伸展坐式 D。　　**18** 肩倒立式。　　**19** 犁式。　　**20** 鱼式（初级姿势）。

21 拱背伸腿式。　　**22** 莲花式。　　**23** 仰尸式。

45 分钟练习

　　45 分钟的练习充满了活力，比之前 30 分钟的练习提高了一个层次。因此，在练习这个姿势之前一定要确定自己对所有的姿势都很熟悉，因为几个关键的姿势都收入到这个系列中了，另外还新添了几个更有挑战性的姿势。

　　本系列最后的结束姿势可以让身心找到平静。尽管一般认为在早上太阳升起和晚上日落时练习最好，但是在一天的任何时间都可以练习。

　　从分别练习三次拜日 A 式和三次拜日 B 式开始。像 30 分钟练习一样，如果时间不够可以减半。在练习过程中要注意呼吸，身体每侧练习时都要呼吸五次。

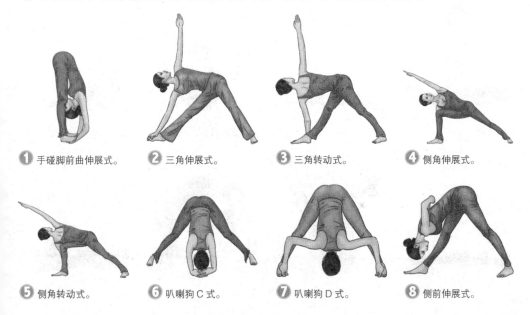

1 手碰脚前曲伸展式。　　**2** 三角伸展式。　　**3** 三角转动式。　　**4** 侧角伸展式。

5 侧角转动式。　　**6** 叭喇狗 C 式。　　**7** 叭喇狗 D 式。　　**8** 侧前伸展式。

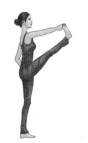

⑨ 手抓脚趾单腿站立伸展式。

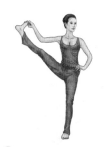

⑩ 手抓脚趾单腿站立侧伸展式。

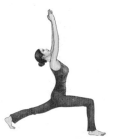

⑪ 战士一式。

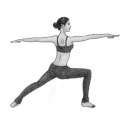

⑫ 战士二式。

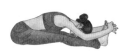

⑬ 背部前曲伸展坐式 D。

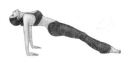

⑭ 后仰支架式。

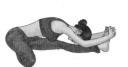

⑮ 头碰膝前曲伸展坐式 B。

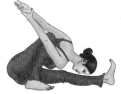

⑯ 圣哲玛里琪 A 式。

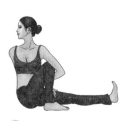

⑰ 圣哲玛里琪 C 式。

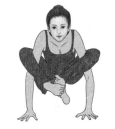

⑱ 脚交叉双臂支撑式。

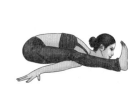

⑲ 龟式。

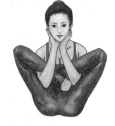

⑳ 胎儿 A 式。

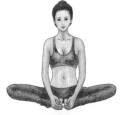

㉑ 束角 A 式。

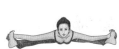

㉒ 坐广角 A 式。

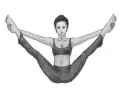

㉓ 坐广角 B 式。

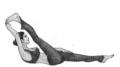

㉔ 卧手抓脚趾腿伸展式。

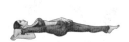

㉕ 卧手抓脚趾侧伸展式 A。

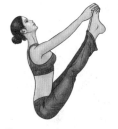

㉖ 直立手抓脚趾伸展 B 式。

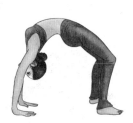

㉗ 向上弓式。

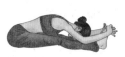

㉘ 背部前曲伸展坐式 D。

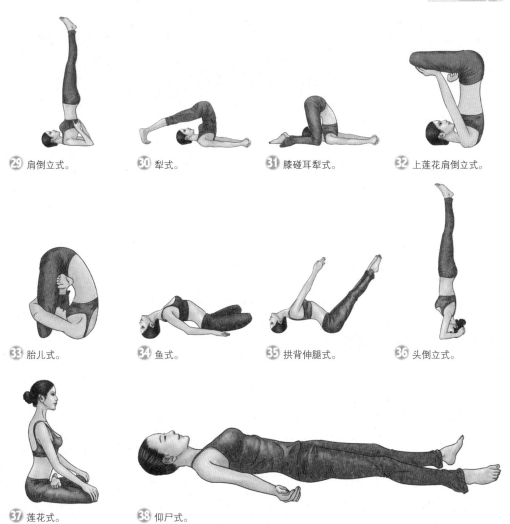

㉙ 肩倒立式。

㉚ 犁式。

㉛ 膝碰耳犁式。

㉜ 上莲花肩倒立式。

㉝ 胎儿式。

㉞ 鱼式。

㉟ 拱背伸腿式。

㊱ 头倒立式。

㊲ 莲花式。

㊳ 仰尸式。

穿越记忆中未知的门，当地球上只剩最后的尘土，才发现来到了历史长河的尽头，回到了开始。

——T.S.艾略特

第三章　艾扬格瑜伽

艾扬格瑜伽拥有适合不同健康层次、不同柔韧性水平以及不同年龄段的各种经典姿势，能使练习者的心态更平和，身体更柔软。

·第一节　站　式·

站式富有动感，能激发能量，是其他姿势的基础。通过站式，练习者可以逐步熟悉骨骼和肌肉的各个部位，并学会利用意识使这些部位运动起来，变得更具有主动性。站式能够锻炼体力、耐力和意志力。

山　式

具体动作见第一篇"瑜伽"第一章"哈他瑜伽"第一节"站式"之"山式"。

树　式

具体动作见第一篇"瑜伽"第一章"哈他瑜伽"第二节"平衡式"之"树式"。

三角伸展式

这个姿势可以加强腿部肌肉力量，提高髋部的柔韧性，还能缓解背部疼痛。练习的关键是转脚时不要带动髋部一起转动。从左侧开始练习，再在右侧重复。

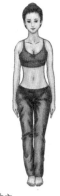

❶ 山式站立。

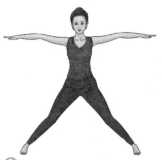

❷ 深吸气，双脚跳开或迈开 1～1.2 米，双臂侧平举，掌心向下（有背部疾病的练习者可以只侧步迈开双脚）。保证双脚平行，双腿笔直伸展，膝部向上收紧。

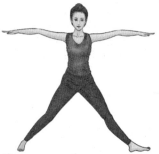

❸ 左脚向外旋转 90°（使之与垫子的长边保持平行），右脚略微内转（15° 左右）。左脚跟与右脚背处于同一直线。向内转右脚时，右腿向外旋转；向外转左脚时，整个左腿向左侧，这样，双腿就转向了相反的方向。保持左膝上提。

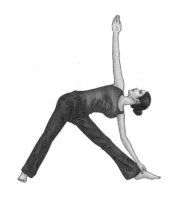

❹ 身体向上伸展，进一步伸展双臂，呼气，身体朝左侧弯曲，左手握住左脚踝。确保双脚处于同一平面，双腿伸直，双膝上提。

右臂上举，掌心向前，与左臂成一直线，扭转头部，仰视右手拇指。

双腿尽量伸直，肚脐向前、向上翻转。

保持 30～40 秒，吸气，起身。然后右脚外转，左脚内转，反方向重复练习。两边动作完成之后，回到垫子中央，恢复山式站立。

注意点

● 后脚内转 15°，使脚跟和脚尖着地，脚背拱起。
● 前脚脚趾向前伸展，脚跟向后伸展，舒展足底。

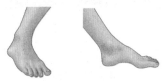

初级姿势

最终目标是手掌能够向下按压地面。如果做不到，可用手握住脚踝。如果需要更多帮助，可在左手下方立一块木砖，使脊柱充分伸展，胸部转向上方。

柔韧度不够的练习者可以背靠墙壁来保持平衡。此时，可将木砖靠墙竖直放置，或者将后脚跟靠住墙壁。

如果转头时感到颈部疼痛，可以直视前方，或者俯视左脚。

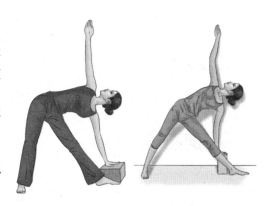

侧角伸展式

具体动作见第一篇"瑜伽"第二章"阿斯汤加瑜伽"第二节"站式"之"侧角伸展式"。

战士二式

具体动作见第一篇"瑜伽"第一章"哈他瑜伽"第一节"站式"之"战士二式"。

战士一式

具体动作见第一篇"瑜伽"第一章"哈他瑜伽"第一节"站式"之"战士一式"。

半月式

具体动作见第一篇"瑜伽"第一章"哈他瑜伽"第二节"平衡式"之"半月式"。

战士三式

具体动作见第一篇"瑜伽"第一章"哈他瑜伽"第二节"平衡式"之"战士三式"。

三角转动式

具体动作见第一篇"瑜伽"第一章"哈他瑜伽"第一节"站式"之"三角转动式"。

侧角转动式

具体动作见第一篇"瑜伽"第一章"哈他瑜伽"第一节"站式"之"侧角转动式"。

侧前伸展式

具体动作见第一篇"瑜伽"第二章"阿斯汤加瑜伽"第二节"站式"之"侧前伸展式"。

叭喇狗 A 式

具体动作见第一篇"瑜伽"第二章"阿斯汤加瑜伽"第二节"站式"之"叭喇狗 A 式"。

前伸一式

这个姿势可使脊柱充分伸展，并使腹腔内脏器得到调节。由于低头时流向头部的血液增加，因而可以镇定大脑细胞，缓解脑部压力，消除身心疲劳。

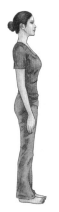 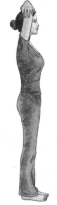 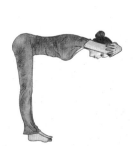 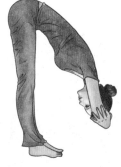

❶ 山式站立，双脚分开30厘米，保持双脚内侧平行，脚趾向前。双腿伸直，膝部绷紧。

❷ 双臂互抱，右手握住左肘，左手握住右肘。吸气，双臂举过头顶，置于耳侧。脊柱向上伸展。

❸ 呼气，身体前倾。

❹ 身体下压，双腿伸直，双臂接近地面。吸气，起身，双手放开，恢复山式站立。

注意点

尽管双腿伸直，膝部绷紧，但这个前倾姿势仍比较轻松，可以借助重力作用完成练习。

初级姿势

背部或腿部僵硬疼痛、肌肉紧张的初学者，可将双手放在与腰同高的支撑物上，再向前伸展脊柱。也可用适当的工具支撑头部，比如垫有毛毯的哈拉萨那凳。

如果在练习最后的姿势时感到背部不适，可将双脚再分开一些，脚趾略微内转。

将双腿完全伸直，以拉伸脊柱，保护下背部。

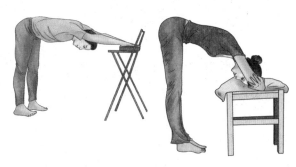

鸵鸟式

具体动作见第一篇"瑜伽"第二章"阿斯汤加瑜伽"第二节"站式"之"鸵鸟式"。

鹰 式

具体动作见第一篇"瑜伽"第一章"哈他瑜伽"第二节"平衡式"之"鹰式"。

幻椅式

这个姿势看起来像坐在一把虚拟的椅子上，能够提高双肩和脚踝的柔韧性，并锻炼腿部肌肉；还可以调整腹腔内脏器和脊柱，使胸腔充分扩张。

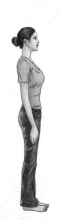 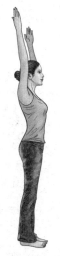 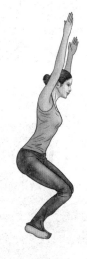

❶ 山式站立，双脚并拢，挺胸，肩部放松下垂。

❷ 吸气，双臂上举，掌心相对。肘部伸直，手掌展开，指尖朝上。

❸ 踝关节尽量弯曲，下压脚后跟，膝部和髋部保持弯曲，双臂伸直上举。胸部尽量靠后。如果肘部平直，就将双掌合拢。

注意点

● 腕关节和膝关节尽可能弯曲。

● 大腿下压，身体和髋部上提。

● 上半身有前倾的趋势，但要尽量使之后靠，接近垂直。

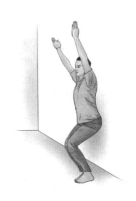

初级姿势

　　初学者可以背靠墙壁进行练习，以此保持平衡。有规律的练习能够缓解肩膀和脚踝部位的僵硬状态，还能增强腿部肌肉的力量，激活脊柱。

· 第二节　坐　式 ·

　　所有坐式都能提高髋部、膝部和踝部的柔韧性，缓解膈肌和喉部的压力，使呼吸平稳顺畅，保持脊柱坚固挺拔，并能镇定头脑，舒展心肌。

简易坐

　　这个姿势能够提高膝关节和踝关节的柔韧性，促进血液循环，使腹腔内脏器获得充足的营养。由于脊柱挺直，必将使思维更活跃、注意力更集中。

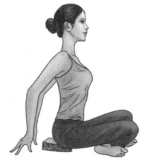

❶ 坐在泡沫砖上，双腿交叉，左脚放在右大腿下面。手指按压身后的地面，使身体向上伸展。

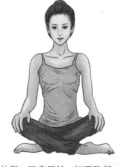

❷ 脊柱向上伸展，双肩后转，打开胸部。保持脊柱舒展，双手放在膝盖上。

❸ 保持30 ～ 60秒。改变双腿交叉方向，重复练习，舒展脊柱，双手放在膝盖上。

　　放松腹股沟，使双膝下垂。注意是哪条腿位于前侧。要在小腿骨（胫骨）处交叉，而不是踝关节处，必须在身体正前方交叉。

注意点

● 可以背靠墙壁练习该姿势，沿着墙壁来伸展脊柱。

● 臀部向两侧伸展，以扩大触地面积。

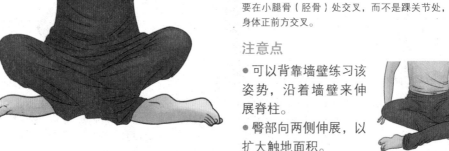

英雄式

具体动作见第一篇"瑜伽"第一章"哈他瑜伽"第八节"坐式"之"英雄式"。

英雄伸臂式

这个姿势可在简单交叉腿式状态下完成，能够起到活动肩关节，锻炼胸部肌肉的作用。腹腔内脏器被向上拉伸，胸腔得到提升和扩张。

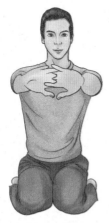

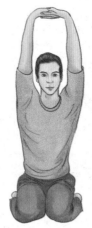

① 完成英雄式，双手十指交叉，使右手食指位于左手之上。掌心向前，双臂前伸，双肘伸直。

② 双臂上举，双肘伸直。手臂与耳朵保持平行，掌心向上。下背部不能成拱形（这意味着身体和手臂伸展过度）。保持 30 ~ 60 秒，放下双臂，改变手指交叉方向（比如左手食指位于右手之上），重复练习。

注意点

● 在指根处交叉双手，双臂前伸时，手指不要滑开。

● 当练习进行到一半时，改变手指交叉方向。

初级姿势

如果因为肩部僵硬而无法交叉双手，可用双手抻拉一根带子。通过练习，就能缓解这一症状。

如果脚尖感到疼痛，可以在下面垫一块卷成筒状的毛毯。

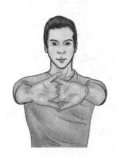

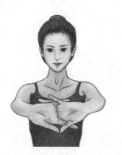

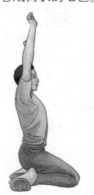

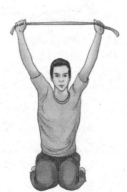

英雄前曲式

这个姿势可以安抚并镇定头脑，让身体得到充分休息，缓解疲劳和头痛，锻炼、调节脊柱，减轻背部、颈部疼痛。

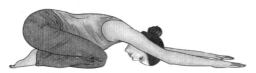

▲ 跪在毛毯或瑜伽垫上，大脚趾并拢，双膝分开，与臀同宽。坐在脚后跟上，如果臀部碰不到脚跟，可在脚跟上垫一块卷好的毛毯。坐好之后，身体前伸，直至额头触及地面。双臂和上半身向前伸展，手掌触地，双膝不要分开太远。

初级姿势

必须用脚跟支撑尾骨，如果做不到，可在臀部和脚跟之间夹一块泡沫砖。

如果额头碰不到地面，可以枕在泡沫砖或卷好的毛毯上面。

手杖式

具体动作见第一篇"瑜伽"第二章"阿斯汤加瑜伽"第三节"坐式"之"手杖式"。

牛面式

具体动作见第一篇"瑜伽"第一章"哈他瑜伽"第八节"坐式"之"牛面式"。

束角式

这个姿势有助于保持膝关节、髋关节的柔韧性，并能激活骨盆、腹部和下背部，保持肾脏、前列腺的健康，增强膀胱及子宫功能，缓解坐骨神经痛。

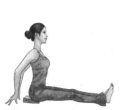

❶ 坐在卷好的毛毯或泡沫砖上，完成手杖式。

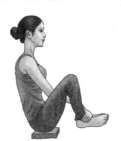

❷ 双腿弯曲，双膝外转，用手将脚跟拉向腹股沟。

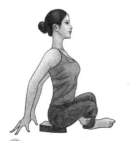

❸ 手指按压臀部后方地面，身体向上伸展，双肩后转，胸部打开。

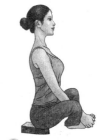

❹ 保持脊柱向上伸展，胸部打开，用手握住脚踝，双脚脚掌合拢。双肩向后下方转动，但不要弯曲下背部。

保持30～60秒，放松脚踝，恢复手杖式。

初级姿势

如果握不住脚踝，可以借助带子。

如果坐直有困难，可以背靠墙壁，作为支撑。

在膝盖下面放置支撑物，可缓解腹股沟的压力。

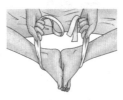

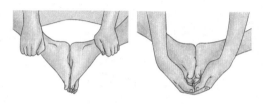

注意点

● 尽可能地把双脚拉向腹股沟。

● 在最后的姿势中，用手握住脚趾，使其上提。

坐广角式

这个姿势可以拉伸腘绳肌，促进骨盆区的血液循环，还能锻炼支撑膀胱和子宫的肌肉，缓解髋部的僵硬状态，缓解坐骨神经痛。

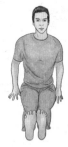

❶ 坐在毛毯或瑜伽垫上，完成手杖式，不使用任何支撑物。

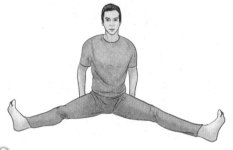

❷ 双腿向两侧伸开。大腿、膝盖和脚尖必须朝上。手指放在臀部后方，按压地面，脊柱向上伸展。

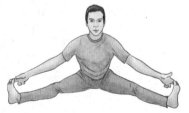

❸ 保持脊柱伸直，用双手的食指和中指钩住双脚大脚趾。或者将带子绕在脚上，双手抓住带子，尽量靠近双脚。

舒展脊柱，保持后背成凹形，打开胸部，抬头，目视前方。

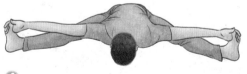

❹ 呼气，身体向前弯曲，脊柱保持舒展，沿着地面伸展身体，胸部尽可能靠近地面，正常呼吸。

保持 30 ~ 60 秒，恢复手杖式。

注意点

● 双脚不能外转，保持脚趾朝上。

● 双脚脚跟尽量向外拉伸。

● 双腿按压地面，膝盖朝上。

初级姿势

靠墙练习，以支撑背部。

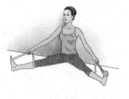

坐在靠墙放置的泡沫砖上，以获得进一步的支撑。

如果手指钩不到脚趾，可以将带子绕在脚上，再用手抓住带子。

船 式

具体动作见第一篇"瑜伽"第一章"哈他瑜伽"第二节"平衡式"之"船式"。

半船式

这个姿势与船式的差异在于双腿上抬的高度不同。放低双腿有助于调节肝脏、胆囊和脾脏的功能，还能锻炼脊柱肌肉。

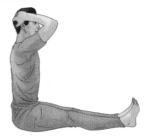

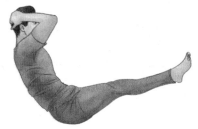

① 坐在毛毯或瑜伽垫上，完成手杖式，不用任何支撑物。双手放在臀部两侧的地面上。

　　双手交叉，于颈部上方处抱住头部。双肘微微内靠，使手臂形成半圆状。

② 呼气，同时身体微微后仰，双腿上抬，与地面成30°角，膝盖、大腿保持上提，双脚脚跟向前伸展，保持双脚和头部处于同一高度。

　　依靠坐骨支撑身体，脊柱的任何部分都不能接触地面，直视双脚。

　　正常呼吸。双手不得向前按压头部，以免造成颈部拉伤。手掌应该接触后脑勺，并让头部轻轻靠着手掌。

　　保持30 ~ 60秒，切记要保持呼吸正常。

初级姿势

如果无法保持平衡，可将抬起的双脚靠在墙上。该姿势无论保持多长时间，都需要强健的腹肌作为支撑，如有需要，可以请他人协助完成。

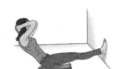

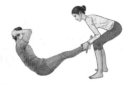

注意点

● 船式与半船式的差异在于后者的双腿仅上抬30°，而非60°，而且身体需放低些。
● 在头部后侧交叉双手，使之恰好位于颈部上方。

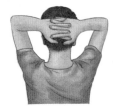

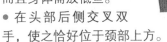

头碰膝前曲伸展坐式A，B，C

具体动作见第一篇"瑜伽"第二章"阿斯汤加瑜伽"第三节"坐式"之"头碰膝前曲伸展坐式A，B，C"。

半英雄前曲伸展坐式

具体动作见第一篇"瑜伽"第二章"阿斯汤加瑜伽"第三节"坐式"之"半英雄前曲伸展坐式"。

背部前曲伸展坐式A，B，C，D

具体动作见第一篇"瑜伽"第二章"阿斯汤加瑜伽"第三节"坐式"之"背部前曲伸展坐式A，B，C，D"。

花环式

具体动作见第一篇"瑜伽"第一章"哈他瑜伽"第七节"前曲式"之"花环式"。

莲花式

具体动作见第一篇"瑜伽"第一章"哈他瑜伽"第八节"坐式"之"莲花式"。

· 第三节　转体式 ·

所有侧向的伸展姿势（转体）都能提高脊柱和肩部的柔韧性，激活并滋养盆腔和腹腔内脏器，缓解背部、髋部和腹股沟的病痛。由于脊柱变得柔软，脊神经的血液循环将得到改善，体能水平也会自然提高。进行转体练习时，先要伸展脊柱，然后扭转腹部、胸部，最后转动头部。

站立转体式

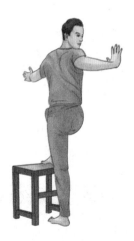

这个姿势可以提高颈部和肩部的柔韧性，改善脊柱姿态，锻炼脊柱肌肉，还可以缓解下背部疼痛和坐骨神经痛。

注意点

● 不要让上半身向左臂方向倾斜。

● 转动肩胛骨，朝后下方扣入体内，使胸部打开。

▶靠墙放一张凳子。山式站立，身体右侧靠墙。弯曲右膝，将右脚踩在凳子上，右腿外侧紧贴墙壁。

吸气，左腿伸直，保持有力，脚趾朝前，身体向上伸展。呼气，扭转上半身，使胸部靠墙，双手放在墙上，与肩同高。

吸气，继续伸展身体，然后呼气，双手按压墙壁，使身体进一步右转。尽可能地扭转身体，从右肩上方看过去。保持20～40秒，然后放松，在另一侧重复练习。

交叉腿转体式

这是简单交叉腿式的转体姿势，利用呼吸完成提升和扭转动作。双肩放松，与耳朵尽量保持距离，并转动双肩以打开胸部。

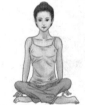

❶ 完成简单交叉腿式的第一个步骤，手指接触身后的地面。

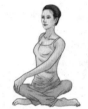

❷ 左手放在右膝外侧。吸气，右手指按压地面，脊柱向上伸展。呼气，左手按压右膝，身体转向右侧。

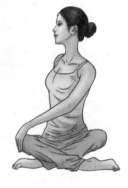

❸ 眼睛从右肩上方看过去。保持30～40秒，然后放松，改变双腿的交叉方向，在另一侧重复练习。

英雄转体式

这个姿势可以锻炼腹部肌肉，促进消化，缓解腰酸背痛，还能提高臀部和腘绳肌的柔韧性。

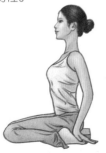 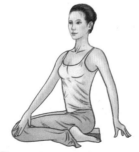 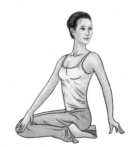

① 完成英雄式，脚心朝上，手掌放在脚掌上。如有需要，可以坐在泡沫砖或叠好的毛毯上。

初级姿势

坐在木砖或泡沫砖上，并在身后再放一块砖，用来支撑手指。

由于该姿势涉及各个方向，建议从左侧开始，再在右侧重复练习。

② 左手指放在左臀后边的地面或泡沫砖上，右手放在左膝外侧。

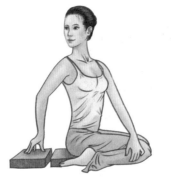

③ 吸气，左手指按压地面，身体向上伸展。呼气，右手按压左膝，身体左转。每次呼气时，都要使腹部、腰部、胸部和肩部进一步向左扭转，眼睛从左肩上方看过去。

保持 30 ~ 60 秒，然后放松，在另一侧重复练习。

注意点

● 保持双肩放松下垂，与耳朵尽量保持距离。
● 试着在每次呼气时，进一步扭转身体。
● 利用呼吸进行伸展和扭转。

简单坐转体式

这是简单坐转体一式的简单形式。椅子的运用使转身更加安全、有效。该姿势可以放松紧张而僵硬的颈部、肩部和背部，还能锻炼腹部肌肉。

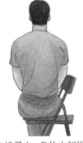 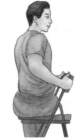 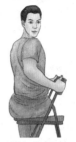

① 坐在椅子上，身体右侧挨着椅背。双膝和双脚保持并拢。身体坐直，直视前方。

② 吸气，脊柱向上伸展，上半身右转，双手抓住椅背。

③ 呼气，借助手部力量，向右扭转身体。

吸气，进一步向上伸展脊柱，肩胛骨扣入体内，打开胸部。继续扭转脊柱，使胸部与椅背平行。确保颈部肌肉不紧张，以免被拉伤。

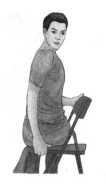

初级姿势

抬高双脚，或在双膝之间夹一块泡沫砖，都能使练习变得相对简单。

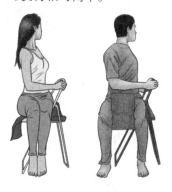

注意点

● 双脚紧踩地面，使身体向上伸展。

● 左臀向下紧压椅子（因为左臀有上翘的趋势）。吸气时舒展脊柱，呼气时扭转脊柱。

④ 呼气，继续扭转身体，眼睛从右肩上方看过去。抓住椅子底部，以利用杠杆作用。保持20～30秒，呼气，双手松开，身体转回前方，在另一侧重复练习。

简单坐转体一式

具体动作见第一篇"瑜伽"第一章"哈他瑜伽"第六节"转体式"之"简单坐转体一式"。

圣哲玛里琪Ａ式

这个姿势可以降低肩膀和脊柱的僵硬性，缓解腰酸背痛。由于腹腔内脏器的血流量增加，故消化功能将有所改善，腹腔内脏器也将得到调节。

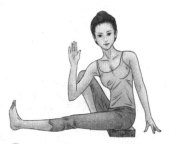

① 坐在支撑物上，完成手杖式。双手放在臀部两侧，手指按压地面。弯曲右腿，使膝盖朝上，右脚与右臀成一直线，脚趾朝前。

左腿沿地面伸直。身体向左扭转，右肘靠在右膝内侧，手指朝上。身体进一步左转。

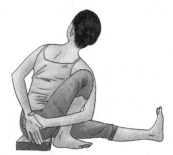

② 左手指按压地面，以拉伸脊柱。将右臂绕过左腿，放到身体后方。

左肩微微后转，左臂转至后背，用右手握住左手腕，如果握不到，可以使用带子。

身体尽可能地向左扭转，转头，眼睛从左肩上方看过去，转动肩胛骨，使之扣入体内，打开胸部，继续扭转。上半身向上伸展。保持20～30秒，然后放松，在另一侧重复练习。

注意点

● 自始至终保持弯曲腿的膝盖朝上，脚跟紧靠身体。

● 弯曲腿的脚掌紧压地面，使脊柱尽可能地向上伸展。

● 将肩胛骨下移，并扣入体内，以进一步拉伸、扭转脊柱。

● 该姿势结合了转体和前曲，只适合水平较高的练习者。

初级姿势

　　为了更好地完成该姿势，可以在支撑手下面放一块泡沫砖，或坐在支撑物上。

　　如果双手在背后碰不到，可以使用带子。双手抓住带子两头，绕过后背，用力抻拉。

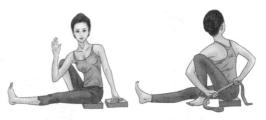

圣哲玛里琪C式

　　充分的扭转可以提高体能水平，调节并按摩肝脏、脾脏、胰腺、肾脏和大肠，改善这些腹腔内脏器的功能。

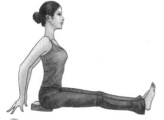 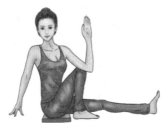 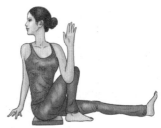

❶ 坐在支撑物上，完成手杖式，脊柱向上提升。

❷ 右腿弯曲，膝盖朝上，脚掌朝下，并与右臀成一直线。身体右转，右手接触右臀后方的地面或支撑物。左臂弯曲，将肘部靠在右膝外侧。

❸ 试着将左臂腋窝靠近右膝。吸气，右手指按压地面，脊柱上提。

　　呼气，左臂与右膝互相紧压，使身体进一步右转。重复提升和扭转，脊柱压入体内，肩胛骨扣入体内，继续扭转。眼睛从右肩上方看过去。左侧胸腔、左臂腋窝和左臀向右扭转，增大脊柱转动幅度。双肩向下，肩胛骨扣入体内，使胸部挺起并打开。

　　保持30～60秒，放松，在另一侧重复练习。

注意点

● 右脚掌紧压地面，尤其是大脚趾和脚跟内侧。左腿向前伸直，并紧压地面，脚趾朝上。

● 利用呼吸进行伸展和扭转。

● 弯曲腿的膝盖保持朝上，弯曲臂靠在膝盖外侧，不要偏离姿势规定的位置。

· 第四节　倒立式 ·

　　所有倒立姿势都能使整个机体系统充满活力。由于身体倒置，体内脏器变得能量充足，大量血液流向头部，大脑的养分供给更为充分。倒立时，腿部不再承受任何压力，因此能使紧张疲惫的双腿得到放松。但需注意，女性在生理期不要练习任何倒立姿势，否则会干扰这段时间内正常的血液流动方向。

靠墙倒立式

具体动作见第一篇"瑜伽"第一章"哈他瑜伽"第四节"倒立式"之"靠墙倒立式"。

肩倒立式

具体动作见第一篇"瑜伽"第一章"哈他瑜伽"第四节"倒立式"之"肩倒立式"。

靠墙肩倒立式

这是肩倒立式的简单形式。如果肩倒立式时感到头部有压力，请立即停止练习，尝试利用墙壁或椅子作为支撑。

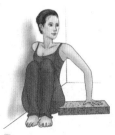 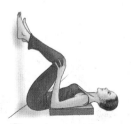 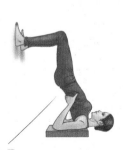 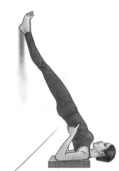

1 尽量靠墙而坐，在左臀下方放置一块泡沫砖。

2 身体向后躺下，扭转身体，双腿依次上举，靠墙伸直。保持臀部紧贴墙壁，双肩下压支撑物，头枕在地上。

3 双脚顶住墙壁，提臀，挺胸。用双手支撑背部，双肘互相靠近。

4 双腿伸直，脚跟紧压墙壁，胸部、臀部向上提升。保持2～5分钟，双腿弯曲，然后放下。

初级姿势

如果单独或依靠墙壁都无法完成该姿势，可以请他人帮助你抬升双腿。将双脚放在助手的大腿上，让他纠正你的姿势。

一旦你能在帮助之下完成练习，你就会发现自己独立完成也将变得容易。

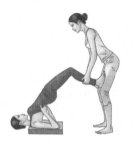 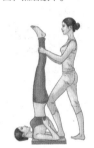

椅肩倒立式

经典的肩倒立式是依靠双手支撑背部，而在这个初级姿势中，椅子被用作支撑物，可让姿势保持更长的时间，并使颈部和背部的压力降到最低。

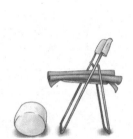 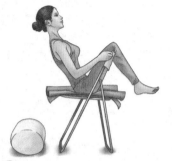 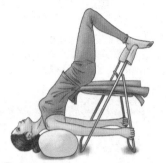

1 在地上放一个长枕，与椅子前缘保持平行。将一块垫子叠好，放在椅子上。

2 向后坐在椅子上，双腿放在椅背上，膝部弯曲。双手抓住椅背两侧，身体微微后仰。

3 背部下躺，靠近椅面。臀部和后背下滑至椅子前缘。双肩小心地落在长枕上，后脑勺着地，双手抓住椅子后腿。

结束姿势

双腿依次弯曲，恢复到步骤3。双手放开椅子后腿，把椅子慢慢推开。

背部和臀部依次下滑，落在长枕上，把椅子推开。休息片刻，身体转向一侧，离开长枕，慢慢起身。

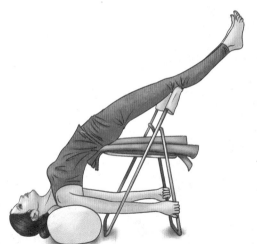

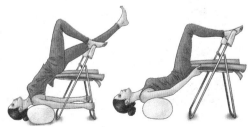

④ 双腿依次伸直。双手沿椅子后腿下移，以增加双臂的拉力。双肩与耳朵尽量保持距离，肩胛骨扣入体内，使胸部上挺并打开。

正常呼吸，直视胸部。保持5分钟，在此期间，背部和颈部要保持放松。

注意点

● 和其他倒立式一样，椅肩倒立式不能在生理期练习。

半犁式

这是犁式的支撑形式，可以缓解疲劳、焦虑和失眠所带来的影响，还可减轻因为压力引起的头痛。如果有下背部疼痛的状况，练习半犁式并不会加重症状。

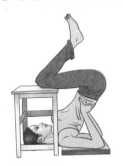

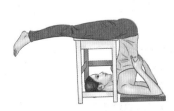

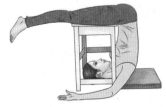

① 在头部上方放一张椅子或凳子，先完成肩立式，然后双腿下弯，直至接触椅面，让大腿得到支撑。

② 双腿朝头部方向伸直，用双手支撑背部。

③ 双臂在头部两侧平伸，使之放松。保持2~5分钟，然后弯曲双膝，大腿从凳子上滑下，放低身体躺下来。

犁 式

具体动作见第一篇"瑜伽"第二章"阿斯汤加瑜伽"第四节"结束姿势"之"犁式"。

肩倒立桥式

这个姿势可以打开胸部，使脊柱柔和伸展，还可镇定头脑，缓解抑郁和头痛，促进消化，增强体内脏器的功能。

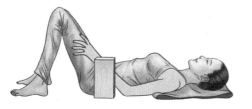

1 躺在地上，双膝弯曲，脚趾朝向墙壁。

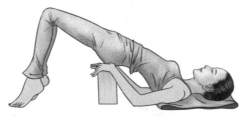

2 提臀，使之离开地面。在臀部下方放置一块竖直的木砖。

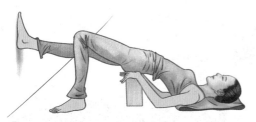

3 双腿依次伸直，使脚靠在墙上，选择一个让下背部感觉最舒适的高度。

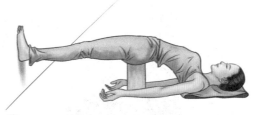

4 胸部打开，双臂朝足部方向伸展，双脚顶住墙壁。肩膀下压，肩胛骨扣入体内，使胸部充分打开。

　　保持1～2分钟，然后弯曲双腿，移开木砖，放低身体躺下来。

注意点

● 保持双腿充分伸直。
● 颈部肌肉不要紧张。
● 胸部向下巴方向前挺。

初级姿势

　　如果木砖使下背部感到不适，可用堆叠的泡沫砖代替。

　　如果下背部感到疼痛，可以用木砖或长枕支撑双脚。

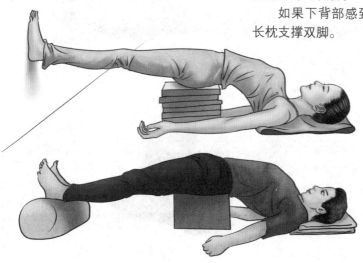

· 第五节　仰卧式与俯卧式 ·

　　仰卧式和俯卧式有两种类型：一种用于恢复，比较轻松平静；另一种用于增强背部、手臂和腿部的力量。这两种类型都能伸展腹部肌肉，提高脊柱和髋部的柔韧性。

鱼　式

　　这个姿势能使脊柱和腹部肌肉得到充分伸展，同时改善髋关节、膝关节和踝关节的柔韧性，还能抬升和扩展胸腔，加大呼吸深度。

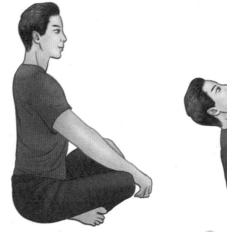

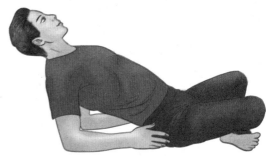

❶ 完成简易坐，右腿位于左腿外侧。

❷ 身体后仰，用双肘支撑，然后慢慢躺下。放松腹股沟，使双膝靠近地面。

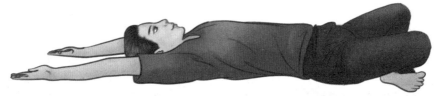

❸ 双臂在头部两侧向后平伸，肘部伸直，双臂尽量舒展。
　 身体向头部方向伸展，膝盖向头部反方向伸展。下背部拉长(不要拱起)，双肩移离地面，向上提升，胸部挺起并打开。
　 保持 1～2 分钟，起身，改变双腿交叉方向，重复练习。

注意点

● 双腿在小腿处对称交叉，不要在脚踝处交叉。练习过程中要改变交叉方向。
● 下背部不要拱起，臀部向足部方向伸展，以拉长后背。

初级姿势

　　如果腹股沟感到疼痛，可用泡沫砖或长枕支撑膝盖。

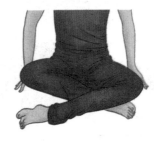

交叉枕式

这个姿势能够柔和地舒展背部，安抚大脑。后肋骨受到垂直放置的长枕的支撑，使得胸腔扩张，呼吸加深，腹部伸展，全身放松。

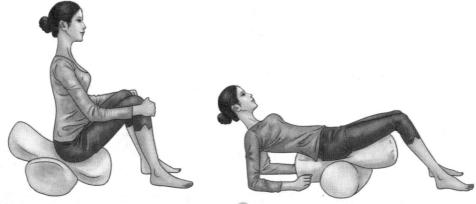

❶ 在地上交叉放置两个长枕，坐在交叉点上，双膝弯曲。

❷ 身体后仰，用双肘支撑，下背部躺在上面长枕的最高处，放低双肩，直至碰到地面。

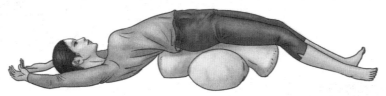

❸ 双腿伸展，双臂在头部两侧向后平伸，放松。

保持2～5分钟，然后弯曲双膝，身体向后移动，离开长枕，转向一侧，起身。

初级姿势

双肩必须接触地面。如果碰不到的话，可以在下面垫一块叠好的毛毯。

如果下背部感到疼痛，可以抬高双脚，放在两三块泡沫砖上。纵向放置若干个长枕或许能使练习变得简单。

为使姿势更加放松，可以在脚踝和大腿中部分别缠绕两根带子。

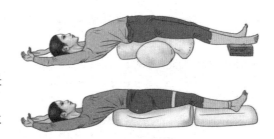

仰卧束角式

具体动作见第一篇"瑜伽"第一章"哈他瑜伽"第九节"平躺放松式"之"仰卧束角式"。

仰卧英雄式

这个放松的姿势可以舒展骨盆和腹腔内脏器，缓解腿部疼痛，促进消化。如果增加支撑物后背部仍然感到疼痛，就躺在长枕上，保持双腿交叉。

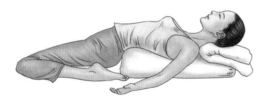

◄ 在垫子上纵向放置一个长枕，并在长枕一端放一块叠好的毛毯。坐在紧靠长枕另一端的泡沫砖上，完成英雄式。

下背部紧靠长枕，躺在上面，用叠好的毛毯支撑头部和颈部。双臂向两侧伸开，掌心向上。保持3~5分钟，然后慢慢起身。

初级姿势

如果膝盖或下背部感到疼痛，可再加一个长枕。

保持双肩下压，胸部打开上挺。

如有需要，可以增加毛毯以支撑头部。

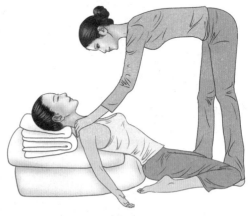

伸举腿式

这个姿势能够增强下背部的力量，缓解腿部疲劳。当注意力集中于呼吸时，头脑可获得平静。

▶ 身体一侧靠墙而坐，右臀尽量贴紧墙壁。后仰，转动身体，双腿沿着墙壁上举，保持上半身伸直。

躺下，让墙壁支撑双腿。双臂在头部两侧向后平伸，臀部下压，双腿靠墙伸直。保持40~60秒，然后慢慢起身。

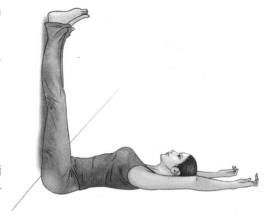

注意点

● 双腿向上伸直，同时紧压墙壁。

● 保持臀部紧贴地面。

● 肩胛骨收拢，扣入体内，打开胸部。

● 该姿势属于仰卧式，用于放松。而靠墙倒立式则需要抬升臀部和背部，使之离开地面，因此属于倒立式。

卧手抓脚趾腿伸展式 A, B

这些姿势有助于拉伸韧带（腘绳肌腱），增强膝关节和髋关节的力量，并能缓解坐骨神经痛。练习时，骨盆被打开，下背部的僵硬度得以降低，背部疼痛也可缓解。

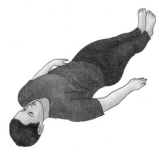

❶ 躺在垫子或毛毯上，两脚掌顶住墙壁。

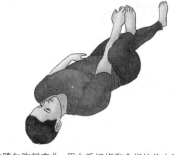

❷ 右膝向胸部弯曲，用右手拇指和食指钩住右脚大脚趾。

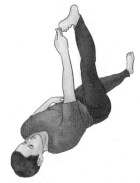

❸ 卧手抓脚趾腿伸展式 A。右腿向上伸直，左脚掌顶住墙壁。保持右腿与身体成 90° 角（如果背部感到疼痛，可以调节成 60° ～ 70° 角）。左腿沿地面伸展，并顶住地面。右手钩住右脚趾，打开胸部。保持 30 ～ 40 秒，放下右腿，在左侧重复练习。

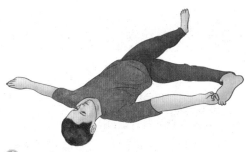

❹ 卧手抓脚趾腿伸展式 B。按照上述说明，右腿先上伸成 90°，然后将右腿、右臂朝右侧打开并伸展，使右腿靠近地面，同时保持头部、身体和左腿的位置不变。

左脚掌顶住墙壁，左腿紧压地面。如果整个身体向右翻转，可以在右脚下面垫一些支撑物，阻止这一趋势（如果使用带子，用右手拉住它）。左臂向体侧伸展。

胸部打开，保持 30 ～ 40 秒，然后在另一侧重复练习。

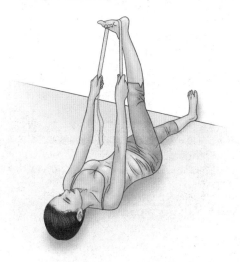

初级姿势

韧带紧张的初学者可以用带子绕在脚上，代替抓握大脚趾。

如果侧向伸腿感到困难，可以在大腿下面垫一个长枕。

下犬式

具体动作见第一篇"瑜伽"第一章"哈他瑜伽"第一节"站式"之"下犬式"。

上犬式

具体动作见第一篇"瑜伽"第一章"哈他瑜伽"第五节"后仰式"之"上犬式"。

蝗虫式

具体动作见第一篇"瑜伽"第一章"哈他瑜伽"第五节"后仰式"之"蝗虫式"。

骆驼式

具体动作见第一篇"瑜伽"第一章"哈他瑜伽"第五节"后仰式"之"骆驼式"。

仰尸式

具体动作见第一篇"瑜伽"第二章"阿斯汤加瑜伽"第四节"结束姿势"之"仰尸式"。

调 息

调息时，头脑变得安静，神经系统的运作也更为有效。调息可以增加肺活量，从而为身体储备能量。

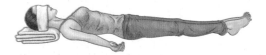

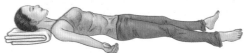

1 正常吸气 / 延长呼气：

枕在长枕或毛毯上完成仰尸式。用绷带蒙住眼睛。花几分钟时间感受你的正常呼吸。呼气，放松腹部，正常吸气。

缓慢、安静、平稳地呼气，延长呼气时间，但不要勉强。再一次正常吸气，再缓慢、深度、平稳地呼气。

如果循环练习之间感到气喘或疲惫，可以正常呼吸几次，然后继续练习。坚持 5 分钟，回到正常呼吸，让肺部逐渐恢复。

2 延长吸气 / 正常呼气：

呼气，彻底排出肺部的空气。

缓慢、柔和地吸气，让空气完全充满肺部。

不要绷紧或扭拉胸部，平稳呼气，静静地延长吸气。

正常呼气。再一次吸气，将空气慢慢吸进肺部。

正常呼气。

重复练习这两个循环，坚持 5 分钟，然后回到正常呼吸。呼吸一旦恢复正常，检查肩膀、喉咙、嘴巴和双手是否感到紧张。

练习调息时必须十分小心，因为错误的调息法会拉伤肺部和膈肌。

这两个循环可以单独练习，也可以一起练习，而且必须练习几个月后，才能进入下一个练习。

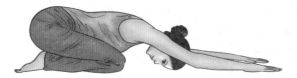

③ 延长吸气／延长呼气：

呼气，彻底排出肺部的空气。缓慢、平稳地吸气，延长呼吸时间。

保持胸部上挺，缓慢、深度地呼气，但不要绷紧喉咙。

控制呼吸气流，使身体不致颤抖或紧张。如感到呼吸困难可做几次正常呼吸。

重复 5 分钟，回到正常呼吸。

弯曲双膝，向侧翻身，移开长枕，结束上述循环。身体平躺，头部依旧枕在毛毯上，保持仰尸式 5 分钟。头脑保持平静，放松身体。慢慢睁开眼睛，向侧翻身，过一会儿再翻向另一侧。起身，完成英雄前曲式，然后起身。

注意点

- 初学者必须掌握姿势，并控制全身，然后才能开始练习调息。
- 保持面部肌肉的放松。
- 自始至终保持胸部打开和上挺。
- 双肩与耳朵尽量保持距离。
- 呼吸时保持腹部柔软。
- 保持手掌柔软，手指放松。
- 如果思想无法平静，可用绷带蒙住眼睛。

· 第六节　常规练习 ·

古印度圣人帕檀迦利在《瑜伽经》中曾说过："当你很容易就能完成一个姿势时，当你可以触及到内心的无限时，你就达到了尽善尽美。"按照一个固定的顺序练习瑜伽姿势，不仅能增强其有效性，而且能促进练习者对每一个姿势的理解。当一个人的练习变得越巩固时，这些姿势的微妙之处和细节，以及它们对身心的影响就会越来越明显。

常规套路

体位法练习能使整个身体获益。姿势可以调节肌肉、组织、韧带、关节和神经，维持并改善健康状况，促进所有机体系统的运作功能。坚持练习非常重要，直至你对每个姿势都很熟悉并感觉身体很舒服。这样，你才能获得整体的益处，这也是必须经常进行常规练习的原因所在。

姿势分类

一般来说，站式比较具有动感，使人振奋，在消除紧张和疼痛的同时可使身心充满活力。站式是其他姿势的基础，通过练习，初学者可以熟悉身体的各个部位，包括肌肉和关节，并运用意识提高对这些部位的反应。大多数常规练习从站式开始，因为这能唤醒机体（手臂、双腿、脊柱），并通过动作与身体部位的对应联系来刺激头脑活动。站式还能锻炼耐力、体力和意志力。

坐式应在站式之后练习，用于消除腿部

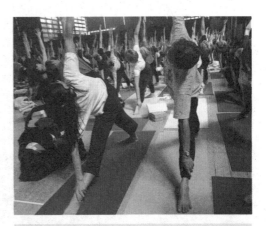

▲最好去参加一个有资深教练指导的训练班，每周至少去一两次，同时坚持每天在家练习作为补充，很快，你就能感到身体的明显变化了。

紧张，使机体得到休息。前曲坐式具有镇静作用，可以消除疲劳、安抚神经、镇静心灵。站式激活头脑，而坐式能使激动活跃的思维恢复平静。

转体式能够拉伸、扭转脊柱，这些姿势对缓解背部疼痛、降低颈部和肩部的僵硬度非常有效。身体扭转时，体内脏器被激活，可促进消化。

倒立式可以激活整个机体系统，有助于缓解腿部压力，并能激活和滋养体内脏器，刺激大脑，改善呼吸、循环和神经系统。站式、坐式和转体式的练习为倒立式的进行做好了身心两方面的准备。但需注意，女性在生理期不要练习倒立式。

仰卧式和俯卧式又称为腹部式，常规练习不能以这两种姿势开始。站式调整腹部肌肉，使之能被正确使用；倒立式保护脏器，使之不会在腹部式练习中受到损伤。因此，练习腹部式之前，必须先做这些姿势。

仰尸式（放松式）必须在每次常规练习结束后练习5～10分钟（视具体时间而定）。

建议的练习计划

下列建议能使初学者的练习更加系统，进步更加迅速。每天抽出一点时间来锻炼，胜过每周进行一两次长时间的锻炼。建议你参加一个定期的瑜伽学习班，接受资深教练的指导，这样可以确保你按照正常的速度进步。

可以每天做一组常规套路练习，比如周一练习套路1，每天依次练习直到周末练习套路5。连续2～3周练习这5组套路，以便巩固其中的姿势，然后再练习套路6到套路10。最后，为了配合自身生理和心理的节奏，应该有所区别地制定个人的练习时间和练习姿势。

通过定期、规律地练习，熟悉掌握了这些姿势并了解了它们对身体的功效后，你的自信心将大大提升。然后可以继续学习、熟悉下一个套路的练习。只有确信具备一定的能力时，才能进入下一套路。

当你的练习取得进步时，你的柔韧性和耐力将得到改善，每个姿势也能保持更长的时间。练习体位法不会即刻产生效果，生效时间与体能、心智和意念有关。当然，如果时间不允许，你可以根据实际情况调整练习计划。

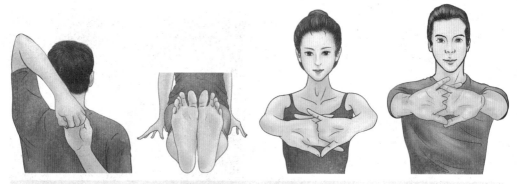

▲只有通过长时间的耐心练习，才能理解每个姿势的精妙之处和技巧要求。

套路1：简单站式

在这个套路中，必须先学习并不断练习每个体位中的姿势。当对这些比较熟悉后，就应引入详细的说明，使姿势更加精准，并体验练习的功效。每个姿势都要保持脊柱挺直。如果感到疲惫，可以做前伸一式，以恢复体力。

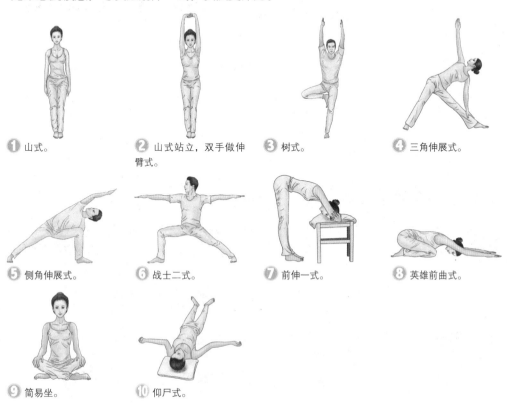

① 山式。　　② 山式站立，双手做伸臂式。　　③ 树式。　　④ 三角伸展式。

⑤ 侧角伸展式。　　⑥ 战士二式。　　⑦ 前伸一式。　　⑧ 英雄前曲式。

⑨ 简易坐。　　⑩ 仰尸式。

套路2：简单坐式

这组坐式中，用到了一个俯卧式（下犬式）和两个倒立式（肩倒立桥式、靠墙倒立式）。如果处于生理期，不要练习倒立式。建议你坐在支撑物上完成坐式，这样有助于向上舒展脊柱。下背部不能向前拱起，要向头部伸展。靠墙倒立式中，确保臀部下面的支撑物足够高，以免导致膝部疼痛。练习肩倒立桥式时如果感到下背部有任何不适，可以将脚抬高一些，以缓解腰部肌肉紧张。

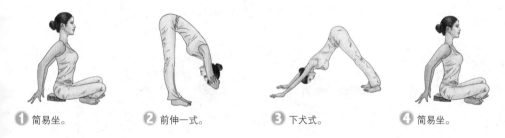

① 简易坐。　　② 前伸一式。　　③ 下犬式。　　④ 简易坐。

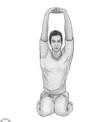

5 英雄伸臂式。

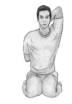

6 牛面式。

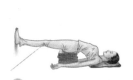

7 肩倒立桥式。

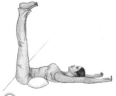

8 靠墙倒立式。

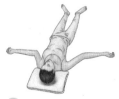

9 仰尸式。

注意点

● 可以每天进行一组常规练习，比如周一练习套路1，每天依次练习直到周末练习套路5。连续2～3周练习这5组套路，以便巩固其中的姿势，然后再练习套路6到套路10。

套路3：巩固简单站式

这里引入了侧前伸展式，使后脚比其他站式内转得更厉害。保持两侧髋部处于同一高度，并朝着相同方向。可用木砖支撑双手，以舒展脊柱。开始试着延长这些姿势的保持时间。

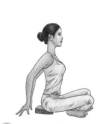

1 简易坐。

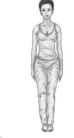

2 山式。

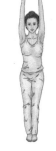

3 山式站立，双手做伸臂式。

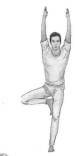

4 树式。

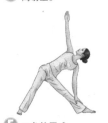

5 三角伸展式。

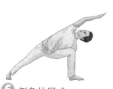

6 侧角伸展式。

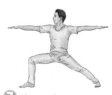

7 战士二式。

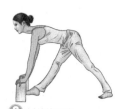

8 侧前伸展式。

9 前伸一式。

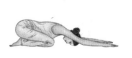

10 英雄前曲式。

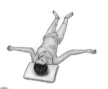

11 仰尸式。

套路4：靠墙肩倒立式和半犁式的引入

这个套路引入了战士一式，使站式更具挑战性。练习该姿势时，后腿应当内转，两侧髋部也要尽量扭转，这很重要。在所有站式中，后腿必须保持稳固有力（这条腿被称为姿势的"总指挥"）。如果完成靠墙肩倒立式时感到不适，可以躺下，使双腿靠墙即可。如果处于生理期，不要做靠墙肩倒立式和半犁式。

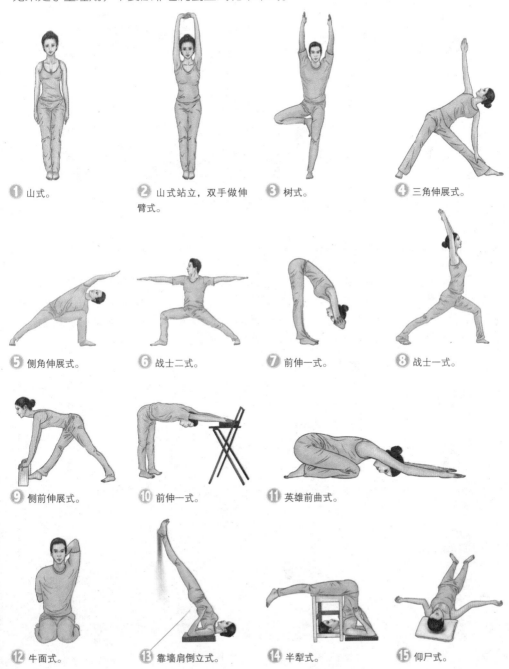

❶ 山式。　　❷ 山式站立，双手做伸臂式。　　❸ 树式。　　❹ 三角伸展式。

❺ 侧角伸展式。　　❻ 战士二式。　　❼ 前伸一式。　　❽ 战士一式。

❾ 侧前伸展式。　　❿ 前伸一式。　　⓫ 英雄前曲式。

⓬ 牛面式。　　⓭ 靠墙肩倒立式。　　⓮ 半犁式。　　⓯ 仰尸式。

套路5：安宁、镇静练习

这个套路集中了头部支撑、胸部上挺的姿势。如果你感到疲劳或不舒服，这组具有镇静作用的套路就能派上用场了。尽可能长时间地保持姿势，以体验其镇静效果。自始至终保持面部肌肉放松，正常呼吸，但要注意放松时呼吸深度和节奏的变化。在下犬式中，尽管头部朝下，仍要保持脊柱向上伸展。双肩后转打开，以扩大并创造胸腔空间。

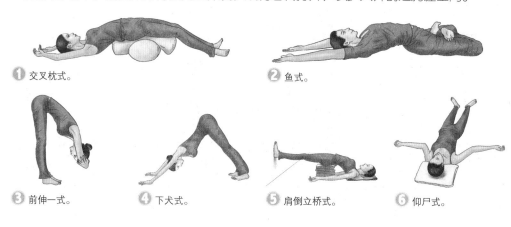

① 交叉枕式。　② 鱼式。

③ 前伸一式。　④ 下犬式。　⑤ 肩倒立桥式。　⑥ 仰尸式。

套路6：伸展腘绳肌腱的姿势

在这些站式中，要注意保持双脚与地面最大限度的接触。双脚均沿地面伸直，并紧压地面。双腿充分伸直。练习手抓脚趾单腿站立侧伸展式时，保持上半身向上伸直，身体两侧充分舒展。练习叭喇狗A式时，脊柱向前伸展，然后低头。注意双脚，如果向小脚趾一侧翻转，小腿侧就会非常不舒服。因此，要保持脚掌伸平，均匀受力。

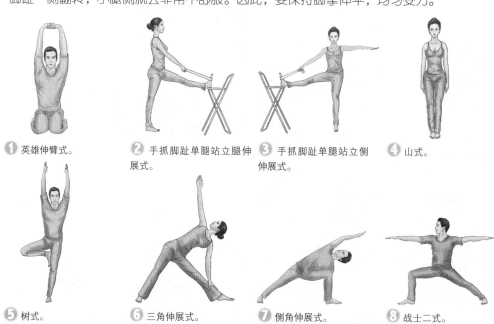

① 英雄伸臂式。　② 手抓脚趾单腿站立腿伸展式。　③ 手抓脚趾单腿站立侧伸展式。　④ 山式。

⑤ 树式。　⑥ 三角伸展式。　⑦ 侧角伸展式。　⑧ 战士二式。

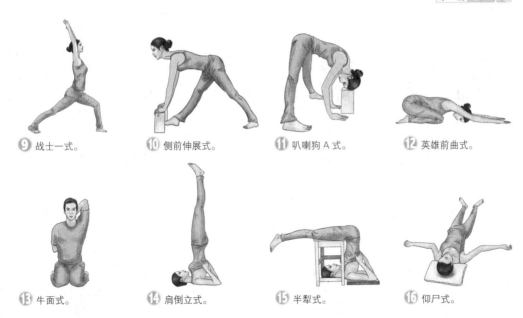

⑨ 战士一式。　⑩ 侧前伸展式。　⑪ 叭喇狗 A 式。　⑫ 英雄前曲式。

⑬ 牛面式。　⑭ 肩倒立式。　⑮ 半犁式。　⑯ 仰尸式。

注意点

● 连续 2 ~ 3 周练习套路 1 至套路 5，以便巩固姿势，然后继续练习套路 6 至套路 10。最后，根据自身情况，有所区别地制定个人练习时间和练习姿势。

套路 7：坐式加简单转体式

转体式中，脊柱必须先伸展、拉长，然后扭转。转体时，要转动整个身体，肩膀与耳朵尽量保持距离，然后转头，不要使颈部肌肉紧张。英雄伸臂式中，确保双肩与耳朵尽量保持距离，以使颈部舒展。

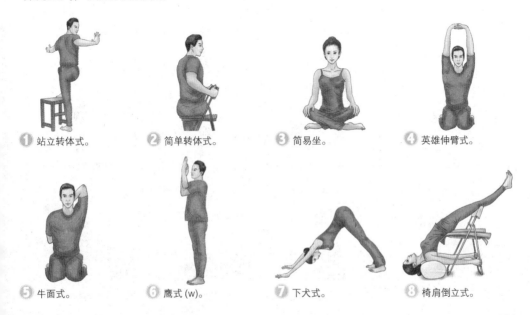

① 站立转体式。　② 简单转体式。　③ 简易坐。　④ 英雄伸臂式。

⑤ 牛面式。　⑥ 鹰式 (w)。　⑦ 下犬式。　⑧ 椅肩倒立式。

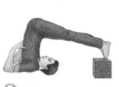

⑨ 犁式。

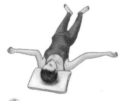

⑩ 仰尸式。

注意点

● 此处引入的犁式没有凳子作为支撑。如果背部或颈部感到疼痛，可以用哈拉萨那凳支撑，直至疼痛消失。

套路8：幻椅式和鹰式的引入

伸展双臂时，使其充分舒展，并保持手掌张开。可以尝试战士一式，但如果感到腰背疼痛，可将双手置于髋部。也可以在山式站立时练习鹰式，但应逐步完成全部姿势。

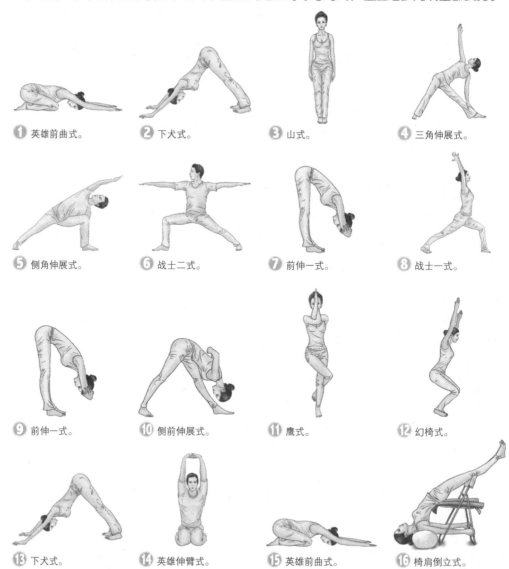

❶ 英雄前曲式。　　❷ 下犬式。　　❸ 山式。　　❹ 三角伸展式。

❺ 侧角伸展式。　　❻ 战士二式。　　❼ 前伸一式。　　❽ 战士一式。

❾ 前伸一式。　　❿ 侧前伸展式。　　⓫ 鹰式。　　⓬ 幻椅式。

⓭ 下犬式。　　⓮ 英雄伸臂式。　　⓯ 英雄前曲式。　　⓰ 椅肩倒立式。

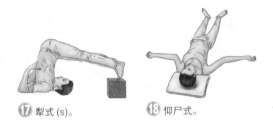

⑰ 犁式 (s)。　　⑱ 仰尸式。

套路 9：放松练习

　　练习这些姿势时，要保持胸部打开并上挺，大脑镇定，心情平静，将注意力放在呼吸上，直至完成所有动作。姿势保持 3 ~ 5 分钟获益最大。练习仰卧皮匠式时，如果腹股沟肌肉感到疼痛，可在膝盖下方垫 1 ~ 2 块泡沫砖，以减少拉力。练习仰卧英雄式时，如果背部或膝盖感到疼痛，可以增加支撑物，来减轻不适。为了不被眼前的事物分心，建议你闭上双眼，把注意力集中在呼吸上。

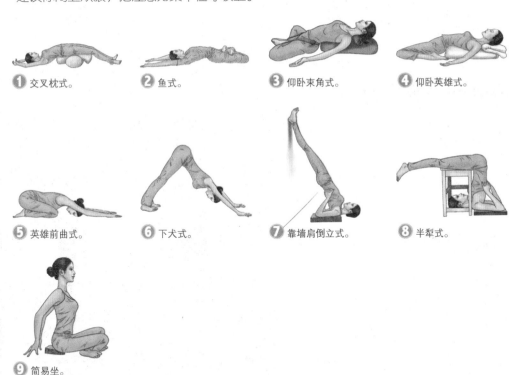

① 交叉枕式。　　② 鱼式。　　③ 仰卧束角式。　　④ 仰卧英雄式。

⑤ 英雄前曲式。　　⑥ 下犬式。　　⑦ 靠墙肩倒立式。　　⑧ 半犁式。

⑨ 简易坐。

套路 10：坐式前曲的引入

　　坐在支撑物上完成这些坐式，以使脊柱上提。前曲时背部可能会拱起，这是胸腔扩张抬升、肩膀与耳朵拉开距离以及肩胛骨朝体前转动的缘故。如果背部感到疼痛，可以用带子绕住脚，缩小身体和腿的夹角，来缓解腰背酸痛，抓握带子时双臂要保持伸直。在伸举腿式中，双腿应紧贴墙壁。

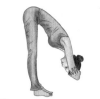
❶ 前伸一式。

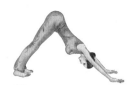
❷ 下犬式。

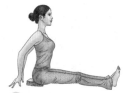
❸ 手杖式。

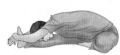
❹ 头碰膝前曲伸展坐式。

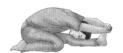
❺ 半英雄前伸展坐式。

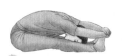
❻ 背部前曲伸展坐式。

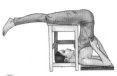
❼ 半犁式。

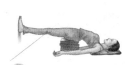
❽ 肩倒立桥式。

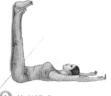
❾ 伸举腿式。

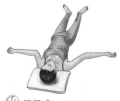
❿ 仰尸式。

注意点

● 连续数周反复练习套路 6 至套路 10，试着延长姿势保持的时间，然后进入下面 5 个套路的练习。

套路 11：长时间的站式

这个套路重在巩固站式，必须用心练习，注意细节。如果感到不适，试着找出导致不适的原因，将其消除。当然，这需要对姿势技巧充分理解。尝试逐渐延长每个姿势的保持时间。

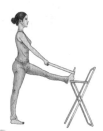
❶ 手抓脚趾单腿站立伸展式。

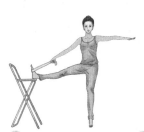
❷ 手抓脚趾单腿站立侧伸展式。

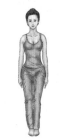
❸ 山式。

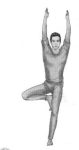
❹ 树式。

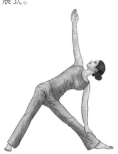
❺ 三角伸展式。

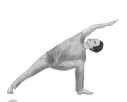
❻ 侧角伸展式。

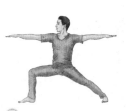
❼ 战士二式。

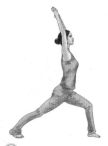
❽ 战士一式。

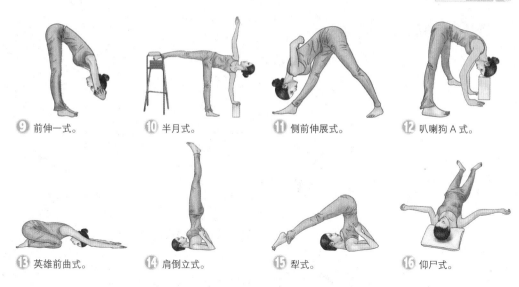

⑨ 前伸一式。　⑩ 半月式。　⑪ 侧前伸展式。　⑫ 叭喇狗 A 式。

⑬ 英雄前曲式。　⑭ 肩倒立式。　⑮ 犁式。　⑯ 仰尸式。

注意点

● 这个套路的练习时间比其他套路要长，因为每个姿势的保持时间都延长了。

套路 12：长时间的坐式前曲

坐式前曲动作能够增加脊柱的弹性，并有助于打开胸部。整个身体必须伸直，仰视时不要使颈部后侧肌肉紧张。

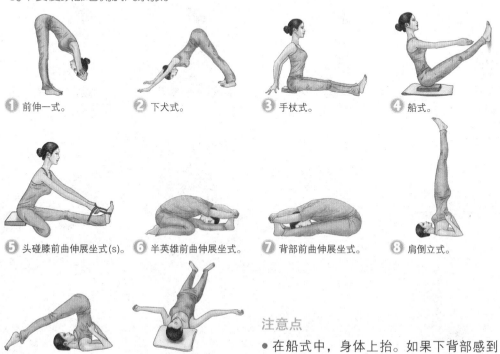

① 前伸一式。　② 下犬式。　③ 手杖式。　④ 船式。

⑤ 头碰膝前曲伸展坐式(s)。　⑥ 半英雄前曲伸展坐式。　⑦ 背部前曲伸展坐式。　⑧ 肩倒立式。

⑨ 犁式。　⑩ 仰尸式。

注意点

● 在船式中，身体上抬。如果下背部感到疼痛，可将手放在地上，作为支撑。

套路 13：基础站式引入坐式

试着在站式练习中减少紧张，保持镇静。到现在为止，所有的姿势技巧已经融入到身体动作中，接着就要真正"进入"姿势，体会其心理功效。

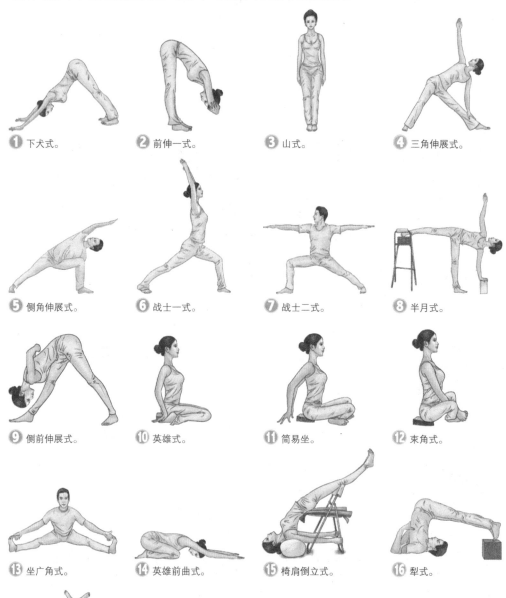

① 下犬式。　② 前伸一式。　③ 山式。　④ 三角伸展式。

⑤ 侧角伸展式。　⑥ 战士一式。　⑦ 战士二式。　⑧ 半月式。

⑨ 侧前伸展式。　⑩ 英雄式。　⑪ 简易坐。　⑫ 束角式。

⑬ 坐广角式。　⑭ 英雄前曲式。　⑮ 椅肩倒立式。　⑯ 犁式。

⑰ 仰尸式。

套路 14：转体式和坐式前曲

做完前两个转体式后，脊柱得到伸展和扭转，这时前曲就变得容易了。在这个套路中，要练习完整的前曲姿势，使身体充分伸展，可能的话，还要用手抓住脚。如果你碰不到脚，或者背部感到疼痛，可以将带子绕在脚上再用手抓住带子。

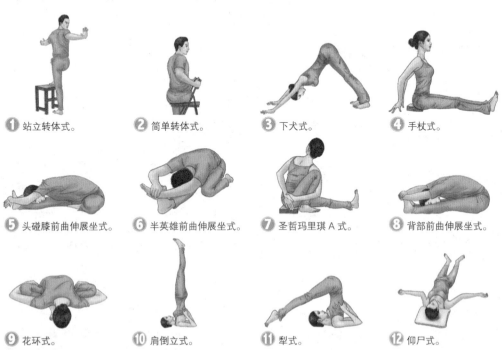

① 站立转体式。　② 简单转体式。　③ 下犬式。　④ 手杖式。

⑤ 头碰膝前曲伸展坐式。　⑥ 半英雄前曲伸展坐式。　⑦ 圣哲玛里琪 A 式。　⑧ 背部前曲伸展坐式。

⑨ 花环式。　⑩ 肩倒立式。　⑪ 犁式。　⑫ 仰尸式。

套路 15：放松和恢复练习

这个套路的练习要缓慢，每个姿势都要保持 5 分钟以上。保持胸部打开并上挺，双眼轻轻闭合，面部肌肉放松，大脑镇静，并把注意力集中到呼吸上。但不要睡着，仅做休息和呼吸。完成所有姿势后，背部应该觉得舒适，为此，可以根据需要使用支撑物。

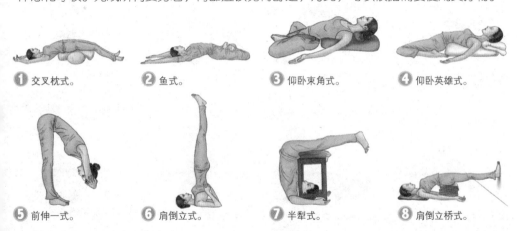

① 交叉枕式。　② 鱼式。　③ 仰卧束角式。　④ 仰卧英雄式。

⑤ 前伸一式。　⑥ 肩倒立式。　⑦ 半犁式。　⑧ 肩倒立桥式。

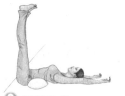

⑨ 靠墙倒立式。

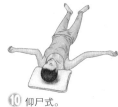

⑩ 仰尸式。

注意点

● 巩固这些姿势，回到感到困难的地方，反复练习，直到觉得轻松和熟练为止。

套路16：站式和站式前曲

这个套路需要两个小时才能完成。如果感到疲劳，可在姿势之间做前伸一式，以恢复体力和脑力。延长姿势的保持时间，特别是肩倒立式和犁式。

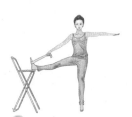

❶ 手抓脚趾单腿站立侧伸展式。

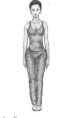

❷ 山式。

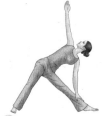

❸ 三角伸展式。

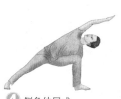

❹ 侧角伸展式。

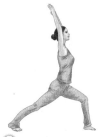

❺ 战士一式。

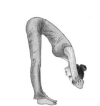

❻ 前伸一式。

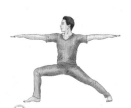

❼ 战士二式。

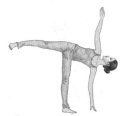

❽ 半月式。

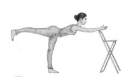

❾ 战士三式。

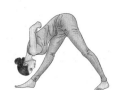

❿ 侧前伸展式。

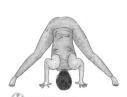

⓫ 叭喇狗Ａ式。

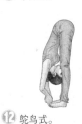

⓬ 鸵鸟式。

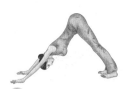

⓭ 下犬式。

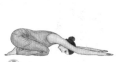

⓮ 英雄前曲式。

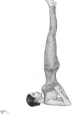

⓯ 肩倒立式。

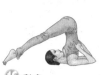

⓰ 犁式。

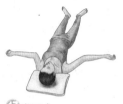

17 仰尸式。

套路 17：强烈前曲式和转体式

在所有坐式姿势中保持胸部上挺、打开。坐在支撑物上，使脊柱上提。练习转体式时，脊柱必须先拉伸再扭转。转体时，两侧坐骨必须紧压支撑物。延长前曲姿势的保持时间，保持大脑镇静。

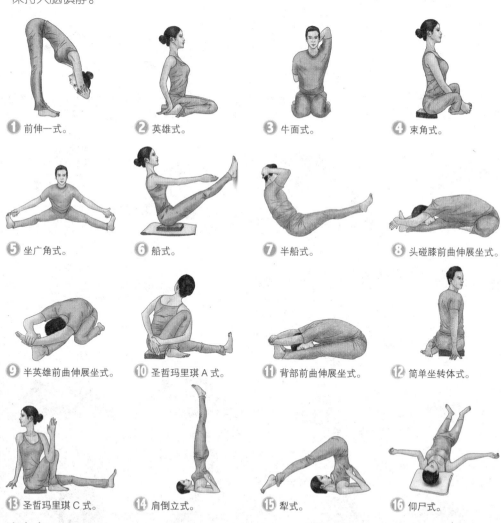

1 前伸一式。　　**2** 英雄式。　　**3** 牛面式。　　**4** 束角式。

5 坐广角式。　　**6** 船式。　　**7** 半船式。　　**8** 头碰膝前曲伸展坐式。

9 半英雄前曲伸展坐式。　　**10** 圣哲玛里琪 A 式。　　**11** 背部前曲伸展坐式。　　**12** 简单坐转体式。

13 圣哲玛里琪 C 式。　　**14** 肩倒立式。　　**15** 犁式。　　**16** 仰尸式。

注意点
● 在船式和半船式中，尽量伸直双腿。如果背部感到疼痛，可以弯曲双膝完成这些姿势。

套路18：逐步加大难度的姿势

这个阶段的练习重在提高你的毅力、耐力和柔韧性。因此，所有姿势应该具有一定难度，但又不是无法完成。练习战士三式时，只有手部获得支撑，抬升腿要充分伸直，并与头部尽量保持距离，双臂朝前伸展。

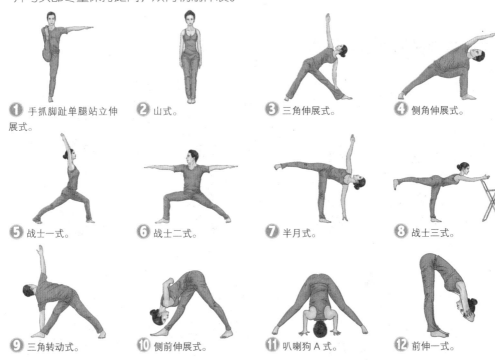

❶ 手抓脚趾单腿站立伸展式。　❷ 山式。　❸ 三角伸展式。　❹ 侧角伸展式。

❺ 战士一式。　❻ 战士二式。　❼ 半月式。　❽ 战士三式。

❾ 三角转动式。　❿ 侧前伸展式。　⓫ 叭喇狗A式。　⓬ 前伸一式。

套路19：放松练习

在这个放松套路中，前曲式的练习有头部支撑。一旦头部触及支撑物，大脑就会变得安宁、镇静，使你可以把注意力集中在呼吸上。练习支撑形式的前曲式时，不要过度拉伸，以免造成紧张，让身体自然摆正姿势即可。

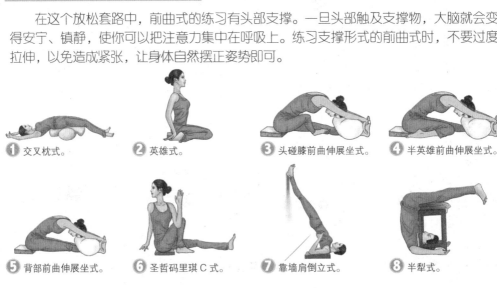

❶ 交叉枕式。　❷ 英雄式。　❸ 头碰膝前曲伸展坐式。　❹ 半英雄前曲伸展坐式。

❺ 背部前曲伸展坐式。　❻ 圣哲码里琪C式。　❼ 靠墙肩倒立式。　❽ 半犁式。

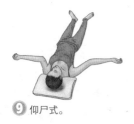

注意点

● 如果这个套路的挑战性太大，可以回到套路 1。没有必要尽快完成所有套路。讲求条理和心智体验的逐步练习，要比急于求成反而弄伤身体明智得多。

⑨ 仰尸式。

套路 20：俯卧式和基础站式

上犬式是后曲的预备姿势之一。在这个姿势中，脚背必须贴住地面，双腿向上提升，肘部和膝盖要夹紧。抬起身体如果感到困难，可以用木砖支撑双手，也可使脚趾弯曲。

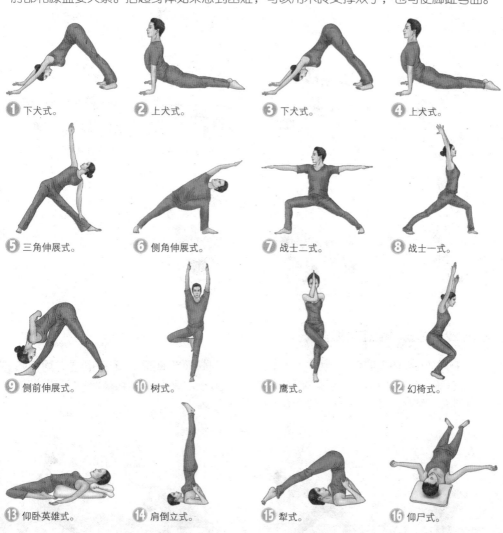

① 下犬式。　② 上犬式。　③ 下犬式。　④ 上犬式。

⑤ 三角伸展式。　⑥ 侧角伸展式。　⑦ 战士二式。　⑧ 战士一式。

⑨ 侧前伸展式。　⑩ 树式。　⑪ 鹰式。　⑫ 幻椅式。

⑬ 仰卧英雄式。　⑭ 肩倒立式。　⑮ 犁式。　⑯ 仰尸式。

注意点

● 胸部打开和脊柱上提可使站式变得更容易，效果也更明显。

套路 21: 坐式和膝部练习

莲花式的练习如果不正确,可能会给膝部带来严重问题。因此,不要强迫膝部弯曲。练习之前,可以先做几次简易坐,"润滑"髋关节和膝关节。然后保留一条腿处于简易坐,开始练习莲花式。请保持耐心,巩固所有的练习,有勇气,有决心,才能达到你所期望的目标。

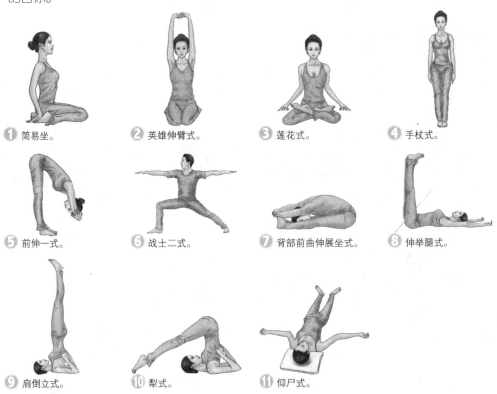

① 简易坐。　② 英雄伸臂式。　③ 莲花式。　④ 手杖式。

⑤ 前伸一式。　⑥ 战士二式。　⑦ 背部前曲伸展坐式。　⑧ 伸举腿式。

⑨ 肩倒立式。　⑩ 犁式。　⑪ 仰尸式。

套路 22: 站式、倒立式和坐式

这组混合姿势需要耐力、体力和柔韧性,而且必须谨慎练习。如有需要,可在站式之间做前伸一式,以得到放松。你至少得腾出两个小时来完成这组练习,有方向性的姿势每侧练习两次,最后,做仰尸式 10 分钟。

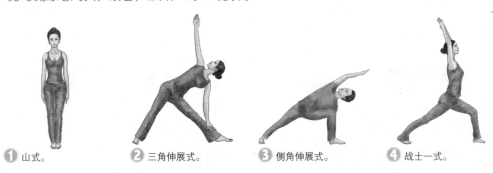

① 山式。　② 三角伸展式。　③ 侧角伸展式。　④ 战士一式。

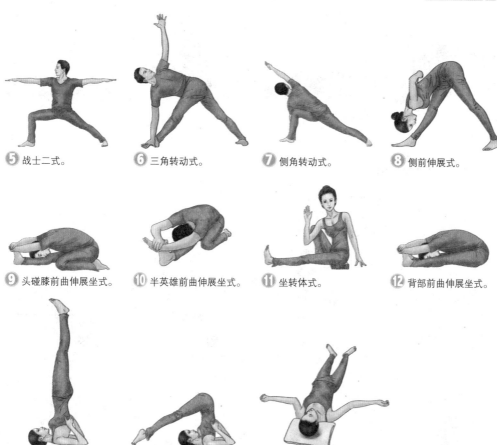

⑤ 战士二式。　⑥ 三角转动式。　⑦ 侧角转动式。　⑧ 侧前伸展式。

⑨ 头碰膝前曲伸展坐式。　⑩ 半英雄前曲伸展坐式。　⑪ 坐转体式。　⑫ 背部前曲伸展坐式。

⑬ 肩倒立式。　⑭ 犁式。　⑮ 仰尸式。

套路23：放松和调息

　　延长这组套路的练习时间，以使胸腔充分扩张，加深放松程度。不要压迫肺部，调息时情绪不要激动，吸气和呼气都必须缓慢、镇静、均匀。调息的质量比数量重要得多。如果感到不适或紧张，可以回到正常呼吸状态。

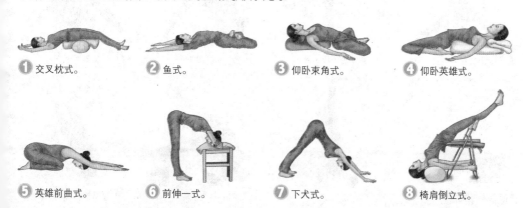

① 交叉枕式。　② 鱼式。　③ 仰卧束角式。　④ 仰卧英雄式。

⑤ 英雄前曲式。　⑥ 前伸一式。　⑦ 下犬式。　⑧ 椅肩倒立式。

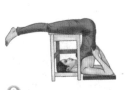

⑨ 半犁式。

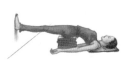

⑩ 肩倒立桥式。

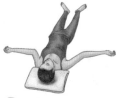

⑪ 仰尸式。

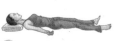

⑫ 调息。

套路24：巩固站式

在这个套路中要注意双腿的充分伸直。花些时间练习山式，从头到脚分析、纠正你的姿势。所有站式重复2次，运用从山式中获得的"信息"，加深对每个姿势的理解和完成。延长肩倒立式和犁式的保持时间。

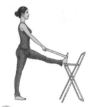

❶ 手抓脚趾单腿站立伸展式。

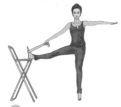

❷ 手抓脚趾单腿站立侧伸展式。

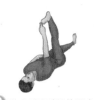

❸ 卧手抓脚趾腿伸展式A。

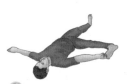

❹ 卧手抓脚趾腿伸展式B。

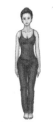

❺ 山式。

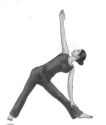

❻ 三角伸展式。

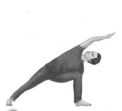

❼ 侧角伸展式。

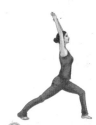

❽ 战士一式。

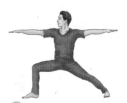

❾ 战士二式。

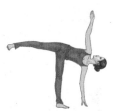

❿ 半月式。

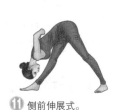

⓫ 侧前伸展式。

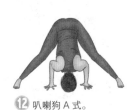

⓬ 叭喇狗A式。

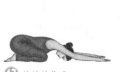

⓭ 英雄前曲式。

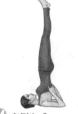

⓮ 肩倒立式。

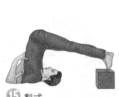

⓯ 犁式。

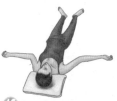

⓰ 仰尸式。

套路 25：坐式

练习下犬式、上犬式各 3 次，逐步打开胸部，拉伸脊柱。在下犬式中，仰视时不要压迫颈部后侧，并使头部处于舒适的位置。在手杖式、船式、半船式、背部前曲伸展式中，双腿要充分伸直，并紧压地面。在束角式、坐广角式中，保持上半身充分伸展，肩胛骨收拢并扣入体内，以此上挺和打开胸部。练习简单坐转体式时，尽量增大扭转幅度，并加深呼吸。

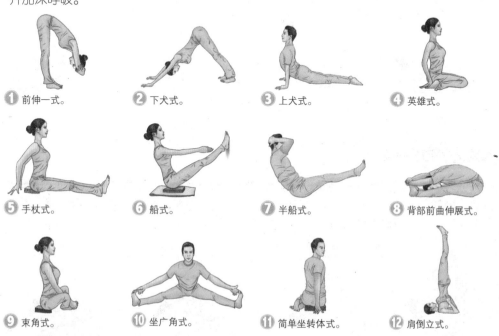

1 前伸一式。　　**2** 下犬式。　　**3** 上犬式。　　**4** 英雄式。

5 手杖式。　　**6** 船式。　　**7** 半船式。　　**8** 背部前曲伸展式。

9 束角式。　　**10** 坐广角式。　　**11** 简单坐转体式。　　**12** 肩倒立式。

套路 26：站式和俯卧式

这个套路的站式之后，依次是下犬式和上犬式，为蝗虫式的脊柱运动做准备。在这两个姿势中，将耻骨和骶骨压向地面，以避免下背部的疼痛、不适。蝗虫式要保持双腿并拢，但如果感到背部疼痛，可以让两腿微微分开；双腿朝脚跟方向充分伸直，保持脚底伸直、摊平；从肩膀处伸展双臂，使之向手指方向绷直，手掌摊平，掌心朝上；胸部尽可能上挺、打开，直视前方，放松眼部。然后，再次练习上犬式和下犬式，柔和地放松脊柱。练习半犁式时要确保背部舒适，如果感到酸痛，可用凳子支撑双腿。

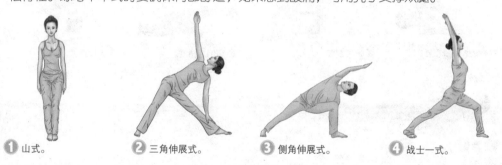

1 山式。　　**2** 三角伸展式。　　**3** 侧角伸展式。　　**4** 战士一式。

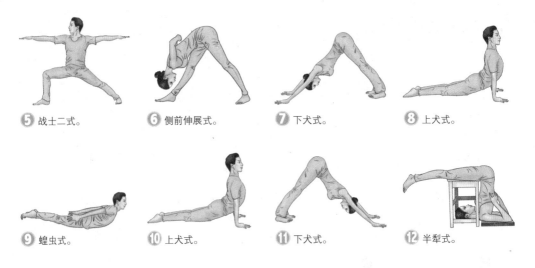

⑤ 战士二式。　　⑥ 侧前伸展式。　　⑦ 下犬式。　　⑧ 上犬式。

⑨ 蝗虫式。　　⑩ 上犬式。　　⑪ 下犬式。　　⑫ 半犁式。

套路27：放松练习

　　练习这些姿势时要保持自然，将注意力集中在呼吸上。一旦身体变得宁静，思维也会随之镇静。前曲时，当头部靠在支撑物上时，放松肩部、背部和腹部，保持脸、嘴、喉的平静，使呼吸和心智合为一体。调息时不要造成压力或紧张。

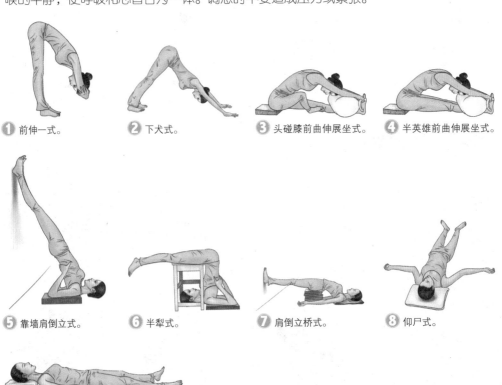

① 前伸一式。　　② 下犬式。　　③ 头碰膝前曲伸展坐式。　　④ 半英雄前曲伸展坐式。

⑤ 靠墙肩倒立式。　　⑥ 半犁式。　　⑦ 肩倒立桥式。　　⑧ 仰尸式。

⑨ 调息。

第二篇

瑜伽与冥想

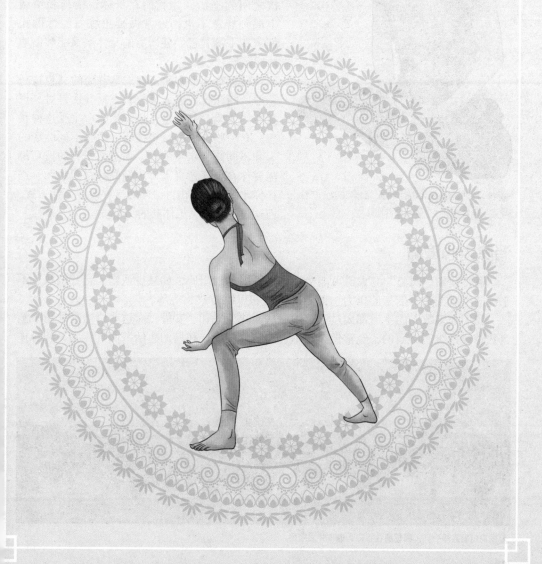

找寻内心的自我

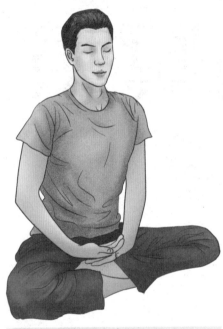

▲练习冥想时应保持身体不动，脊背挺直。思维静止，但要保持内心警觉，凝神静气。

人体具有多个层次：肉体层(physical bodies)、能量层(energy folw)、本能心理层(instinctive responses)、理智层(thinking processes)和灵魂层(wisdom)。每个层次都对我们的整体功能起着不可或缺的作用，要保持身体的平衡、健康和良好状态就需要所有的这些层次一起运作。然而，快节奏的现代生活方式打破了这些层次之间的平衡，让我们在身体、精神和情绪上感到疲惫不堪。经常做冥想练习能帮助我们重新平衡自己，使所有的身体层又能和谐地协同运作。

冥想有3个方面：首先是普通的冥想技巧练习，能让我们进入冥想状态；其次是对冥想状态的体验；最后是在日常生活中享受这种状态。有一些传统的冥想技巧，适合不同性情的人和不同修为水平的人。不过，所有的技巧都需要你在象征意义上"历经高峰之孤独"，这样你才能"重返市井之喧嚣"并改变生活方式，而这正是我们冥想体验的结果。

消除内心障碍

通往我们"内心"的大道可能会受到多种因素的阻碍，如缺少认知、自我偏执、不平衡的生活方式所带来的压力、消极的态度和思维方式，等等。

我们大多数人的生活都太过于繁忙，从而缺少平和、安静，而这些恰恰是重新平衡自我神经系统所必需的。经常做冥想练习能培养健康、和谐的生活节奏，让心灵和身体

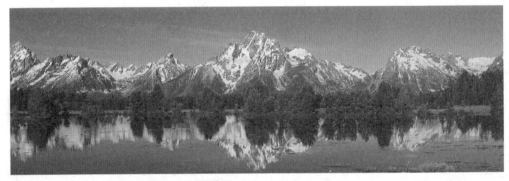

▲同高山的寂静一样，冥想能让我们远离市井之喧嚣。

都得到休息。我们的思维时刻活跃，不是在仔细考虑当前的问题，就是在充满焦虑地为不可掌控的未来做计划，为过去的行为而懊悔，或是创造一些个人的原则、教条、主张或偏见。这些心理"游戏"就像磁铁一样吸引着我们，使我们远离目前的生活。冥想教导我们活在当下，在此地此时的体验里成长。当我们被消极情绪（如生气或愤恨）所困扰时，当我们想象并不存在的侮辱和危险时，冥想能帮我们将这些消耗能量的戒备不安的心态用开放和信任的心态来取代，并让我们与他人建立起爱的联系。

缓解压力

如果你能够带着热情定期练习本篇所描述的冥想技巧，你就会很快体会到冥想所带来的益处。因为冥想能有效消除引起压力的种种因素，所以压力也就随之烟消云散了。

压力是生活中正常的一部分，而且一定的压力是人所必需的，可用来激励并促进人的发展；但是现代生活的快节奏和复杂度超出了我们身体的承受能力，削弱了我们自身调节压力的能力。据我们所知，人类是唯一能够持续思考的动物——但结果可能是我们陷入消极的思维方式而不能自拔，浪费了宝贵的能量而且还破坏了神经系统的平衡。

和其他动物一样，人类的神经系统能够本能地、自

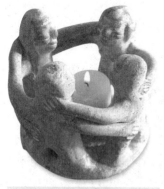

▲这些传统的泥人互相友爱，抱成一团，象征着冥想所孕育的团结与和谐。

发地应对外来威胁而使我们生存下去。压力是一种本能的反应，让我们能对危险做出回应，要么是回击要么是逃跑。一旦威胁的因素解除了，当我们平静地回到日常生活中来时，神经系统就会自身达到重新平衡。然而，不像其他动物，人类更容易继续保持这种兴奋的状态，因此我们不仅会在此刻保持活跃、兴奋，而且还会一直对过去和将来的事情保持担忧。

正因为压力的存在刺激了激素的分泌，使我们感觉兴奋，所以我们很容易就会对那些能激发压力的活动和挑战沉溺上瘾。这就是为什么我们喜欢看刺激的电视节目并参与测验活动的原因。但是如果我们一直保持这种兴奋的状态，我们的身体系统就无法得到休息和恢复的机会，致使压力不断累积，直到系统崩溃，最终产生各种身心疾病和不适。通过冥想练习，我们可以在最初感到自己产生了消极情绪和心理时就立刻停止并自觉将其清除，以此来平静心境，改善情绪，缓解不断累积的压力。

压力与人体健康

冥想练习有助于减少压力带来的负面影响，保护你免受以下症状的侵扰。

- 肌肉紧张，关节疼痛。
- 紧张不安，偏头痛。
- 注意力无法集中，思维混乱。
- 消化问题，可能包括糖尿病。
- 睡眠紊乱。
- 呼吸困难。
- 心血管疾病。
- 过敏反应。
- 身体衰弱。
- 神经衰弱。
- 免疫力低下。
- 其他免疫系统疾病。

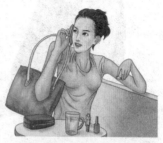

▲经常进行冥想能让你保持充足的精力和清晰的思维以应对日常生活的各种需要。

第一章　何为冥想

在冥想体验中，人往往会感到平静、精神集中、快乐并充满爱意。卸下了自我的重负，我们来到了一个更为宽阔的意识状态，通过瑜伽姿势练习和调息法逐渐唤醒自我意识。

到达了冥想这片乐土，我们便可以学着将冥想的心态和觉醒转移到日常生活的各个方面，不为我们周遭发生的事所影响。冥想练习可以增强我们对自我和我们与其他万物的联系的意识，让我们学会以一颗知足、平静、充满爱的心充实生命中的每时每刻。

通过有规律的冥想练习，甚至有可能彻底改变我们的生活质量。许多人常年被消极心态压得喘不过气来，而冥想可以帮助我们从压力中解脱出来，找寻到我们认为不可能实现的宁静。

· 第一节　踏寻古人之路 ·

冥想的起源早于人类的文字记载，甚至可以说，自人类出现以来就有人练习冥想。放眼那些现今仍存在着的最古老的文明，如澳大利亚的土著居民和南、北美洲当地的民族，我们了解到，冥想以及其他一些精神修行自古以来都只属于一小部分人。这些人被挑选出来，经过多年的训练和考验，才能领悟到隐秘的智慧，成为部落的精神领袖。

在许多文化中，这种精神修行及其方法只能秘密传授给那些注定要成为精神领袖的人，这些人要么是在很小的时候就被选中了，要么出生在世代传道的家庭（如印度教中的婆罗门）。只是到了近代，随着世界范围内的交流越来越广泛，这种隐秘的智慧才被广泛传播开来，只要愿意学习的人都可以练习。

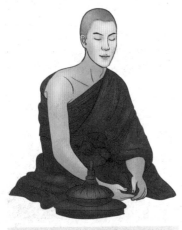

▲ 在佛教传统中，从冥想中获得的能量与见解应该贡献给宇宙中的生灵，给它们带来开悟。

冥想方法与传统生活方式

褪去传统的象征意义和神秘色彩，其实每种文化里的冥想方法都惊人地相似。这些技巧无一例外都是帮助冥想者抛弃关于过去、眼前和将来的想法，将注意力转移到内心感受上来，找寻身心的宁静。相应地，人体神经系统会转入一种"万事大吉"的安宁状态，大脑电波也从活跃进入沉思。具备了以上条件，就有可能进入到冥想的状态。

在许多传统中，精神修行者通常居住在特定的住所，如远离尘世的静修处或修道院。修行者的生活由两部分组成：常规的冥想练习与日常的宗教仪式活动。如果修行者无论在"闹市"还是"山林"都能保持冥想的心态，他就能被派出去传教布道，向更多的人传授冥想的技巧。也有许多精神修行者一旦回到尘世，面临名利的诱惑或是被追随者的花言巧语所欺骗，就走上了堕落之路，有辱"上师"之名。

自古以来，只有很少数的一部分人被允许进行冥想训练。在过去，大部分人都是被拒之门外的，特别是妇女（她们被视为男人们的财产）、农奴、农民和体力劳动者（他们实际上是有钱有势的地主的财产）以及外国人。然而，正是这些被排斥的人群里产生了一些伟大的修行者，他们克服重重阻力，取得了巨大的成就。在当今世界，我们很幸运，因为每个人——不论国籍、阶级或是性别——都有机会从事这种古代精神传统的练习。

佛教与基督教

佛祖原身是一个印度王子，出生于公元前560年。当他看到宫殿门口的穷苦人民饱受苦难时，他抛弃了奢华的宫廷生活。佛祖练习最严厉的苦行试图达到"觉悟"(enlightenment) 状态，未果，可是通过冥想他悟出"适度中庸"才是最好的精神之途。为了将大众从当时印度神职人员强加的约束和礼教中解脱出来，佛祖开始宣扬一种基于对万物的爱与尊重之上的新的宗教。

佛教的教义和基督教有很多相似之处，基督创教也是由于耶稣看到犹太同胞被宗教阶层强行施加的严酷法律所统治。佛祖和耶稣都重新建立起了人类的基本自由 (basic human freedom)，可惜在他们死后，他们的追随者又以他们的名义建立了新的宗教制度，从而压迫这种自由。

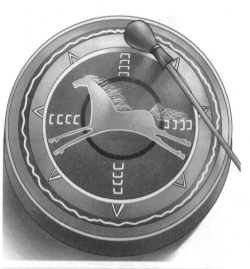

▲在北美和其他有着萨满教传统的地区，有节奏地击鼓是一种与宇宙精神相通的有效方式。

冥想与印度教

印度教起源于公元前2000多年前的《吠陀经》，它就像一个大熔炉，包含了各家思想。当今西方流行的两大冥想流派都源于印度教。

第一个流派源于印度上师帕檀迦利提出的阿斯汤加瑜伽。阿斯汤加瑜伽最初是为印度教的僧人所设计的，意味着通往冥想的王者之路。阿斯汤加瑜伽通过传授瑜伽姿势、呼吸法和放松法为冥想做准备，许多派别的瑜伽和其他练习体系都是基于帕檀迦利的教义。另外一个流派则是由印度高僧玛哈社希·玛赫西·优济（Maharishi Mahesh Yogi）于上世纪60年代引入西方

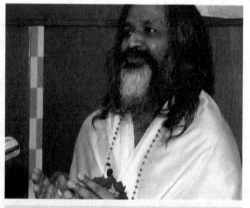

▲20世纪60年代，玛哈社希·玛赫西·优济的超觉静坐法被一些名人如披头士乐队等在西方推广开来。

的超觉静坐（Transcendental Meditation）法。他提出的超觉静坐法适用于我们的日常生活，提倡精神放松达到冥想状态，主要做法有每日两次静坐，反复默念依据个人而选定的曼特拉或圣音。

· 第二节　通用冥想方法 ·

大部分经典的冥想技巧在所有伟大的精神传统中都很流行，尽管它们的形式可能有所不同。但不管用什么方法，冥想练习都应该以简单的形式进行。

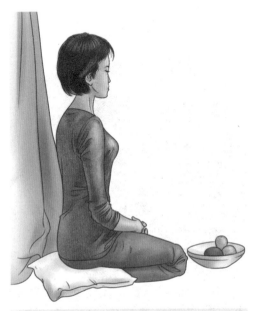

▲ 传统的冥想姿势可以使身体保持静止不动，同时使脊椎保持挺直。

要想让冥想练习在日常生活中奏效，有4个必不可少的元素：把注意力从那些身心内外不断纷扰的事物中解脱出来；为了进入一个扩张的感知状态（冥想状态），要把思维拉回到一个单独的焦点上来；回顾并反省在冥想状态下获得的洞察力；学会把这些洞察力运用到日常生活中去。冥想的最高层次就是一直生活在冥想状态，"人在世间，受到启蒙 (enlightened)"说的就是这个层次。通常说冥想的影响是累积的，而且"所有的努力都不会白费"。

让身体静止

保持在一个姿势（或跪，或坐，或莲花坐）上，必须不用费力就能保持住这个姿势，这意味着你的身体将不再占用你的注意力了。眼睛可以闭上，以避免外界干扰，也可以睁开来凝视一个具体的物体。

呼吸和吟唱

缓慢地深呼吸可以促进神经系统的放松。大声吟唱是延长呼吸的传统方法，而不断地念诵曼特拉或祈祷也能抚慰心灵、振奋精神。念珠经常被用来计算念诵曼特拉或祈祷的次数。

把注意力集中到单个的物体上

当注意力集中起来时，头脑里纷杂烦乱的思绪就能自然地平静下来，我们就能摆脱身心内外的诸多干扰。声音是通用的焦点，它可以是音乐，或是西藏颂钵的音符，真言或纳达（nada，我们内在身体振动发出的神秘声音）。

凝视是另一种通用的方法，通常看着一朵花或燃烧的烛火。基督教徒选择凝视耶稣基督或圣徒的图片，佛教徒选择佛或是菩萨。如果你不喜欢个人化的形象，可以选择其他焦点，这种焦点也可以是触摸或感觉的东西，比如念珠或体内的呼吸。甚至嗅觉和味

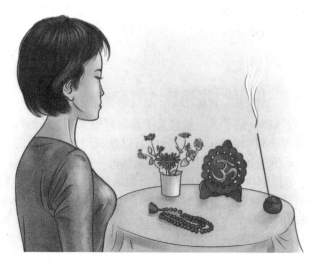

◀你可能会希望坐在一张矮桌前冥想，桌上放着植物或其他象征性的物体以帮助你集中注意力。

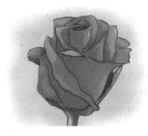

▼最基本的注意力集中方法之一就是凝视一件物品，而将注意力放在一朵花上可以使你感觉到与万物的归一。

觉都可以作为冥想的焦点。

观察和接受

"不以物喜，不以己悲"包括放松的观察和宽容的接受，而不是完全根据自己的喜好做出反应、判断和评论。以这种方式观察了内心之后，我们可以在日记里把它们真实地记录下来。一旦我们停止本能的反应，我们就能开始用心看待事物，接受生活真实的样子。这是东西方心理治疗的共同目的。

精神的意想

意想是指有意识地创造一个或一系列形象，这些形象可能是物体、感觉或作为冥想练习焦点的符号。西方的心理医生经常运用非正式的意想，如他们可能运用人体所有的5种感觉来构建在海边或乡间漫步的体验。意想能够创造并保持健康快乐的生活态度、思维和情绪，能用积极的感觉取代过去消极的感觉。

用爱来治疗

"把思维放在心中"是最根本的一步，因为爱是心（或感知自然）的一个属性，而不是思维的属性。爱应该为我们的最高志向服务。爱的感觉和思想从内心释放出来，就像光芒从灯塔中放射出来一样，这时冥想者和冥想的事物都能得到治疗。

生活在爱中

当我们生活在冥想的最高境界时，我们就是在用心生活了。我们会感到强大、放松、集中、乐于接受、有创造力并且快乐。身处在各个时代和传统中的人们都达到了这个境界。佛教徒和瑜伽修炼者则去修炼博爱的冥想，他们的爱从内心释放出来照耀到所有具有感觉的生命上，包括那些遭受伤痛和不幸的生命。耶稣曾说过："你应该全心地爱上帝，还要用你的灵魂、思想和力量去爱他，并像爱自己一样去爱你的邻居。"另外曾有英国修道士著有《无知迷雾》（The Cloud of Unknowing）一书，书中写道："不能用思维来了解上帝，而只能用爱来了解。"这样的智慧我们所有人都能拥有；我们可以通过修炼冥想来找到它。

· 第三节　帕檀迦利的冥想体系 ·

印度上师帕檀迦利撰写的《瑜伽经》记录了一系列关于瑜伽冥想（阿斯汤加瑜伽）的箴言，这些箴言构成了今天我们学到的瑜伽的大部分内容以及我们现在所说的冥想技巧的根基。西方的瑜伽教练将研究《瑜伽经》作为日常训练的一部分，尽管他们所教的瑜伽主要以身体训练为主。哈他瑜伽最核心的经文《哈他瑜伽之光》（Hatha Yoga Pradipika）与帕檀迦利的思想一致，即认为"哈他瑜伽的练习只是为了达到阿斯汤加瑜伽的境界"，也就是说，身体方面的练习是为冥想做准备。练习瑜伽的所有益处，如有益健康、缓解压力等都是次要的，瑜伽的最主要目的是为了达到心灵的宁静，进入冥想状态。

帕檀迦利其人

帕檀迦利并非瑜伽的鼻祖，他甚至可能并非指一个人。关于他我们所知道的是，帕檀迦利把他那个时代——约公元前 100 年到公元 100 年之间——的众多瑜伽传统融合成一套连贯的哲学体系，也就是我们现在所知道的《瑜伽经》。许多学者认为，该经文中关于"八支分法"的部分（哈他瑜伽的重要思想由它而来）是后来加进去的，理由是如果没有这部分，《瑜伽经》可以成为一部内容更连贯的冥想论著。不管《瑜伽经》的作者究竟是谁，它都算得上是一部简练、精确的杰作。最初《瑜伽经》是由老师口述一代代传给学生的，到后来才用梵语记录下来，并翻译成英文引入西方。

阿斯汤加瑜伽：八支分法

根据帕檀迦利的定义，瑜伽练习由 8 个紧密相连的分支组成，前 5 个分支"专外"，为外支，是积极的练习部分，为后 3 个分支奠定基础，而后 3 个"专内"，为内支，它们共同组成了三摩地的冥想状态。

- 持戒：社会制约，反映了对他人的尊重、体谅和爱，这一点和其他所有伟大的宗教一样。
- 遵行：内心净化，加强了自尊与意识的象征。
- 体位法：完善冥想坐姿，不受外力（如高温或寒冷）影响。
- 呼吸法：调整呼吸，平衡、增加体内能量，有利于把我们带入冥想状态。
- 制感法：将五官感受从外界移到内心世界（目睹和想象）。
- 持执法：集中注意力到一点，排斥精神的嘈杂之音。
- 入定法：通过身体放松，精神专注，达到冥想状态。
- 三摩地：扩张意识，超越一般的思考。

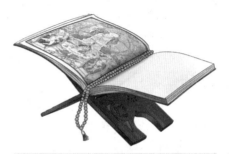

▲瑜伽哲学贯穿于印度经典经文之中，这其中就包括世界上最古老的经文之一《吠陀经》。

帕檀迦利《瑜伽经》的教义

帕檀迦利一直遵循着一种印度古哲学——数论(samkhya)，也称二元论。这种哲学认为，自然(prakriti)与意识(purusa)是永远分离的，而我们所感知到的人类存在反映了自然与意识的关系，或者说纠缠。

这种哲学体系认为，大自然丰富多彩、变化莫测，人类思维只是其中的一部分。帕檀迦利详细地描述了人类的思维，以及我们所必须应付的痛苦、困难等。他还概括说，在人类大脑中有一些永远存在的错觉，比如对未来的希望和恐惧、关于过去的回忆，这些错觉会使我们犯错误。

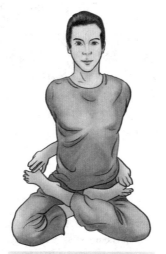

▲闭莲式是一种传统的冥想高级坐姿，闭莲式练习者视达到冥想状态为该姿势的一部分。

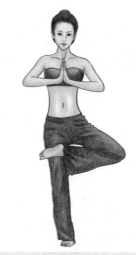

▲树式要求练习者对于身体、呼吸和精神注意力的控制，在这样的情况下，瑜伽姿势本身就可以成为冥想。

帕檀迦利列举了一系列的冥想练习步骤，通过使大脑放松，集中到一点，这样意识（永恒的自我或灵魂）才能如水晶般清澈。"瑜伽就是使思维安定下来，达到宁静……只剩下纯净、自由的意识，永远以它本来的方式存在着。这就是开悟"——这才是冥想的终极目标。

接下来的部分详细介绍了瑜伽的八支分法，然后以很长篇幅介绍了大脑通过三摩地的训练所达到的超能，也就是说，通过把注意力完全集中在某件物体上，冥想者与该物合二为一，感知也随之发生了变化。

在《瑜伽经》的最后，帕檀迦利描述了人类感知的顶峰——完全透明的真相。"现在，漫长的进化过程所揭示的真相终于展现在你面前。"

帕檀迦利的冥想

帕檀迦利推荐的冥想练习步骤包括以下方面：

- "反复将思维的注意力集中到单一的焦点上。"
- "培养心的特质：对乐者友善，对苦者同情，对单纯者喜悦，对猥亵者公正。"
- "尝试多种呼吸练习。"
- "体验内心的光芒，免于悲伤。"
- "适应另外一种心态（比如圣人或上师的心态），免于被欲望所扰。"
- "目睹梦。"（看梦如何进入潜意识）
- "任何一种冥想都应该受到尊敬。"（帕檀迦利承认他的冥想法并非是独一无二的。）

· 第四节　剥下层层外壳 ·

根据古印度的吠檀多（Vedanta，又叫智慧瑜伽，印度六派正统哲学体系之一，是构成现代大多数印度教派别的基础）的观点，人体可分5层，每一层都把下一层包含在内，这就把不朽的灵魂隐藏了起来，就好像被许多层不同厚度的面纱罩起来一样。这些层被称为"克沙"（kosha）或"鞘"。

通过冥想，我们在自我认知上的进步可以被视为通过这5个鞘的旅程，从最外层（肉体层）到最深层（即意识不变的"灵魂层"，在这里我们与所有的灵魂以爱接触）。

5个"身体层"

离肉体越远，"面纱"就越轻薄。最密最厚的身体层能被知觉感受到，它是"肉体层"(sthula-sarira)，可以被科学仪器来称重和测量。

下三层构成"微身体层"(suksmasarira)。首先是"能量层"，对洞察者而言是可以察觉的，它能被克里安(kirlian)电子摄影（一种技术，用高电压、低电流充电把身体能量用视觉的形式表现出来）检测到。正是在这个层面上，当别人进入我们的"空间"时，我们能在看见他之前先感知到。它包括了一个能量渠道网，使能量流汇聚到"脉轮"（或说是能量中心），它们与神经网络、大脑和脊髓的集中点相符。所有的生理过程都通过这些渠道相互作用。

下一层是较低的或本能的"心理层"。这包括了"心理计算机"，它被设置为根据输入的信号做出反应，而输入这些信号的是我们的脾性和之前所受的影响。神经系统运

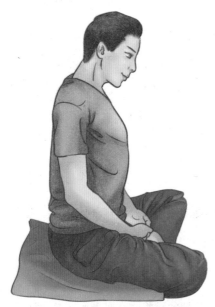

▲5个"身体层"的概念为我们进行冥想提供了一张心理地图，冥想时，这幅地图有助于我们开始通向内心的精神旅程。

各个"身体层"作用一览

除了冥想所聚焦的身体层面外，我们还可以通过冥想来影响它以上和以下的层面。

● 在灵魂层（ananda maya kosha，或称为充满福音的"鞘"，又叫喜乐层），我们形成了生活的目的，并用我们的态度来表达它们。

● 这一层影响着我们的有意识选择（vijnana maya kosha，或称为充满理性理解的"鞘"，即理智层）。

● 这个层面影响我们无意识的心理设置（mano maya kosha，或称为充满心理活动的"鞘"，即本能心理层）。

● 这一层指引我们生命能量的流动（prana maya kosha,或称为充满生命力的"鞘"，即能量层）。

● 这是我们肉体活动的层面（anna maya kosha，或称为充满食物的"鞘"，又叫食物层），它实现我们的言行举止，比如思考和交流。

行着这个计算机，但几乎是在本能和习惯的水平上，低于有意识的感知水平。

下一层是"理智层"，包括思维、辨别和选择。它可以不顾心理计算机的设置而进行选择，有意识地对事物做出反应，但不是本能的反应。

最薄的层经常被称为"灵魂层"，它关系到心灵深度，能永垂不朽。如果我们可以在冥想中接触到这一层，就能改变整个的生活态度和生活方式。这是有意识的进化，它开发了大脑中休眠的区域。

本能、互动和推理

我们经常感觉自己体内好像有多种不同的驱动力同时存在，驱动我们走向不同的方向。这是因为我们有不同的"大脑"控制着我们的行为、感觉和思维。首先是我们古老的"爬行动物大脑"，非常小但很强大。它处在脊髓的顶端，控制着原始的本能和冲动，以此来保证肉体能以动物肉体的形式存活。它驱动基本的需要来保证我们肉体和物种的存活——这需要有食物、安全、避难所、睡眠和繁殖。其二是"哺乳动物大脑"，在爬行动物大脑之上，处在颅腔后部，它是稍晚些进化的并且它加进了群居、部落和社交的本能。头骨的其他地方包容着最新的进化产物——新皮质 (neo-cortex)。这种独特的人类大脑让我们能够思考、推理并在精神上进化。分段大脑皮质进化得太晚，我们目前所能利用的还不到10%，而这已能轻松地击败原来的大脑了。不管我们的意图是怎样的无私，一旦考虑到自己的基本需求得不到满足时，我们就会变得害怕、生气，可能把自己沉溺于自私自利的行为中。

更多地信任，更少地索取

练习冥想能帮助我们在进化的本性和原始的本性之间达到平衡。吠檀多认为，万物都源于对一个绝对事实的渴望，如同生命（自然）和光明（意识或精神）在同彼此交织的关系中（爱）体验自我。如今，这种联系依然存在，而且被视为是人类存在的意义。生命、光明和爱（sat-chit-ananda）的属性是不朽的，因此我们也可以作为这不可分割的整体的一部分而永垂不朽的。信仰生命—光明—爱的神化过程能给我们创造快乐而不是恐惧，能让聚敛功名利禄看起来不及表达自我真实本性那么重要。这就好像我们有金钟罩护体一样，让我们远离消极，这个保护罩向外面的一切放射着善意的光芒，同时也隐藏了我们还无法理解的光辉。

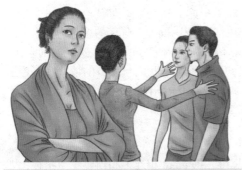

▲在人群中害怕被孤立和排斥都可能源于你在根本上不认可自己。

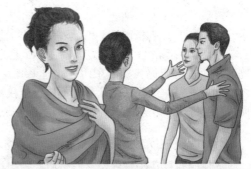

▲达到一种内心满足的状态则意味着你无论是独处还是与人相处时都能感觉到快乐、放松。

· 第五节　释放生命能量 ·

东方传统（也存在于许多现代治疗系统中）假设我们的生命能量——或称作"生命力"——通过"微身体层"的能量经络或渠道（nadi）网流动。实施在这一层的技术其目的在于治疗、平衡并增加我们的能量。当能量流动迟缓或受阻时，瑜伽姿势能让它们流动起来，同时呼吸技巧能清理并平衡能量经络。

脉轮和结点

"微身体层"最主要的能量经络之一沿着脊髓，连接起 7 个主要脉轮。这些脉轮可以被视作旋转的能量漩涡。我们可以通过练习具有感知力的呼吸法（pranayama）来影响脉轮中的能量，弱化三个结点（granthis，连接结点）的影响。这些结点把我们同消极态度绑在一起，阻止我们去体验生命—光明—爱的圆满。尽管这些结点被视为是通向精神认知大道的障碍，但它们也起着安全阀的作用，保护我们，防止生命能量的奔涌和我们对未准备好的改变而投入热情。我们可以通过练习那些试验证明效果不错的方法（如冥想）来慢慢地、自然地打开它们，而不是用药物或刺激强迫它们。

身体所有层内的能量都会在每个脉轮内有所体现。我们可以通过"根轮"用实际的方式来表现精神行为，或用"顶轮"来有效地祭拜神灵。不过无论我们如何行动、感觉或思考，都忍不住把生命—光明和爱联系起来——即使我们只能察觉到冲突和恐惧。感知（awareness）是所有冥想练习的关键，因此我们必须在做其他事情之前首先通过那些可以快速"点亮我们"的呼吸技巧，在眉心轮（七大脉轮之一，主意识）"打开光明"。

生命脉轮和生命结点

生命脉轮对应着腹部后面脊柱上的神经丛的位置。它们的能量关系到我们人类肉体的生存（"根轮"，与双腿和双脚相连），关系到我们在人类社会中扮演的角色（腹轮）以及我们作为人类所具有的个性自尊感（脐轮，即太阳轮）。约束我们的生命结点实际上就是我们同物质享受、肉体安逸和奢侈以及聚敛功名利禄的联系。帕檀迦利教导我们用自律去管理那些通过生命脉轮和生命结点的能量。

爱脉轮和爱结点

爱脉轮处在人的胸腔（即心轮，与手臂和双手相连）和颈部（即喉轮，与口、喉、舌、耳相连）。在这个区域里，自私自利的欲望处于下风，同他人分享的思想走上大道。心轮的能量关系的是人与人之间的爱，尤其是无条件的爱；而喉轮用来表达真实的东西，同时倾听他人告诉我们的东西。此时束缚我们的爱结点就是我们与兴奋的情绪和英雄情结之间的联系，这些联系让我们不再善于接受别人的需要。帕檀迦利教导我们用自我臣服（self-surrender）来增强通过爱脉轮和爱结点之间的能量。

光明脉轮和光明结点

光明脉轮处在头骨内。它们是眉心轮（与思维，即 mind 相连）和顶轮（与精神，即 spirit 相连）。"把思维放在心中"是冥想的基本元素，使我们认识到相互联系才是生活

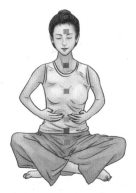

▲图中显示 7 个脉轮处在一条线上，贯穿脊柱。传统上每一个脉轮与一种颜色相联。

脉轮

 "根轮"（muladhara）主生存；

 "腹轮"（svadisthana）与我们在社会中的角色相关；

 "脐轮"（manipura）与能量和自尊相关；

 "心轮"（anahata）主人际关系；

 "喉轮"（vishuddhi）主交流；

 "额轮"（ajna，也称为天目）主直觉；

 "顶轮"（sahasrara）主精神领悟。

的目的，而不是思考。我们从顶轮接受神性的光明，并在我们身上以"心穴里的永恒之光"体现出来。此时束缚我们的光明结点就是我们同自己的主张、偏见和幻想之间的联系。尽管要我们放弃自己智慧中那些我们所珍视的思想和骄傲是很困难的，但我们要记住，是我们心中的光明和爱让我们具有神性，而不是那些思想。我们不能要求去拥有全宇宙的生命—光明—爱。帕檀迦利教导我们用自知来消融我们心中的骄傲和那些阻碍神性光明的心理习惯。

· 第六节　达到平衡与和谐 ·

自然界万事万物都有其内在特性，许多古印度经文中都对这一点有着详尽的介绍，并把它称之为"古那"（gunas）。古那分为 3 类（三德），每一类都不同程度地存在于万事万物中——从人类大脑到我们每天的食物——而其中占主导地位的某类古那则决定了该物区别于其他物的特征。

对立面的平衡

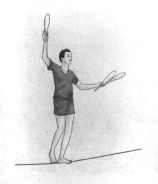

▲古那的作用可以比作走钢丝的技巧，即在动静结合中达到和谐、集中、平衡和美。

在某种意义上，三德或者自然的三大特性之间的相互关系对应着非自然的三大特性（生命–光–爱），当两个对立面融合到一起并达到平衡时便出现了既包涵又超越了这两个对立面的第三种特性。这种原则似乎构成了宇宙运转最根本的基础。下面是一些例子：

- 存在（生命）+ 意识（光）= 极乐（爱）
- 翳质（惰性）+ 激质（动）= 纯质（平衡）
- 帕檀迦利的自律 + 自知 = 自我臣服
- 男人 + 女人 = 新生命
- 白天 + 黑夜 = 时间

229

翳质 (tamas)

第一种古那称为"翳质"，指的是黑暗、沉寂、愚昧的状态。用科学术语解释，翳质就是惰性，它的存在阻碍了任何改变，阻碍了进化的步伐，因此在经文中不乏对它的非议之词。

处于翳质状态的心灵是自私、愚钝和懒惰的。如果我们为翳质所主宰的话，我们就会缺乏活力，依赖于他人，懊悔过去，恐惧未来。

尽管翳质的存在妨碍着个人的进步，但它所具有的弹性和持久力的特性也能发挥一定的积极作用。当身体系统精力耗竭时，我们都需要抽出时间来休息，睡觉，恢复精力。当身体表现出翳质的特征，比如感觉到昏昏欲睡或单调乏味时，这可能是身体发出警告的信号，提醒我们身体劳累过度或有可能会生病，从而可以让我们及早避免这样的情况发生。

激质 (rajas)

与翳质相反，激质代表的是欲望、觉醒与激情，或者说"动"的状态。在现代社会中，激质成为了一种流行病，每个人都在激质的驱使下，希望拥有更多，甚至不惜贷款买下所有的东西，或者更卖力地工作来买下那些奢侈品。我们的神经系统长久地处于一种"红色警戒"的状态，于是我们四处奔波，脚步越来越快，逃避或对抗着假想的威胁。激质态度使得恐惧、贪婪、妄想、欲望和许多其他刺激在我们的体内一直存在。

尽管激质会导致我们过分痴迷，上瘾，甚至精疲力竭，但它的存在也有着积极的意义。没有了热情和动力，我们的人生便会一事无成。精神之路的探索也需要强烈而持久的责任心。

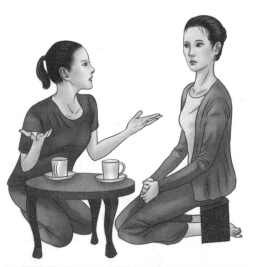

▲激质性格的人（左）在现代社会无处不在，这种人容易激动，常常感到不安和不耐烦；而迟钝乏味与漠不关心则是具有翳质性格的人的特点（右）。

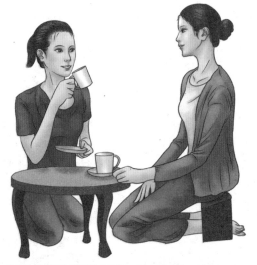

▲当激质和翳质两种截然相反的特性达到平衡时，就会出现纯质的状态：快乐、警觉、思维清晰、富于同情心。

纯质 (sattva)

两个极端融合在一起时，就诞生了纯质——平衡与和谐的状态。这种状态将翳质和激质最好的部分结合在一起，让我们在放松的同时保持活力，在信任、接受的基础上又能创新、创造，全心全意为目标而努力却又不在乎结果。毋庸置疑，人在慵懒时很难集中注意力，而在过于执着时又很难做到摆脱牵绊了，所以纯质就是我们为冥想做准备的理想状态。

帕檀迦利的三个冥想预备练习

帕檀迦利认为，在进入冥想状态之前，我们需要培养三种特质，每一种特质都能让我们对体内的翳质或激质看得更清楚，从而帮助我们更好地通过平衡两者达到内心的和谐，即纯质。

● 自律。自律可以消除人体内的翳质特性，如惰性和拖延，没有自我约束的责任感便不能成就任何事情。

● 自知。自知可以让我们发现自己日常思想、感情、行为、反应中的激质和翳质。帕檀迦利还嘱咐我们研习一些振奋人心的经文，从古代圣贤的思想里得到启迪。

● 自我臣服。听从更高的神力，而非受自我人格所驱使。我们可以想象这种力量来自神人或某种非人力。

通过自律和自知的练习，我们便可以抛开先前提到的三大结点的束缚，释放自我，发挥最大的潜力。

第二章　身心的准备

人类存在的最外层就是我们的肉身和能量流。通过一系列柔和的运动和技巧练习，我们对呼吸的意识得到加强，同时还可以将身体的这两个层次融合在一起，舒适安详地开始冥想练习。

缓和、加深呼吸的练习可以给我们的身体带来良好的感觉，也可以放松大脑。瑜伽练习可以缓和身体的紧张，打通气脉里的能量流动，本章所述的简单的瑜伽动作也可以作为冥想的准备练习。

选择一种舒适且易于保持的瑜伽姿势是十分重要的。传统的冥想姿势，比如莲花式或英雄式，在维持身体稳定的同时，我们将意识向内集中还有利于能量顺着脊柱自由流动。

· 第一节 基本的身体意识和呼吸意识 ·

传统的冥想姿势是盘腿而坐，这会形成一个金字塔式的姿势，有一个稳固的三角形的底座，即使在你全神贯注于冥想时，这种坐姿也不会让你摔倒，而且容易保持脊柱挺直。然而，现在西方世界中已经很少有人在平时采用这种坐姿了。

尽管髋部就像肩膀一样是球窝关节，能够向各个方向活动，但是通常在我们站着或坐着时它们移动的幅度很小。想象一下如果你的肘部只能在身体前上下移动而不能左右移动，你肯定会感到有一种被严重约束的感觉——然而这恰恰就是我们坐在桌旁、车内或者扶手椅上时膝盖的情境。在古代印度，盘腿坐在地上就像我们今天坐在扶手椅上一样自然而舒适，所以只要配合适当的支撑物（如垫子），并且稍加练习，你就会习惯这种坐姿。盘腿而坐能让髋关节拥有更大的活动空间，你肯定能感到它所带来的益处。

瑜伽姿势

传统的瑜伽姿势（体式）有助于增强体力、提高身体的灵活性和平衡性、改善呼吸，有利于放松身心，凝神静气，可以作为冥想前的准备姿势。另外，只要以与瑜伽相同的意识而进行的伸展运动都可以作为冥想的准备姿势。

冥想姿势和动作中的呼吸

冥想时或者在进行冥想前的准备活动时，合理的呼吸方式至关重要，因为呼吸能带来一种全新的精神意识，并且让人体感受到能量流动，达到放松身心的效果。因此，用自觉的慢呼吸来引导活动，养成这种良好的呼吸习惯很重要。

白天应尽可能多地练习几次下列运动，一次几分钟，用来放松身体，享受练习的乐趣，但是永远不要强迫自己过于坚持某一种姿势。你会为你能很快消除多年来折磨你的肌肉紧张而感到吃惊，同时放松的身心会让你产生强烈的幸福感，觉得做冥想是很值得的。

以经典的山式站立开始——两脚平行，稍稍分开，踮起脚踝，膝部伸直但不要紧绷，保持弹性，尾椎骨收紧，腹部内收，挺胸，下巴与地面保持平行，双目凝视前方。想象一下你的身体两侧各有一条直线，它经过脚踝、膝盖、臀部、腰部、肩膀和耳朵，将这些部位固定好。然后吸气，向上伸展身体，

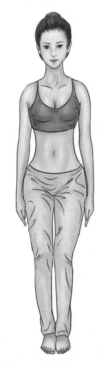

▲山式：身体从稳固的底部向上伸展，身体的两侧、前面和背面形成笔直的线，这个姿势能让人产生一种平和安宁的感觉。

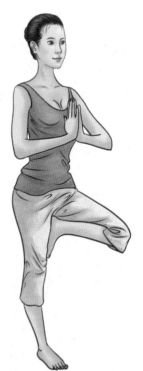

▲树式是经典的瑜伽姿势之一，可以作为冥想的准备姿势。

接着呼气，再次站直。你会感觉到自己仿佛被一条从天花板上吊下来的结实绳子吊住，四肢如同木偶一样放松。然后重复一次上述动作，也可以坐在椅子或地板上进行。

摆腿运动

当你感觉不舒适时，可以抽空多做做摆腿运动，下列这套运动能有效缓解肌肉紧张、提高身体平衡性、提升身体意识。在完成这一系列动作之后，注意观察你所能感觉到的身体变化。

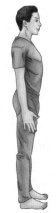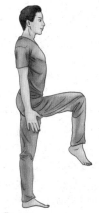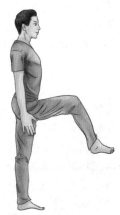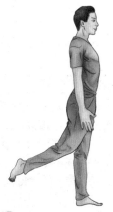

1 山式站立，让站姿同呼吸、意识和谐一致，这样你就可以在整个运动中都保持舒适。如果感到身体摇晃，可站在桌子、椅子或墙附近，在需要时可以借助这些物体保持身体平衡。

2 抬起一条腿、屈膝，使大腿平行于地面。用另一只脚来维持身体平衡，在呼吸中伸展身体，保持身体直立。当身体恢复平衡后，轻轻地，有节奏地摇晃抬起的脚踝。

3 接着，摇晃抬起的小腿，保持脚踝放松。同时注意力要一直集中在呼吸上，保持山式站立。

4 然后，仍以山式站立前后摇摆整条腿，腿部肌肉保持放松。随后，停止摇摆，脚着地，并且深吸气再呼气。接着吸气，换一条腿进行相同的动作。

深蹲运动

深蹲运动有助于增强腿部和背部肌肉力量，经常练习还能放松髋关节、膝关节和踝关节周围的肌肉。

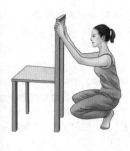

◀ **1** 站在距桌子或椅子一臂之处，双手紧抓住桌子或椅背，双脚分开呈90°，保持人体姿势的直线性，这样当你蹲下时，脚踝、膝盖和髋部就能处于同一平面上。同时，保持上身挺直，目视前方。

▶ **2** 吸气，同时向上伸展颈部和脊椎。接着在呼气的同时慢慢尽量往下蹲。如果可能，还可以使脚跟着地，或者可以一直踮着脚直到后背可以自由活动为止。最后，在吸气的同时起身，接着重复上述相同的动作即可。

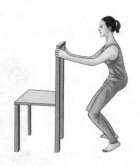

· 第二节 打开人体脉轮 ·

在正确的呼吸方式中进行轻缓的伸展运动有利于缓解肌肉紧张，消除能量障碍。吸气时向上伸展身体，呼气时向下舒展，这样有利于增强脊椎处流经 7 个脉轮的能量。

增强人体活力

膝盖、髋部和骨盆部位都是人体较"灵活"的部位，因为这些部位是人体活力的聚集区。大腿和脊椎底端处于根轮控制之下，而髋部和骨盆部位则受到腹轮的影响，所以坐式伸展运动有利于补充这两个脉轮的能量。如果与此同时进行转体运动，则又刺激了脐轮功能。

开阔心胸

扩胸运动有利于改善呼吸状况和人体姿势，而且扩胸运动方式多种多样，既可以站着进行，也可以坐着或跪着进行。

在吸气时开始向上伸展运动。如果你站着或跪着，则先从腿部开始向上伸展，接着是脊椎下端、中部和顶端，然后伸展颈部。向上的伸展运动有助于扩胸，从而为深呼吸创造了空间，同时由于伸展运动伸直了脊椎，使得脊椎处增强的能量流经 7 大脉轮，包括位于胸部的心轮和位于喉咙处的喉轮，从而起到了改善人体姿势的效果。接着，以同样放松的心态呼气，做些四肢运动，同时保持脊椎和颈部伸直。

将呼吸与这些练习中不同的动作相结合，你的身体就会从内而外地发生变化，而并非仅仅是外部体形的改善。通过这种方法，你不仅可以释放身体压力，而且也有助于摆脱精神压力和情绪压力。在刚开始练习时，最好先进行些简单的动作，以将意识集中在身心与呼吸节奏的协调性上。

任何在大脑和身体之间传送的神经冲动都要经过颈部，所以缓解积聚在这个部位的紧张是非常有益的，继续对脊椎、颈部和头颅处进行上述的伸展运动。此外，在做扩胸运动时也要保持身体向上伸展的直立姿势。同时，密切关注喉咙处和脸部的压力，让这两个部位保持放松。

坐广角式伸展运动

坐在地上，双腿分开，尽可能分得大些，但要保持舒适，然后进行伸展运动。练习得越多，就能越快地放松臀部、下背部和脊椎处的肌肉，否则这些受束缚的肌肉会导致疼痛和疾病。

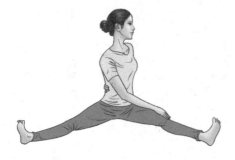

❶ 增强脐轮能量的转体运动：坐在垫子上，后背挺直，双腿分开，脚趾朝上，膝盖放松（虽然刚开始时由于紧张的腘绳肌腱需要弯曲双腿）。吸气，向上伸展脊椎，将右手放在左大腿上。接着，呼气，将身体转向左边，左肩转至体后。然后再吸气，将身体转回，向上伸展脊椎。随后呼气，将身体转向右边，右肩转至体后。重复几次上述动作。

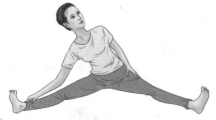

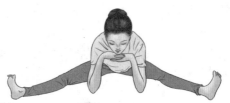

② 增强腹轮能量的侧曲运动: 吸气, 向上伸展脊椎。接着, 将双手分别放在同侧的大腿上。然后, 呼气, 将右手慢慢顺着右腿向下滑动, 目视左上方, 并且将左肩往后移动, 以扩展左胸部。接着, 再吸气, 在右侧重复上述动作。

③ 增强腹轮和根轮能量的前曲运动: 将双手放在体前的地板上, 指尖朝前移动, 保持脊椎处于伸展状态, 不要将背部拱起, 也不要使下巴过于前突, 超出人体的舒适程度, 否则会导致肌肉紧张, 而非释放肌肉紧张。接着, 吸气, 再次伸展脊椎。当呼气时, 再往前倾一点。当你感觉很放松时, 可将双肘支在地板上, 十指交叉撑住头部。最后, 慢慢地起身即可。

开书式运动

可以站着、坐着、跪着进行这个动作, 在做这个动作时, 要尽量地打开胸腔、提升胸骨。保持脊椎上部和颈部向上伸直, 并保持稳固不动。当运动手臂时, 手肘应与肩膀同高。

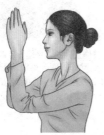

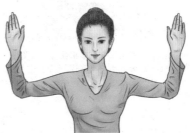

① 笔直站立, 脊椎向上伸展, 双掌在身前合拢, 双肘与肩同高。在这个类似开合书本的姿势中, 呼气, 伸展后背部。

② 吸气, "打开书本", 双肘 (仍与肩同高) 伸至身体两侧, 手掌朝向前方。整个过程中始终保持脊椎和颈部直立不动。将动作重复几次。

肘部旋转运动

在进行任何手臂运动时, 都应始终保持脊椎和颈部直立不动。

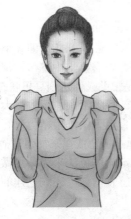

① 将双手搭在肩膀上, 提胸, 双肘位于体前, 越高越好。呼气, 伸展后背部。

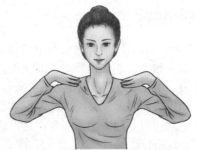

② 吸气, 向上、向后 (顺时针方向) 旋转双肘, 这个动作会使肩胛骨收拢, 肋骨在身体两侧伸展。整个过程中要始终保持脊椎和颈部向上伸展且不动。重复几次上述动作, 不过双肘以逆时针方向转动。

扩胸运动

当手臂上下运动时,应保持脊椎和颈部挺直不动。这对脊椎和颈部是一项静力运动(即无需运动就能加强肌肉力量),而对手臂和胸部肌肉则是一项动力运动(即需要肌肉的伸展和移动)。

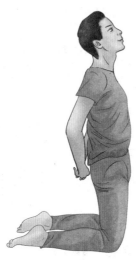 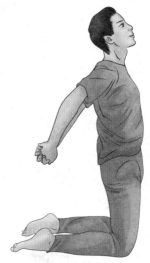

① 双手在身后十指交叉,双掌相互压紧,吸气,双手尽可能地往下移动,使肩胛尽量收拢。

② 呼气,将手臂伸直并向上抬起,手掌依旧相互压紧。然后重复几次上述动作。刚开始时,可能手臂只能小范围运动,但同样会效果显著,而且随着练习的增多,手臂的运动幅度也会随之扩大。

·第三节 积极做准备活动·

将放松式的伸展运动和合理的呼吸方式相结合,能有效而快速地让身心进入冥想的状态。下列这些伸展运动和呼吸方式可以在一天中的任何时间进行,最好每天进行几次,这样就能逐渐消除身体所承受的压力,还能使身心平静、思维清晰,使你感到更放松、更舒适,以更加开阔的胸襟去面对生活,接受自己和他人的缺点。

为冥想做积极的准备

帕檀迦利的阿斯汤加瑜伽中的瑜伽"八支"(eight limb,即8个达到人和宇宙精神合一的步骤)前5支为外支(Bahir),这5个方面需要集中练习,都是帮助人体缓解身体压力、精神压力和情绪压力的必要步骤,也是帮助人体达到冥想状态的必要步骤。

如果我们怒火焚心、贪欲滋生、心烦气躁、呼吸不顺、压力过大或者受外物刺激而心生杂念使得心神不宁,那么在这种状态下是肯定无法集中精力进行冥想放松的。此时可以尝试进行瑜伽"八支"练习,前2支分别通过道德戒律来加强对他人的尊重和关爱,通过自律净化来关爱自身。紧接着是舒适、稳定的体位法来为冥想做准备,用呼吸控制来平衡和增强体内能量,最后进行的是放松式感官内敛。完成上述的动作之后,则转入后3支,即内支练习,包括专注、冥想、入定。

滑雪式运动

　　滑雪式运动有利于伸展脊椎处肌肉，消除影响血液流动、能量流通和神经传递的体内压力和紧张，同时还有助于扩展前胸，让胸骨变得更加灵活，从而更利于呼吸。

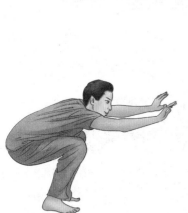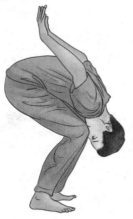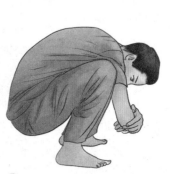

❶ 双脚分开，平行站立，弯曲膝盖，向下深蹲，手臂向前伸以保持身体平衡。接着，手臂上举，扩展胸部，吸气，扩胸。头脑中想象着自己正手握滑雪杖准备滑雪的情形。

❷ 呼气，将手臂往后、往下摇摆，并尽可能地在身后举高，就如同用力滑动滑雪杖前行一般，这样的想象会使你感到激动、愉悦。将这个动作重复几次。

❸ 当你认为已经达到了足够的运动量时，可以深蹲下来，将手臂和上半身夹在双膝之间。休息一下，自然地呼吸，感受身体重量向下拉伸背部和双腿。

放松脊椎和颈部运动

　　当你躺在地上练习时，重力支撑、托护着你，使你的身体呈摇篮状，你会感到无比的放松，特别是当你感到后背、臀部和颈部肌肉僵化或疼痛时，效果更为明显。在头下（而非颈部）垫上一个软枕可能会增强舒适感，并能使颈部伸展，下巴内收。让颈部能自由活动，在运动中有利于颈部伸展。

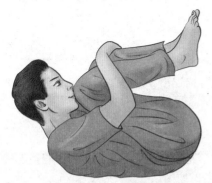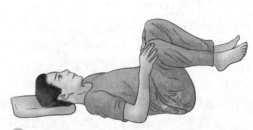

❶ 在胸前抱膝（或抱住大腿后部），呼气，向上屈起脊椎让鼻子或前额（不是下巴，因为这会使颈部收缩）接触到膝盖。吸气，将头重新枕在软枕上，并保持下巴内收。然后呼气，将上述动作重复几次即可。

❷ 平躺在地上，放松下背部和臀部，抬起并分开双腿，屈膝，双手各放在膝盖上，双肘支在地上，这个开放而放松的姿势有利于减轻神经疼痛（如坐骨神经痛）。自然地深呼吸，双手移动膝盖做相向的圆圈运动，然后做相反方向的圆圈运动，这能真正放松背部和大腿肌肉。

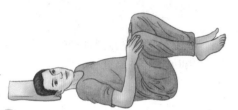

③ 保持脊椎放松，用双手支撑住膝盖，双肘支在地上，将注意力集中在颈部。慢慢地呼气，将头转向一边，目视地面。

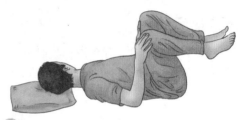

④ 吸气，将头转向中间，接着呼气转向另一边。重复几次这样的动作，将意识集中在颈部肌肉的放松上，同时始终保持脊椎、双腿、双臂和下巴的完全放松。

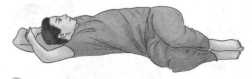

⑤ 将双臂举过头顶，十指交叉，或者只是尽可能高地抬升手臂，双肘支在地上，这个姿势有助于伸展上半身。接着，双脚合拢，并且靠近臀部，保持上半身、颈部和下巴放松，只能运动腰部以下的身体。吸气，当呼气时，将膝盖往右倾斜。吸气，抬起膝盖，然后呼气往左倾斜。

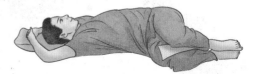

⑥ 双膝夹住一张纸，当膝盖往左右倾斜时牢牢地夹住纸，这样有利于伸展大腿内侧肌肉。

·第四节　呼吸练习·

把注意力集中到呼吸上是觉悟和养身的通用技巧。很多传统文化都将调息作为冥想的准备活动之一，或直接将其作为冥想的一部分。自觉地控制呼吸是帕檀迦利瑜伽八支分法的第四支。精确地掌握呼吸技巧——不管是吸气还是呼气——已经超越了第二篇的内容范围，因为要顺利地达到这个造诣水平需要一对一的师生传授；但要达到感知呼吸程序并引导呼吸气流这样的水平，每个人还是都可以的。

把呼吸的节奏放慢，延长呼气的时间（就像唱歌或诵经时一样）会让神经系统处于更愉快的放松模式。这样既可以缓解压力，还有助于身体各项功能的恢复，对身心健康都有积极的作用。

帕檀迦利的觉悟之路

对呼吸的运用完美地符合帕檀迦利的哲学。他曾描述出 3 个必要的步骤（它们被称为初步净化修炼）来概括他的觉悟之路。这 3 个步骤如下所述（引自阿里斯泰尔·希尔拉 (Alistair Shearer) 翻译的帕檀迦利《瑜伽经》的第二章）：

"净化（Purification，通过自律实现）、精炼（Refinement，通过自知实现）、臣服（Surrender, 通过自我臣服和不断地放下实现）——这是通向瑜伽的实际步骤，能让人进入'三摩地'（samadhi）的状态，还能弱化造成痛苦的原因。"

这整个的自我发展过程从有意识地控制神经系统开始，这样我们就能感受更多的专注、愉悦，驱除压力和悲伤。我们的思想观念对事情结果的影响远远大于我们身处的环境对它们的影响，而我们改变呼吸方式的简单动作就可以将思想观念从消极的一面拉回到积极的一面。

分段呼吸法：把注意力集中到呼吸肌肉

脊柱挺直坐下，双手和双眼不动，这种有效的集中技巧可以在任何地方练习。

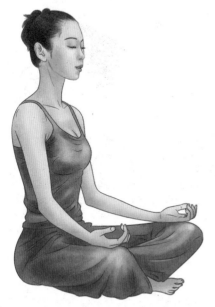

1 双手放在膝盖上，掌心同时向上或向下，拇指与食指相连，形成闭合的能量圆环。深深吸气的同时，感觉你的肋骨向外扩张，膈肌在你的胃部下方向下收缩。注意这些动作如何使空气流进你的肺部。

2 当你呼气时，数"1，2…"然后中途停下，数同样的2个数，然后继续呼气，再停下。重复这个过程直到你已经缓慢地、舒适地排出了足够的空气。然后将这个循环重复4次，之后休息。然后反向这个循环，在吸气时数"1，2…"，然后呼气，重复5次。用分段吸气法来开始新的一天，能使你的生命充满能量；分段呼气法则可用来在冥想前放松身体。

呼吸练习注意事项

时常进行呼吸练习能镇静头脑、提升能量水平，而且呼吸能增强肺功能和肺容量。在一天中要不时地练习呼吸技巧，但每次练习的时间不宜过长，这样有助于你进行更长时间的冥想放松法。

● 在饭后不宜练习，因为饭后胃部扩大，挤压住膈肌，引起肺部收缩，不利于呼吸练习。

● 无论是站着、坐着还是躺着练习，都应尽可能地保持脊椎直立，因为这样有利于肺部的扩张，从而使空气和能量能更好地流通。

● 提升胸骨以扩张胸部，同时这也有助于膈肌的活动。即便是在呼气时，也要保持胸骨的提升状态。

● 用鼻孔吸气，因为从鼻孔流经的气流不会令肺部受寒，同时鼻孔能过滤掉空气中的杂质和传染性病菌。呼气也要从鼻孔呼出，而且要一直延续到发出声音为止。

● 让自己有意识地关注呼吸方式，这样你就可以控制呼吸的效果，养成观察自己呼吸的习惯。

● 当感到生气或焦虑时，应减慢呼吸速度，特别是慢慢地呼气，这样可以让自己有意识地控制呼吸，从而自动恢复神经平衡。

● 停止练习，以自然的呼吸休息片刻，待神经系统平静和放松之后再次进行练习。无须时刻观察呼吸，因为熟练之后，你常常会无意识地进行这些呼吸练习。

在人体的能量层中，呼吸形成了能量层中能量系统和生理过程的一部分，同时神经能量在本能心理层中运行着"心理计算机"。所有的层在能量层的脉轮系统中汇聚、融合，它们都可以通过冥想和调息的练习受到影响。

尽管很多《瑜伽经》的译本都把帕檀迦利的3个"净化步骤"描述为"初步的"，但我们对它们的需求是无止境的。我们必须坚持这些原则，保持注意力集中——并且我们从未停止过要求放下这些或那些。

交替鼻孔呼吸法

这个通用的呼吸练习能很快地平衡神经系统，这样在几个回合之后你就能感到平静、身心凝聚——准备好去进行冥想练习或精力充沛地迎接新的一天吧！

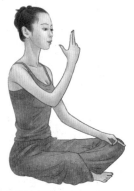

❶ 身体挺直坐下，左手放在膝盖或大腿上。右手抬起，与面部相对。右手拇指堵住右鼻孔，食指和中指顶着额头上的"眉心轮"处，无名指堵住左鼻孔。

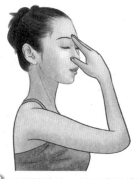

❷ 双眼可以闭上，也可以轻柔地凝视前方。眼球不动，因为双眼保持平静才会使思维也平静下来。拇指堵住右鼻孔，放开无名指。通过左鼻孔吸入空气。

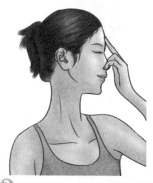

❸ 松开右鼻孔，用无名指堵住左鼻孔。通过右鼻孔缓慢呼气，然后再次吸气。接着松开左鼻孔，堵住右鼻孔，呼气。以上是一个回合。做5个回合，再用自然的呼吸休息，然后重复数次。

双重呼吸

双重呼吸练习有助于培养自我意识和观察力、锻炼轴心肌肉、补充身体能量和活力、增强自我约束能力、改善身体姿势和促进能量流通。如果站着练习，则从双脚处往上吸气开始。如果是坐着练习，则从脊椎下端往上吸气开始。

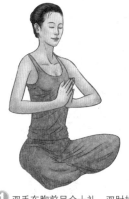

◀❶ 双手在胸前呈合十礼，双肘持平，胸部挺起，保持脊椎直立。深沉而缓慢地呼吸几次让自己平静下来。

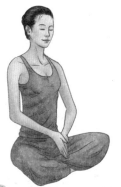

▶❷ 手指朝向地面，将注意力集中在下半身。吸气时，收紧大腿内侧肌肉和骨盆，同时腹部内收，这样有利于往上传输能量。

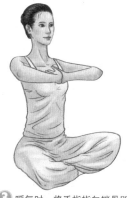

◀❸ 呼气时，将手指指向锁骨即喉咙底部，双肘与肩同高。同时，腹肌内收由下向上经过腰部传输能量，抬起下巴将能量传输至头部，并以这个姿势吸气，双掌紧压，使背部肋骨扩张，并且将能量向下输送至心脏处。接着，呼气，放低手指，将能量输送至地面。然后重复2次上述动作再休息。

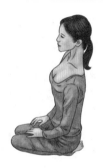

▶ 如果你觉得舒服的话，呼吸练习可以以跪立的姿势完成。跪立时，人的身体有一个很稳固的基础，同时脊柱也更易挺直，以便最大程度让能量流通过。当你坐立或跪立时，应练习从下往上呼吸，也就是从脊柱底部开始往上吸气。

伏地祈祷

　　这是冥想的最后一个必要环节，通过俯地祈祷，你可以澄清思维，重新充满活力、精神振奋地回到现实，不再暴躁、迷惑。这也是个舍己为人的过程，因为你将在冥想中体会到的放松和愉悦通过大地传输给与你有联系的人，同他们分享这种积极的能量，这也是我们为什么要进行冥想的一个原因。

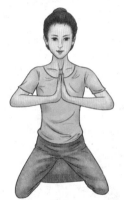

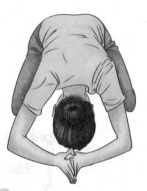

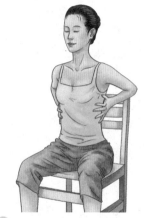

❶ 在意想或是其他的冥想练习之后，双手合十，吸气，发自内心地感谢这种体验。

❷ 呼气，身体前倾至地，将手放在地板上，如果可能也让头部触地，将你在冥想中所感受的一切传达给大地。

❸ 将手先后放在两侧肋骨处、前胸和下腹处可以直观地感受到呼吸对于腹部器官的影响。

蜂鸣式呼吸法

　　这种呼吸技巧利用声音延长呼气的时间，能有效地放松身体、减轻压力，是一种非常好的放松练习。

▶ 笔直坐着，将大拇指放在耳孔旁，其他四指放在眼睑和嘴唇处。然后，深深地吸气。当呼气时，堵住耳孔，合上眼皮，闭上嘴巴，发出类似于蜜蜂嗡嗡叫的声音，感受声音振动着流遍全身，释放了紧张和压力。在呼气结束之前，放开双手，接着吸气再重复一次上述动作。

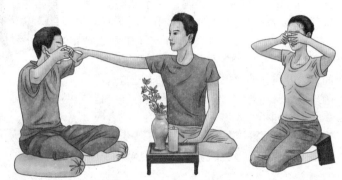

· 第五节　冥想姿势 ·

传统的冥想姿势是身体笔直坐着，因为这样天（光）地（生命）之间的能量就能在身体内自由地畅通。身体需要体内的能量沿着脊柱和经络上下自由流通，只有这样才能充分发挥大脑和呼吸功能，同时平衡人体脉轮，让整个身体都充满活力。如果一开始就使用合适的支撑物，并能正确而规律地进行练习，以锻炼维持脊柱直立、打开髋关节的肌肉，在冥想中就能很容易地保持脊椎直立了。最后要牢记在冥想中应自然放松双肩。

冥想练习与放松练习

放松练习不同于冥想练习，其本身是瑜伽八支中的第五支（控制感官的境界）的一部分，或者说是让感官远离外物的刺激。往往要躺着进行放松练习，姿势越舒服越好。西方心理疗法专家就经常利用斜倚式，因为心理疗法的治疗需要患者极其放松，然后患者才能被引导着回答关于过去的种种问题或是被引导着进行意想。而在冥想时由于思想高度集中在一个物体上，所以冥想练习能达到更深层次的治疗效果。通常而言，放松练习是指那些能为冥想创造有利氛围的准备练习，如身体的伸展运动、呼吸意识，等等，所以不应将冥想练习同放松练习相混淆。

坐在椅子上

许多人发现笔直坐在椅子上是进行冥想最为简单的方法。大腿应与地面平行，为了达到这个效果，你也许需要脱掉鞋子，将双脚放在垫子上。双手放在大腿上，掌心朝下，双脚平行，脚趾朝前。这个姿势被称为"埃及式"。如果此时你的背部倾斜，就会很快导致背痛，所以要笔直坐立，脊椎下端紧压住椅子后背或是坐在垫子上。

一旦你以这个姿势坐定，你就能很长时间保持不动，而且随着练习次数的增多，你会感到越来越舒服。坐定后，大约花 10 分钟时间关注自己的呼吸，或者进行呼吸练习以便将能量集中到脊椎处，这时你会感到体内充满能量，身体非常放松。而后你也许会希望将这个姿势保持半个小时甚至更长的时间，来开始你的冥想练习。如果你觉得这样的坐姿非常适合你，你就会经常坐在同一把椅子上以同样的姿势进行冥想练习，或者因为你的髋部通过规律的伸展练习已变得灵活多了，你也希望尝试多种不同的姿势。

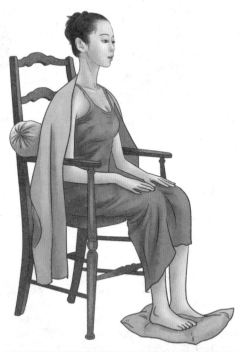

▲ 如果你想坐在椅子上冥想，则必须确保椅子有坚实的后背，而且高度合适，因为在冥想中你需要保持头部、颈部和脊椎处于同一直线上。

席地而坐

席地而坐是东方人传统的冥想姿势。因为古代东方人日常坐姿便是席地而坐，所以，东方人的髋部比较灵活，能很容易、很自然地盘腿坐在地上的垫子上。西方人可能刚开始需要先放松髋关节才能盘腿坐下来，这是有额外的好处的，能够减少年老后患关节炎的概率。但是，坐在椅子上或是金刚坐姿(Vajrasana，双膝并拢，坐在脚跟上的坐姿)要比尝试交叉双腿却导致垂头弯腰的姿势好得多。无论你采用哪种姿势，刚开始时最好利用一些物体来支撑住身体，帮助脊椎保持直立。当你的肌肉和关节已经达到一定的灵活程度和强壮程度之后，你就能不用支撑物而很舒适地坐下，这时可拿去支撑物。现在，有许多椅子和工具可以帮助你进行冥想练习。

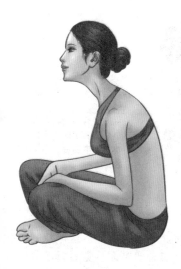

◀脊椎缺乏力量或是没有合适的支撑物往往会导致不利于冥想的坐姿，像图中这样：头部容易往前突出，脊椎无法直立，而且当后背拱起时，人体会自动地收缩颈部，从而限制了能量流动。这样的姿势不可能让人在冥想练习中感到舒适。

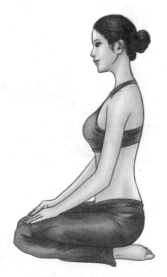

▶良好的冥想姿势从选择正确的坐姿开始：头部、颈部和脊椎要保持处于同一直线上，脊椎保持挺直，以防止疲劳。为帮助保持直立，还可以在双脚上垫一个软枕或一条折叠的毛毯来支撑脊柱底部。

借助支撑物

你的脊椎也许需要帮助才能保持长时间舒服的直立，你可以将一个靠垫放在椅背处或靠住墙(如果你是坐在地板上或床上)然后坐下。此外，坐在自己脚跟上也许是不用支撑而保持直立的最好办法。

在双腿盘坐的姿势中，髋部可能无法自由地张开到一定程度以使膝盖触地。此时，如果在两侧大腿下各垫上一个软枕则能使你从下背部向上伸展，而如将一块厚实的垫子垫在臀部下面来支撑尾骨，由于垫子的高度而使膝盖处于下方，从而有助于消除后背下端的压力。垫子的合理摆放能让坐姿无比舒适。

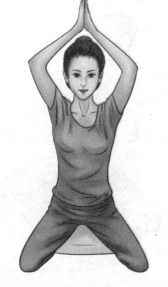

▶在臀部下面垫一块垫子能有效消除下背部压力。

243

· 第六节　冥想姿势的选择 ·

熟能生巧，经常练习能使你的身体很快适应冥想所带来的变化，并且能更容易地进入冥想状态。当你发现某个姿势能让自己感觉很舒服时，就要不断练习它，直到你能保持住这个姿势，而且可以一动不动、放松而警觉地保持半个小时或更长时间。当你坐在家里进行冥想，肌肉开始酸痛时，更换一下姿势是很有帮助的，但不要打扰你的内在凝聚。否则由于长时间静坐，注意力会不由自主地集中到身体的疼痛上。

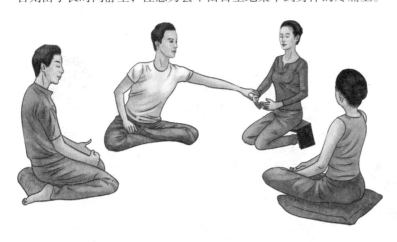

◀参加冥想练习班可能对你很有帮助，在那里你有机会了解到多种坐姿，并可尝试各式各样的支撑物。

简易坐

挺直身体坐下，髋部放松，双膝分开。每只脚都塞到对侧的大腿下面，这样双腿的重量就落在双脚上，而不是膝盖上了。在大腿下放个软枕，或者如果你感觉后背部有压力的话也可坐在软枕上。尾骨自然放松，让"坐骨"来承担身体的重量。双手放在膝盖或大腿上，掌心向上。

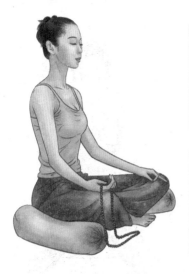

◀双腿交叉坐下，如果髋部不够柔韧无法将膝部贴住地面的话，就用一对长枕支撑它们。掌心向上握住一串念珠或玫瑰经念珠（由5～15颗珠子串成的一串念珠，念《玫瑰经》时用来算数的念珠）。

▶这个轻便折叠型的矮凳子是专为冥想练习而特别设计的。当你双腿交叉坐下时它能支撑你的背部。双手成启蒙契合法（Gyana Mudra，心灵指锁法的一种），拇指和食指指尖相连，形成一个能量圆环，掌心向下。

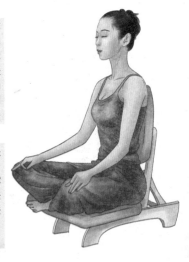

佛教徒坐式

有时候瑜伽中的"英雄式"也被用来作为冥想的一种姿势。佛教徒经常选择坐在一个结实的坐垫上，它能提起臀部，让膝盖靠在坐垫两侧的地面上，小腿和双脚向后指。以这种方式提臀有助于保持脊柱的自然曲线，而且只要你的膝盖非常柔韧，这个姿势就会很舒服。

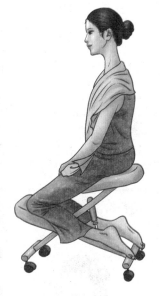

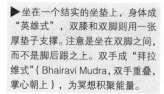

◀坐在专用的"跪椅"上可有助于保持脊柱挺直并得到一个舒服的、良好支撑的姿势，它与佛教徒坐式很相像。

▶坐在一个结实的坐垫上，身体成"英雄式"，双膝和双脚则用一张厚垫子支撑。注意是坐在双脚之间，而不是脚后跟之上。双手成"拜拉维式"（Bhairavi Mudra，双手重叠，掌心朝上），为冥想积聚能量。

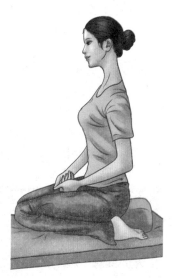

早晨冥想

很多人喜欢早上起来先做冥想，因为这时候头脑是安静的，不像白天有很多事情会扰乱心境。如果你在床上冥想，可以用一个 V 形枕或是普通枕头来支撑你的背部，这样你就可以双腿交叉，上半身挺直坐起。肩上披一条围巾，被子盖住双腿，这样你就能在练习冥想时感到温暖。选择一个能给你注入能量而不是让你放松的练习，比如手持念珠吟唱或诵经。你也可以睁开眼睛，温柔地凝视一样东西。

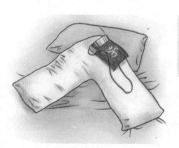

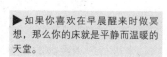

◀V 形枕可帮助你在床上做冥想时保持挺直的姿势。一条念珠，可以用来计算诵经的次数，当不用它时最好把它收藏在特制的小袋子里。

▶如果你喜欢在早晨醒来时做冥想，那么你的床就是平静而温暖的天堂。

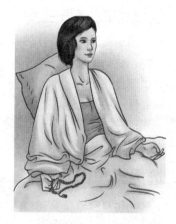

· 第七节　选择冥想时间、地点 ·

要培养一个新习惯，需要下定决心在生活中给这个新的定期活动腾出时间和空间来。在一个合适的时间和地点定期地做冥想，有利于你更快地适应冥想状态。也许有时候你不想做冥想，而想做点别的事，但当你错过了练习时间，身体就会开始感到不舒服。而当你不得不放弃自己正常的冥想习惯时，可能需要花几天时间，但这是一个有意识的决定，而不是简单的遗忘或耽搁。

在固定的时间冥想

把冥想练习放在一个长久养成的习惯前后是很有帮助的——比如放在早晨梳洗之前，刷牙之后，或午饭、晚饭前。正因为你每天都要做这些事情，那么你自然也都会每天去做冥想练习了。早上醒来时或吃饭前（因为在饭后容易犯困），或晚上散步之后，或者聆听了具有抚慰作用的音乐之后，这些都是练习冥想的好时候。你也可以先在床上看会儿书，然后在睡觉前练习冥想。总之，要选一个不受打扰的时段——你的生活越是繁忙，你的冥想练习就越有益、越能帮你消除压力。夫妻可以在共同的空闲时间里一起冥想，或者在一家人醒来之前早起一会儿进行练习。不管你选择什么时间，一定要持之以恒来养成你的冥想习惯。

在床上冥想

如果你喜欢一大早练习冥想的话（最好身上披一条围巾，并把对角系起来），你的床就可以成为你的冥想空间了。先梳洗一下，喝杯水，再伸个舒服的懒腰让自己真正清醒过来——并且要保证坐下时脊柱挺直。

如果你每天早上都在床上练习冥想，而且在床上你才有打开心灵的习惯，那么晚上睡觉前在床上练习一些简单的冥想可能也会让你倍感舒适。

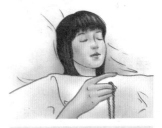

▲ 手持念珠，重复一段曼特拉或几句简单的祷告再安心入睡。

创建你的冥想空间

如果你一直在同样的地方进行冥想练习，那么这也有利于你培养冥想习惯。选一个安静、整洁的地方，这样当你坐在那儿的时候，就能保持心情平静，思维集中。要确保自己的身体足够暖和，因为当你放松并进入冥想状态时体温会下降。

可以在你的冥想空间放一张特别的椅子，或者你最喜欢的坐垫、靠垫，或一块舒服的毯子。还可以准备一张摆有香烛和鲜花的桌子，或者任何你觉得具有抚慰身心、启发心灵的物品。

选择冥想物品

利用自己放在冥想空间的物品来进行一项经典的冥想练习吧，这种练习被称为特拉塔克 (Tratak)，或"凝视"。这需要你坐直不动，同时凝视一件物品。

通常凝视的焦点是一根点燃的蜡烛。如果你练习这种形式的冥想，要确认一下房间内无风，因为风会吹得烛焰摇摆不定，让人头痛（癫痫和偏头痛患者应该避免凝视烛焰）。要柔和地凝视，而不是瞪着眼睛看。片刻后，闭上双眼，在头脑中想象蜡烛的形象。当它逐渐淡化时，重新睁开眼睛，凝视蜡烛，并重复这种意想过程。几次之后，你头脑中的形象就会逐渐巩固，而集中的程度也会加深。

你可以在开始冥想前先点燃蜡烛，在结束时吹灭它，同时心中默念"谢谢你"。烛焰通常代表着神性显灵。如果你会真心喜欢去培养这种对神性的更强烈的感知力，那么神性就会存在于你体内并围绕在你身边。

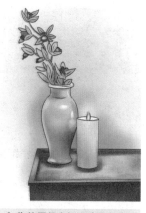

▲ 你的冥想空间应该要包含一些物品来让你凝神集思：任何物品都可以引导你进入冥想的良好心境中。

特拉塔克的形式有很多种。你可以手拈一枝花，在手中把玩，观察它的颜色和结构的每个细节。或者手中拿一块水晶，感觉它的形状和清凉，这是另一种形式的特拉塔克——不过在这个时候，你的双眼要一直闭着，所谓"凝视"其实是通过触觉来完成的。你也可以选择任何能启发你心灵的物品来"凝视"，都同样有效。

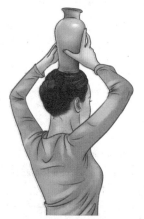

▲ 对着重物的重力向上伸展脊柱，让你的冥想姿势"稳固而舒服"，这也正是帕檀迦利推荐的做法。

姿势的伸展

如果你整天都驾车出行或伏案办公，你可能希望在开始晚间冥想练习之前先伸展一下自己的身体，以重新得到一个有力的挺直姿势。你可以试着在站立时用头顶着一个重物，以此来强化脊柱，提高平衡感。古代的人常用头顶着一堆书围着屋子转来学习"行为举止"；全世界的搬运工背部都挺直有力，这也是由于他们头部负重而形成的。

放松的水平伸展

伸展背部是绝好的冥想准备活动。在地上躺10分钟，伸展背部，轻柔但稳固地把思想集中到此刻的呼吸上，同时放松身体，这能迅速恢复你的身体活力。

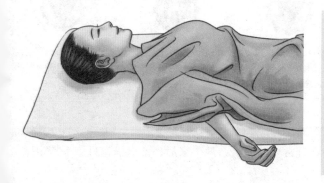

◀仰面躺在地上的时候要保持警觉、温暖。用这种姿势伸展能保持脊柱挺直——因为冥想的时候，脊柱总是要尽量保持挺直。仰面躺下，放松身体，有很多冥想技巧可以用来保持头脑警觉、注意力集中，比如数自己呼吸的次数，从1数到10，再从10数到1，或者想象能量沿着脊柱移动，又或者想象乡间或海边的一幅宁静的图景。放松之后做几个深呼吸，活动你的脚趾和手指，伸个懒腰，打个哈欠，然后慢慢坐起。你现在就可以真正开始做冥想练习了。

第三章 动用五官感觉

　　我们都是通过五官与周围的世界发生联系的，它们将人人都能感觉到的外部物质世界与只有我们自己了解的内心世界联系在一起，告诉每个人自己的所想所感。

　　冥想修行通过增加我们的洞察力和想象力使我们的五官感觉更加敏锐，进一步改变我们的内心体验。

　　"执持法"为帕檀迦利八支分法瑜伽体系的第6步，意为"专注、集中"。不管是通过凝视蜡烛火焰、聆听钟声或曼特拉的吟唱声，还是去闻一闻花朵，如果注意力集中到某一种感官上，我们就能感觉到这种集中，渐渐排除外部物质世界的干扰，将注意力转移到内心世界中来，为进入冥想状态作好准备。

· 第一节　冥想与五官 ·

　　人体的五官感觉是心灵用来探测外部世界和内心世界的天线，正是有了五官的存在，我们才得以感知到周围在发生着什么，我们自己在做什么、想什么。我们无法看见、听见、触摸到、品尝或闻到的东西，也是不可能描述或理解的。没有了五官感觉，我们就无法获得一手信息，对一切事物都只能是懵懵懂懂，甚至可能对自己的身体都无从了解。然而，五官所及范围毕竟有限，即使借助了现代科技，我们所能了解的也只是内心和外在世界很小的一个部分。

　　我们可能会说那还有"第六感"或者直觉呢？可是第六感也是来自五官感觉综合发挥作用的结果。比如，你可以试试在思考某事时，你有可能做到不去"听"脑中思想的声音，或者不在想象中把它描绘出来吗？当我们在心中对某事打不定主意的时候，我们甚至可以"听"到脑中反复争辩的声音。

脉轮与五官感觉

1. 根轮：
土元素，
嗅觉。

2. 腹轮：
水元素，
味觉。

3. 脐轮：
火元素，
视觉。

4. 心轮：
大气元素，
触觉。

5. 喉轮：
空间元素，
听觉。

制感法——集中意识

　　冥想是一种意识扩张的状态，当日常生活的嘈杂静下来后，意识里就只剩下特定感官所传达的信息。

制感法是帕檀迦利八支分法的第五步，通常被理解为"将感官从物体中撤出"，使得我们免于被身边发生的事所干扰。然而，在焦虑或恐惧的状态下，神经系统很难放下警惕，一刻都不行。焦虑的状态容易给人压力，消耗人的身体系统能量，最终导致疾病。

制感法需要身体的彻底放松，与"充满警惕"相反，只有身处一个被保护的环境，比如家里的冥想角落，感到绝对的安全和自如时，我们才可能卸下防备，达到彻底的放松状态。可是如果身体五官都停止了工作，这时候的人体应该是属于睡眠状态的。所以，最好的办法是把注意力集中到一种感官上，或者将感官关注转向内心，练习视觉想象和思想观察，这些技巧都有利于我们为进入冥想状态做好准备。

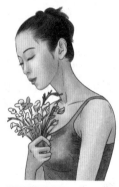

▲ 我们对外部世界的认识——从一束花的香气到我们自己的心跳——都是通过感官来传达的。

普拉纳手印法：能量流过脊柱的姿势

通过想象能量流上下穿越脊柱、流经脉轮，可以训练身体对与中央神经系统相对应的能量脉络的敏锐性，最终达到把想象中的能量流运动视为实际存在的境界，这时的你就可以开始把冥想的焦点放在脉轮的特性上了。这种练习可以加深你对于五官感觉的体会。

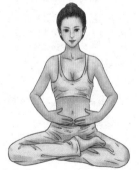

❶ 盘腿笔直坐立，手掌正对下腹，指尖轻触腹部即可。吸气，感觉自己通过下半身从土地中吸取生命能量，使其进入到腹部位置的腹轮。

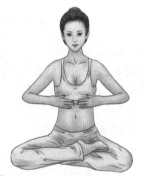

❷ 继续吸气，双手缓缓抬起至前胸，沿着脊柱将能量往上提升，使之流入位于心脏处的心轮。

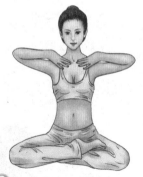

❸ 继续吸气，双手进一步上抬，能量流也进入喉部。

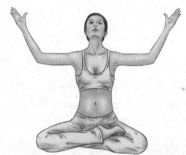

❹ 吸气完成，双手举过面部（光轮所在区域），手臂打开，眼睛向上看。该姿势代表了喜悦与鼓舞。

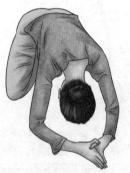

❺ 缓慢呼气，身体随之前倾，双手合十，与头部一起放在地面上。该姿势代表着放松和充满信任的忍让，也是基本的着地姿势。重复整个系列 1～2 次。

· 第二节 视觉、味觉和嗅觉 ·

许多传统冥想技巧的基础都在于通过制感法将意识集中在五官感觉中的一项或者几项上。在帕檀迦利阿斯汤加瑜伽体系中，制感法是活动分支，或者说外支中的最后一个，而之后的 3 个分支都转向了内心体验。

视 觉

在当代社会，视觉可能是我们了解最多、使用最多的感官。我们每时每刻都会受到视觉信息的"炮轰"，从交通灯到广告牌，从电视机到电脑屏幕，各种各样，纷繁复杂。除了在家中，很难找到一个光线柔和、让人感到舒缓的地方。大多数人都感觉在"想象中"描绘出某物比感觉到或听到某物更容易做到，因此视觉想象在制感法中应用十分广泛。

通过视觉进行冥想

特拉塔克——凝视一件物体比如蜡烛的火焰或一朵花——在许多传统中都是最为常见的冥想技巧，也是虽简单却十分有效的让大脑休息的方法。

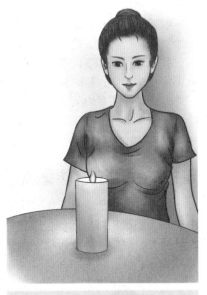

▶ 将所有的视觉强度集中到一个蜡烛火苗上是一种流行的冥想方法。蜡烛离人一臂远，火焰与眼睛平行。（练习者如患有偏头痛或癫痫症应避免凝视蜡烛火焰。）

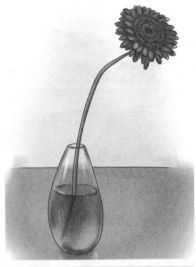

▲ 凝视一朵花，集中所有注意力观察花的外观的每一个方面，如错综复杂的花形、颜色和质地等。

1 柔和地凝视选定的物体，注意应避免瞪视、眨眼或思想打岔。感觉需要闭眼时则可以闭上眼睛稍作休息，但应在心中保留该物体静止的画面。当该画面渐渐模糊时，睁开双眼，重新将目光投向该物体。反复该过程，大约持续 10 分钟。

2 练习特拉塔克时可能容易流泪，这可以起到湿润眼球的作用。实际上，古印度人民由于长期生活在充满灰尘又缺乏干净水源的环境中，经常通过练习特拉塔克来洁净眼球。有时候眼泪能冲掉之前的悲伤情绪，对于身体有一定的治疗作用。

脉轮的颜色

西方人的看法与东方人不同：东方人用图表来表示能量，即我们所说的扬特拉 (yantras)，而西方治疗圈则通常认为脉轮对应的是彩虹的七彩色：

● 根轮：燃烧的深红色，如煤火余烬一般；如身体感觉不适或运转不畅，根轮的颜色则会变成发黑的红色。

● 腹轮：橘红色；缺乏能量活力时呈土褐色。

- 脐轮：亮黄色；心怀怨恨或嫉妒时稍带绿色。
- 心轮：翡翠绿或是与其互补的浅粉色；能量流通不畅时颜色会暗淡下去。
- 喉轮：宝蓝色，尤其是受到鼓舞或捍卫真理时颜色会更加突出。
- 眉心轮：蓝紫色，有时呈靛蓝色（三原色红黄蓝的混合体）。
- 顶轮：亮白色或淡紫色，如灯塔散发着光芒。

随着呼气、吸气运动，能量流也随之上下流过各大脉轮，你看到的它们是什么颜色呢？完成视觉想象后，别忘了坐下来进行普拉纳手印法的练习。

味觉和嗅觉

味觉和嗅觉紧密相连，互相影响很大。由于它们关联着爬行动物的大脑和人体最底部的两大脉轮，因此也被认为是人类最原始的感官，在人类的生存中发挥着至关重要的作用。哪怕是最短暂的一缕芬芳也可能释放我们的情绪和回忆，而许多宗教传统都会利用薰香来提升人的灵魂或者改变意识状态。冥想者在练习过程中可以通过点燃薰香、香油，或者下意识地吃点什么或喝点什么将味觉和嗅觉调动起来。

想象古那

通过视觉想象更容易形象地理解自然中的三德，在心中形成我们自己的意象。

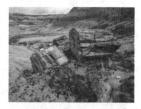

- 翳质（惰性，压抑，障碍）：翳质看上去阴暗沉闷，就像一动不动的石头或是一潭死水。当我们感到不开心时，世间万物都变得阴沉沉的。

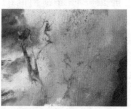

- 激质（运动，激情，着迷，愤怒）：激质看上去像一团失控的烈火，火热、凶猛、似乎能把一切吞噬。这也解释了为什么人们喜欢用"冒火"、"火冒三丈"来形容自己的愤怒。

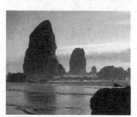

- 纯质（平衡，和谐，宁静）：纯质如抛光的金银器一般闪闪发光。我们可以看到某人的脸上"散发着"爱之光，而天使通常也是披着亮闪闪的白色长袍的。

在上面的这些景象中，有没有哪一幅正好符合你现在的心境呢？古那贯穿于自然界的方方面面，但是往往只有一种古那占据着主导地位。纯质是唯一适合冥想状态的古那，而其他两种都不能带给我们安全、放松的体验。

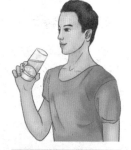

▲尝试将注意力集中到味觉上，图中的练习者在全神贯注体会柠檬水的味道。

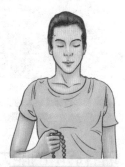

▲薰香是传统的冥想辅助物。在冥想角落点上一支香既可以净化空气又有助于集中嗅觉。

·第三节　听觉和触觉·

人体五官不断地受到来自外部世界的各种干扰，同时又将各种转瞬即逝的信息传递到人的大脑，制感法就是要求练习者有意识地将大脑从来自五官的各种干扰中脱离开来，将思想聚焦到一起。

听觉

生活在现代社会的我们不断地遭到噪声污染的围攻，而听力也往往因为长期暴露在各种刺耳杂音中被损坏。实际上，一旦我们真正掌握了专注倾听的窍门，且能进入完的放松状态，相对其他五官而言，听觉便可以更快地将我们带入更深入的冥想状态。哈他瑜伽的经典著作《哈他瑜伽之光》中认为，一切动作都是为了一个目的——进入瑜伽冥想状态，而唯有心中听到了这个声音，哈他动作才算完成。

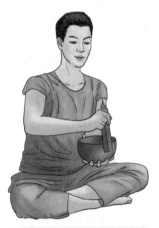

▲一手持西藏颂体，一手紧握一根木棒，用木棒敲击颂体边沿，聆听西藏颂体发出的响亮的声音。

内心的声音

一旦知道了怎么去聆听，你就能听到内心的震颤，在这里我们称之为"纳达（nada）"。纳达分为许多层，从最粗犷的到最微弱的，这些声音依次被比作"海洋的咆哮……霹雳雷声，铜鼓声……螺号声，铜锣声，号角声……丁当声，笛声，七弦琴声和蜜蜂嗡鸣声"。

只要学会放松身体，平静嘈杂的思想，真正静下来聆听，任何人都可以听到纳达。最初听到的纳达很可能是一种音调稍高的嗡嗡声，有点像在电缆附近听到的那种震颤声。而一旦学会了聆听纳达，应该尽量尝试去聆听那些藏在底层的更为微弱的声音。

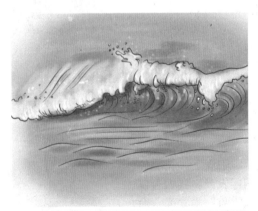

▲当西藏颂体发出最响亮的声音时，内心的声音，或纳达，与海浪的声音相似。

原始的声音

人们常听说："万物始于声。"圣约翰福音书的开篇就写道："太初有词。"这种神谕和其他所有的声音一样，都是由震颤引起的。

培养聆听的能力

有一种有效的制感法就是安静地坐立，注意力集中到听觉上，完全不用调动大脑思维。从最明显的声音开始，比如大街上的汽鸣声，角落里的狗吠声等。聆听这些声音，

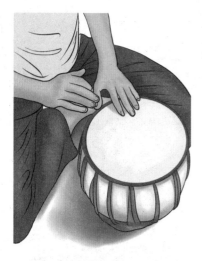

▲通过击鼓可以制造出复杂的节奏，但你可自己掌握节拍的复杂程度。击掌也是一种简单且有效的保持节拍的方法，自己单独一个人或一群人在一起时都可以运用。

只是有意识地去听，不要在大脑里作出"这是狗叫"这样的判断，也不要试图用"难听"或"太吵"去描述它们。过一段时间后，尝试去听一些更微弱的声音，比如你自己的呼吸、心跳或者消化的声音，还是不要加入任何大脑的评价。然后再尝试不作任何评价地聆听自己的思想。最终，当你有一天学会了不带任何偏见地去聆听任何声音时，你就能听到纳达了。

学会自己发声

学会了不带偏见地去聆听声音，就可以开始学习轻松地发出自己的声音了，卸下"精神包袱"，抛开一心想制造出如歌唱或乐器演奏那般悦耳声音的念头。你可以选择一段简单的曼特拉，用木棒敲击西藏颂钵，沿着八度音阶上下吟唱或者击鼓掌握节拍，不管你是独自一人还是与人一起，都应放松，而不应感到任何的紧张或是尴尬。聆听与发声都是绝佳的放松方式，可以迅速将你带入冥想状态。

触 觉

每一种情绪反应都是一种"感觉"(feeling)，涉及到身体触觉的某些方面。感觉到安全得就像被爱抚的双手抱着，或者有一大群朋友在身边一样。感觉振奋鼓舞时，内心可以明显感觉到轻松与扩展。还有，无论你感觉炎热还是寒冷，舒服还是痛苦，身体是静止还是移动，你都可以感觉到这是一种"和自己身体的接触"。

大多数这些感觉都未被察觉，除非我们不得不去注意。在日常生活中，我们只有在被绊倒或者面临跌倒的危险时才能意识到支持人体直立的肌肉的存在；只有当我们跑得太快，上气不接下气时也才能发现自己的呼吸循环规律。在保持专注与清醒的状态下学会有意识地找寻安全感和放松感是缓解压力的一剂良药。

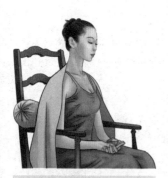

▲用心感觉某个物体，比如水晶制品的形状、重量、温度和质地等也是一种十分有益的冥想法。

一起体验触觉

通过按摩可以挖掘和促进触觉体验，不管你是按摩者还是被按摩者。你并不需要是按摩方面的专家，只要牢记手是心轮的延伸，在按摩过程中随时询问同伴的感受，注意其反应。如果能和同伴统一呼吸节奏，即同伴呼吸放松时按摩的手往下压，同伴吸气时放轻手力，则可以大大促进双方的沟通。

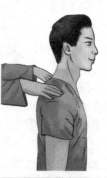

▲按摩可以帮助按摩双方将注意力集中到触觉上。

· 第四节　五官感觉的结合 ·

感官感受是一种大脑活动。大脑不断地将来自身体的神经脉冲转化成触觉、视觉、听觉、味觉和嗅觉，用内在的知觉理解外在的世界。我们无从真正知道大脑之外的世界，我们所知道的世界只不过是大脑通过解读神经末梢捕捉到的信息向我们描绘的世界。

五官捕捉到的信息大部分被意识过滤掉了，比如当我们津津有味地读着一本书时，我们可能不会注意到其他人在我们身边的走动。宇宙中存在着很多我们无法感知的力量，比如能够径直穿透人的身体和我们的星球的被称为"中微子"的宇宙射线。

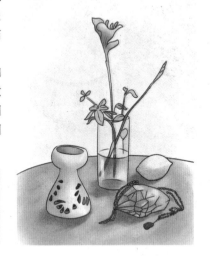

▶一张冥想桌可以满足所有感官的需要：一朵花，用来"看"；一个柠檬或一根带叶的散发着香气的枝条，如罗勒，用来"嗅"和"品尝"；一些放在炉子里的油，其所产生的香气有助于将人带入冥想状态；一个晶体状的物体，可供"看"和"触摸"；一串念珠，可供你在诵念梵咒时使用。

占主导地位的感觉

人们往往会更偏爱五官感觉中的某一个。在现代社会，大多数人可能都认为视觉是最主要的感官。事实上，很多人对于听觉和触觉的依赖远大于视觉，而其他几种感官发挥的作用也远比我们想象的重要。

如果我们听不到外面世界的声音，就无法描绘它的美妙；没有触觉帮助我们度量自己身体与周围一切的关系，就无法自在行走。同时，味觉和嗅觉也比我们想象的要活跃得多。因此，在冥想练习中同时调动各种感官比单单集中在某种感官上能发挥更为有效的作用。

调动各种感官深入冥想

从仅运用一种感官的简单技法开始，直到你学会了能一次连续数分钟将注意力集中在该感官上，再逐渐加大练习难度，探索哪种方法最适合你，即可以吸引你最长时间的注意力。

定期练习某一个简单动作，比如用心感受呼吸在体内的运动（需要调动触觉），最终你会对该动作熟悉到一定程度，甚至可以边做边开小差。当你发现集中注意力开始变得困难，这时就可以考虑换另一种动作了，比如和默数鼻呼吸的练习（触觉和听觉结合）交替进行，然后尝试去"看"或"感觉"普拉纳，即生命能量。在呼吸过程中，普拉纳可能表现为眼前看到的光亮或者身体上的温暖或刺痛感。吸气时有意识地引导，在呼气时再将普拉纳引至体内某处（动用视觉和触觉）。

上述为达到冥想状态而调动感官看似简单，但从长期来看对身体作用很大。假如三个深呼吸成为你触发冥想的感官调动，那么深呼吸3次，可以立即帮助你摆脱焦虑，恢复内心的宁静。其中的秘诀就在于将多种感官结合在一起，保持大脑的清醒与集中，以免陷入白日梦中不能自拔。

所有的冥想练习都需要调动触觉、视觉、听觉等自然感官，并且往往是多种感官的结合。你可以学着有意识地训练各种感官使之强化，比如每次训练一种，这样当你想创造一个宁静的内心世界时，就可以任意切断对外部世界的感知了。视觉想象是一种创造自我的方法。"我思故我成"（"As we think so we become"），所以一颗轻松快乐的心可以让你浑身散发着光与爱。你周遭的世界其实也可以折射出你内心的想法和态度。

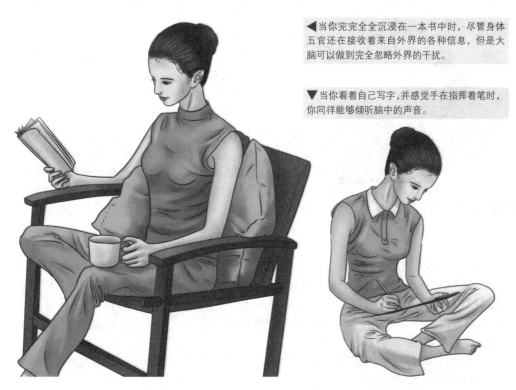

◀当你完完全全沉浸在一本书中时，尽管身体五官还在接收着来自外界的各种信息，但是大脑可以做到完全忽略外界的干扰。

▼当你看着自己写字，并感觉手在指挥着笔时，你同样能够倾听脑中的声音。

念珠与曼特拉

手持念珠（一串传统的冥想念珠）同时吟唱一段曼特拉是将各种感官结合在一起的经典冥想方法。该方法同时调动了听觉和触觉：在动用手指的触觉挨个拨动念珠并记录曼特拉吟唱次数的同时，也需要动用听觉聆听自己重复曼特拉的声音（大声吟唱或心中默念皆可）。

背部挺直，身体放松，坐立在安全的冥想角落。最常用到的曼特拉包括："噢姆"、"和平与善良"、"噢姆！平静吧！平静吧！平静吧！"或其他能给心灵带来慰藉与欢愉的短句。手指轻拨念珠时，应真切地去体会每一粒念珠的存在。

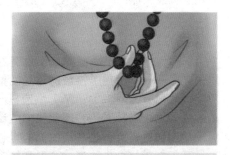

▲通常是右手持念珠，指位也有其象征意义：大拇指（代表宇宙意识）与中指（代表纯质古那）拨动念珠，食指（代表自我或个性意识）与念珠保持一定距离。

· 第五节　意想艺术 ·

意想调动着人体的感官，能为我们营造一个愉悦的内心世界。在很多不同种类的其他疗法中也经常用到意想技巧，它通过改变我们感知内在自我的方式来改变我们的世界观。意想能以不同的姿势进行，你可以躺着或倚靠着，或挺直坐着。当我们身心疲惫时，当我们卧病在床时，或当我们准备入睡时，意想都能改善情绪、平衡心境、助人入眠。

确立一个内心宣言

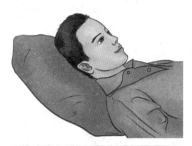

▲一旦你完全放松之后，就可以集中思维想象自己正身处在自己创造的意想情景中。

在练习冥想时，你可以通过确立内心宣言来创造持续性的改变，从而长期获益。第一个步骤就是要确立一个内心宣言，或决心（sankalpa，意为目标、决心），当你处在深度放松的状态下时不断重复它。你需要问你自己，在你的日常行为（生活）、观念（光明）或态度（爱）中，什么样的积极改变能让你变得更像自己希望做的人。要得到答案需要诚实地反映和评价你的人品。确立了你的"内心宣言"之后，你就可以着手通过利用自己的想象力和五大感官来创造一个合适的意想情景，以此来让你完全身临其境到自己选择的场景中，在那里你会感到自然、安全和放松。一旦创造好了这个情景，你就可以更深地冥想，并且在自己的态度、展望和目标上实施那些早已决定好要做的改变。你的潜意识头脑会很乐意地回应有意识头脑给它施加的建议，前提是你的神经系统必须处在完全的放松和信任状态下，而且必须用下列方式来表达自己的内心宣言。

● 尽量简洁明快地表达你的内心宣言，避免使用"如果"和"但是"之类的词语以及描述性语句和限定句。

● 一次只确立一个内心宣言。当这个内心宣言实现之后，你才可以用新的将其替换，因为原来的将会是多余的了。

● 用现在时态来表达你的期望，比如"我现在……（高兴、健康、自信、在……方面成功了，或原谅……）"或"我正一天天地变得……"。潜意识只关注现在，而无视过

创造性的想象

一般说来，我们不能想象出没有经历过的场景——不管是直接经历还是间接经历。但我们有无限多的记忆可供选择。我们的生活发生在头脑中，因此我们应该尽可能地为自己营造一个和谐的内心世界。一旦我们知道怎样去改变一个混乱的内心世界时，我们就没有必要继续忍受了。选择在我们自己手中，而冥想可以作为我们实现目的、改变心境的工具。

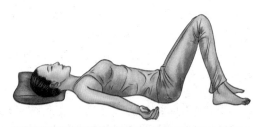

▲采用一个舒服的姿势放松，仰面躺下，双膝弯曲，双脚在地面平伸。头下枕个软枕可防止颈部肌肉紧张。

去时和将来时。明天仍是个未知数，而且潜意识也不会对它产生兴趣。

● 用积极的语气来表达你的"内心宣言"，因为潜意识会被消极的词汇所迷惑，如"不"或"从不"。

● 避免使用像"尝试"、"努力"或"困难"一类的词语，因为它们能立刻激起神经系统的防范意识，让你功亏一篑，使所有良好的放松努力都成为泡影。

● 缓慢而果断地将你的"内心宣言"重复 3 次，这样你的潜意识就知道这回你是认真的了。这样一来，即使你非常繁忙，无暇顾及你的内心宣言，你的潜意识也会一刻不停地为你实现你的目标。这就是为什么"内心宣言"有如此强大的影响力的原因了。

意想海滩风景

你已经深度放松了，也许还做了伸展活动或深呼吸练习。那就以舒服的姿势坐着或躺着，开始意想自己正身处在一片美丽的海滩上吧！想象自己正沐浴着美妙的阳光，躺在海边柔软的细沙上。利用所有的感官来享受这个场景里所有的细节，这样你才能完全地体验这一过程。

你能感觉到身子底下沙子的质地和潮湿，把脚趾埋进沙里，让沙子在你脚趾间穿过。欣赏你周围的景色——蔚蓝的大海和天空，金黄的沙子，遥远的地平线，洁白的云朵，海鸥在你头顶飞翔。你能听到海鸥鸣叫的声音，海浪拍打沙岸的声音，还

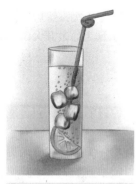

▲ 视觉想象越详细，你就越能融入到想象的场景中去。这种体验就好像大夏天喝冰饮的感觉，清爽怡人。

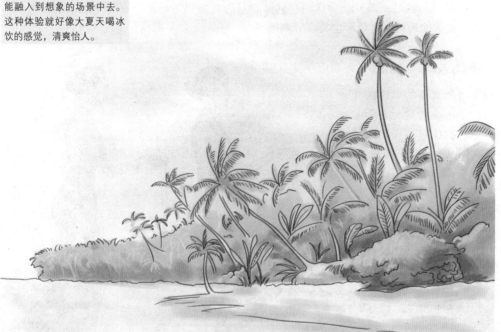

▲ 热带海滩风景秀丽、气候宜人，能愉悦我们所有的感官，因此它是意想的理想场景，可用来帮助我们营造愉悦的内心世界。

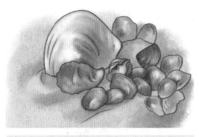

▲ 感觉你脚趾间沙子的流动，想象贝壳反射出灿烂的光芒。

有清风拂过身后树叶的声音。你可以闻到空气中的咸味，用你的双唇去品尝它的味道。你还能感觉到什么，看到什么，或听到什么吗？也许你还能感觉到微风正吹拂着你的身体，你能触摸到大小不一的沙粒和小贝壳，能听到从远处传来的孩子们的嬉笑声，能闻到海的味道，能感觉到热情的海风吹拂起你的头发。

当你建立起这个可爱的场景里所有的细节之后，享受一会儿，去感觉平静和满足、感激与放松。意想的所有目的就是要把你带进这个你知道"所有都会好"的内心世界，不仅是现在，而且以后也可以经常去。在你决定要离开这个海滩前，缓慢、清晰地将你的"内心宣言"（你已经决定好的主意或决心）重复 3 次，然后逐渐地让整个场景消失。要知道不管外面的世界发生什么，这个内心世界永远为你敞开大门。

· 第六节　意想旅行 ·

在完全放松的状态下进行意想不仅令人愉悦，还能展现出令人惊讶的景象，而且能为传统的冥想做准备。

下文所描述的意想能够带你开始一段旅行，从你的日常意识开始，然后将你引向更高水平的意识，就像你漫步穿越田野，然后爬上一座小山，到达目的地，最后又很快地沿原路返回。佛教漫步冥想法（Buddhist walking meditation）是一种以类似于走路的动作来集中意识的练习，而且能为你的穿越脉轮意想之旅做好准备。在每次意想结束之后，应做一次伏地祈祷以避免产生灵魂分离感。

佛教漫步冥想法

这个流行的冥想法充分结合了人体的视觉、听觉和触觉。漫步时需要集中注意力，同时步伐应同呼吸节奏、念诵经文合拍。

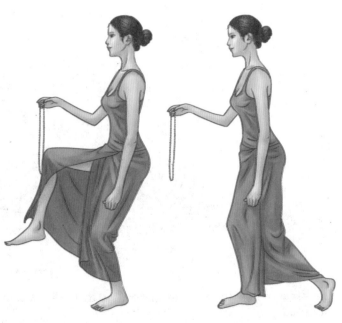

❶ 站直，手持念珠，于心轮处持平，慢慢地抬起一只脚，向前屈膝，并弯曲后腿膝盖。当你向前迈步时，将身体重量平均分配在双脚上。

❶ 重心移至前脚，踮起后脚，站直，始终目视前方。重复几次上述动作，在迈步的同时念颂经文。

穿越脉轮的意想之旅

完全放松身体，保持感官警觉，这样你就可以注意到你意想情景中的所有细节。

▲根轮

▲腹轮

▲脐轮

开始：意想你在一条很短的小道上行走，尽头是一个小栅门，推开走进去是一片辽阔的草原，在草原上，遍野红色的花朵争先开放，它们象征着生命力，象征着根轮的活力。其间有一条小道穿越花丛，你走在小道上，感受你脚下的土地，享受着花朵鲜艳的红色，呼吸着欣欣向荣的花草所具有的天然气息，慢慢地走到另一个小栅门处。

推门而入，你来到一片橘林，橘树上结满了成熟的果实，象征着腹轮的感官享受。享受大自然的丰富多彩，敬畏大自然强大的生命繁衍力。你可以摘几个橘子吃，让美味的橘汁在口中流淌。然后愉快地走向另一个栅门。

接着，你来到了一片金色的向日葵地，象征着脐轮（太阳轮）的光和热。在这里，你开始储存能量，就像向日葵充分吸收太阳光一样。尽情地欣赏这美景，并享受阳光的温暖。当你充满能量时，你会信心大增，因为它会支持着你完成所有的目标。然后，接着往前走，你又会看到一扇门。

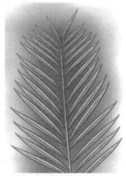

▲ 仔细观察意想旅行中路边茂盛的植物。

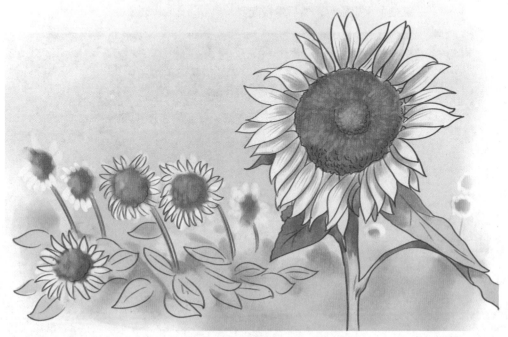

▲脐轮（太阳轮）储存着生命能量，如同向日葵充分吸收着太阳的能量一般。

▲心轮

▲喉轮

▲眉心轮

▲顶轮

进门之后，你来到了一个四面围墙的花园，中间有一条长长的拱门小道，在拱门上挂满了玫瑰花，绿色的叶子衬托着粉红色的花朵，散发着淡淡的清香。这个美丽的花园代表着心轮的平静和愉悦。你触摸着柔软的花朵，玫瑰花也乐于同你分享它的美丽，你可以采撷一朵，让它伴随你走完院中的小道。

随后，你发现自己来到了一片高原之上，头上是蔚蓝的天空，鸟儿在自由地飞翔、鸣唱。天空倒映在积雪融化形成的湖水中，蓝色的龙胆根也竞相开放，拥抱阳光。这样的场景代表着喉轮，象征着喉轮纯净的声音和空间的能量。你听到有人在呼喊自己的名字，于是你继续前行。

有人过来迎接你，引着你向前走去。这象征着眉心轮的智慧，眉心轮又被称为第三只眼，一只洞察内心、连接左右大脑（分别控制人的逻辑思维和想象创造力）的眼睛。你的向导会告诉你一些事或者给你某件物品让你对其沉思。

远处是一片林间草地，中间还有一幢白色的小房子，很明显，这是一个非常特别的精神空间，象征着顶轮。你的向导示意让你独自进入房中，你非常恭敬地走入房子，坐下，慢慢地、清晰地将你的内心宣言默念3次。你静静地坐着，吸收着这里的精神能量，直到你意识到应该回到现实为止。在起身离开之前，你应该郑重地说声"谢谢"，然后慢慢地沿原路返还。你知道不管什么时候只要你想回来，你都可以再次光临。

按原路返回到你开始进行意想之旅的起点，再一次感受身体的感觉，做几次深呼吸，动动手指和脚趾，打个哈欠，伸个懒腰，做伏地祈祷来结束整个意想旅行，然后慢慢起身。

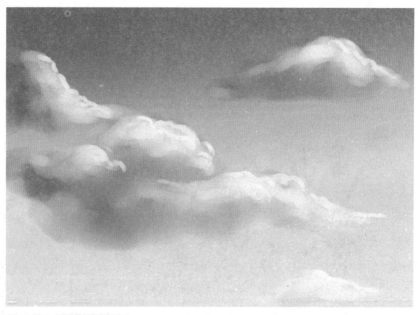
▲广袤的蓝天象征着喉轮。

第四章 日常冥想练习

　　不管是在西方还是东方，从传统智慧里我们都能找到平和快乐的生活方法，知道人们各种行为背后的简单原因，从而更好地理解、接受和原谅自己和他人。当冥想成了日常生活的一部分，它可以帮助我们改善与周围世界的互动关系。

　　我们可以专门留出一段时间，远离外界的侵扰与压力，集中思想进行冥想。但是冥想并不是逃避现实，而是一种拓展我们的意识、将整个世界纳入内心、与无限的宇宙合二为一的方式。养成了好的冥想习惯，我们可以把这种集中注意力的方式运用到日常生活的方方面面，以一种坦然的自知状态去体验我们的生活。

· 第一节　日常生活中的冥想 ·

　　很多人把冥想状态看作是"脱俗的"，认为必须与世隔绝才能实现。尽管有规律的冥想练习需要你安排单独的时间来把注意力转向内心世界，但它也是可以融入日常生活的。比如说，你可以通过练习"用心"（把注意力集中到生活中的事物上）把处理凡尘琐事转变成某种形式的冥想；你可以从欣赏周围万事万物的美丽中体验到一种心灵顿悟的感觉；你也可以运用冥想来调节、控制自己的情绪；你还可以把冥想的元素引入到你与他人的交际中。

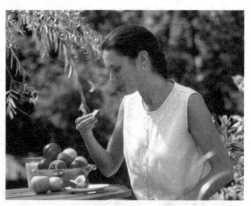

▲全身心地将注意力集中在你正在做的事情上，比如饮食，此时你就是在以冥想形式处理日常事务。

与感觉共处

　　下面这些基于体验"对立事物"的传统技巧能让你客观地认识自己的感觉（很多感觉经常是潜意识的）。

● 深度放松——可以坐着、斜靠着或躺着。

● 想象不同的"反义词"，并注意它们引起的身体反应有何不同。

● 开始时用一些没有积极或消极情绪联系的"反义词"——比如"冷和热"、"硬和软"、"亮和暗"——并观察你的身体感觉怎样，同时保持深度放松。

● 然后选择一些更能激发情绪的反义词，以积极的那个词开始，并观察它引发了身体什么样的感觉：比如"生和死"、"广阔和狭窄"、"愉悦和悲伤"、"喜欢和生气"以及"欢迎和排斥"。

● 仍然保持深度放松，观察当你注视反义词中消极的那个词时，身体会产生什么样的感觉——这样从今以后你就能认识并辨别它们，并且当你情绪消极时就能够理解是什么让你感到不适以及当你不高兴时的感觉。这样你就可以做出欣赏（他人、事物）的行为来让自己感觉更好，消除在你体内和围绕着你的紧张压力。

● 在继续下一对反义词前，重复这一对反义词中积极的那一个。

● 用你的"内心宣言"和几次柔和的深呼吸来结束这种放松状态，并伏地祈祷。

关键元素

你要想把冥想融入到日常生活中的每个方面里去，有很多方法。

● 把身心完全集中到你此刻所做的事情上，不要受到干扰而分心。

● 尽量活在当下。

● 试着从你周围的万事万物（及每个人）中感受其美丽和价值，不管它们有多世俗。

● 学会全面调动你的感官。

● 培养自知力，适应感情自我和肉体自我之间的相互影响，与之和平共处——举例来说，注意某种呼吸练习和姿势是如何影响你的心理状态的。

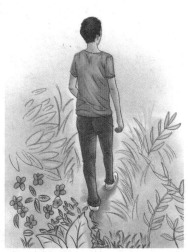

▲ 当你漫步在树林或植物丛中时，集中所有的意识和感官去体会这种经历，一路留心各种各样的美。植物可以告诉我们如何"顺应自然，随遇而安"。

你感觉如何

自觉地观察你的感官给你的大脑传递了什么信息，这是一种连接生理和心理的方法，养成这样的习惯是非常重要的。当你的情绪受到刺激时，这能让你更容易掌控它们，因为你能通过感官感受到它们。实际上，没有什么别的方法能让你感知自己的感觉。因为每一种心理都有相应的生理反应：比如当我们生气时就会"眼睛发红"，当我们害怕时腿就"像灌满铅一样沉重"，悲伤能让我们"心痛"，当我们感到迷惑时就像"处在黑暗中"。

一旦你学会了认识自己的真实感觉，你就能避免对每天的状况做出消极的反应。不管什么时候当你感到消极的情绪受到激发，就暂停一会儿（"从1数到10"），放松并想象相反的、积极的情绪，然后用积极的态度去回应，把你在平常的冥想练习中所学到的东西运用到日常生活中去。

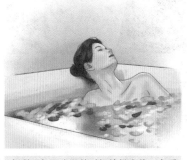

▲ 利用每天洗浴的时间放松身体，享受眼前的时光。

关爱他人

佛教的"博爱"冥想能帮助你更好地与身边的人相处。将博爱和善意吸入体内来帮助和支持你，然后把它们呼出去，把它们引导到一个具体的人或人群上去。经常重复这种冥想，直到给予和接受博爱成为你的第二天性。把它变成你日常生活的一部分：它的任何一部分都可以用在任何情况下，来促进和平与和谐。

- 以坐式深度放松，脊柱挺直。
- 吸气，同时把"博爱"从宇宙中吸入你的体内。
- 呼气，用感恩的心将博爱引导向一个具体的人，或所有曾经教导过你的人（他们曾用很多方式给予你光明）。然后吸入更多的善意。
- 呼气，用感恩的心将博爱引导向一个具体的人，或所有曾经养育过你的人（他们曾以很多形式给予你生命）。然后吸气……
- 呼气，用祝福的心将博爱引导向一个人，或所有你深爱的人。然后吸气……
- 呼气，用祝福的心将博爱引导向你的熟人、邻居和同事。然后吸气……
- 呼气，用宽恕的心将博爱引导向那些曾经干扰或阻挠过你的人，那些曾经对你无情或轻视你的人。然后吸气……
- 呼气，用宽恕的心将博爱引导向那些曾经伤害过你的人。然后吸气……
- 呼气，把祈祷散播出去："祝福世界上所有的人都快乐！"

吸气，并对所有你接受的博爱表达感激。休息片刻，结束冥想，做伏地祈祷将自己与大地相连。

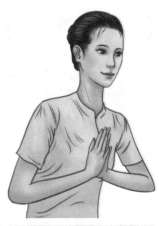

▲ 传统的印度问候手势"合十礼"是这样的：在问候的时候鞠躬，同时双手合十放在"心轮"前。这表示对每个人心中神性存在的承认，并传达了这样的感觉——每个人都是宇宙的一部分。

· 第二节　认识你自己 ·

　　养成认清影响你思维、感觉和行为的各种力量的习惯能让每个人都受益，这时候我们可以参考脉轮、身体层次和古那。甚至当我们独自一人时，我们的行为、思想和态度也反映了各大脉轮中不断进行着的身体各层次之间的互动。

改善身体的不平衡

　　根据 3 种古那描述内心的各项活动有助于我们察觉身体的不平衡。3 种古那互相交错，在身体的 5 个层次——肉体层、能量层、本能心理层、理智层和灵魂层——发生作用。

　　我们不能摆脱翳质、激质或是纯质，但是通过冥想，我们可以影响某种古那使其占据主导地位。当翳质主宰着我们时，我们被牢牢地拴住，无法前进，一无所获。我们需要激质的欲望与能量引导我们前行，但是激质太多又会让我们成为热情的奴隶。而翳质和激质的平衡，或者说休息与努力平衡的结果就是第 3 种古那——纯质，这时候我们的身体是被安宁与平衡主宰的，这也是冥想所需要的状态。最初的伸展、呼吸练习都是为了达到和保持纯质，而保持一个平衡的神经系统可以帮助我们适时地在纯质出现时做出反应。

　　冥想可以让我们退后一步，就好像一个局外人一样，从

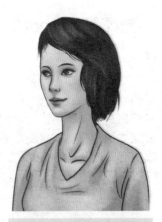

▲ 冥想可以使扰乱你的思想的声音安静下来，使你对问题的思考更清晰、更公正，同时可以使你提高对自我的认知。

更客观的角度观察自己，接受、反思我们发现的一切，并做出改变。每当感觉内心的平衡被打乱时，我们都可以迅速找回内心的和谐，达到帕檀迦利所描述的境界：

> "……培育如下的心灵特质：
> 对欢乐的人友善，
> 对痛苦的人同情，
> 对纯洁的人喜爱，
> 对猥亵的人公正。"
> ——《瑜伽经》第一章

避免过分依赖

过于依赖某一种古那，哪怕是最美的纯质古那都是错误的。古那是自然的一部分，是时涨时落、永远变化的能量流，因此也是看不见摸不着的。传统的祈祷通常是为了消解我们对于自然和古那的依赖，以便集中关注意识（或者说灵魂）这个永恒的真实。下面的几个曼特拉（梵文翻译而来）就经常用于个人或集体冥想：

请带领我们从虚假走向真实，
从黑暗走向光明，
从死亡走向不朽，
……

愿主希瓦（超意识）解放所有的生灵，
愿他把我们从死亡（自然和古那的无常）中解救出来，
让我们得到永生（活在永远的当下），
一切都好像瓜熟蒂落那么自然。

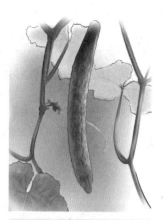

▲从对古那的依赖中解脱出来求得自由，就好像黄瓜成熟到一定时候会自然地掉下藤蔓。

主奎师那 (Krisna) 的舞蹈——培养和谐与平衡

奎师那是印度爱神，也是神性美与欢乐的象征：他通过动作来表达永恒的爱流。空气流过芦笛，奏出迷人的音乐，身体也随之欢快地舞动。这是一种积极的平衡冥想，有助于促进身体和大脑的平衡。

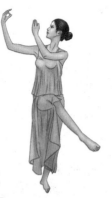

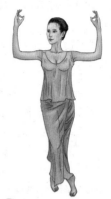

❶ 左脚站立，慢慢往左脚抬起右脚。上身朝右转，手臂右抬，好像正在吹笛。"聆听"你奏出的音乐，"感觉"奎师那的欢快。

❷ 右脚优雅地放回地面，越过左脚放在身体左侧，手臂保持上提。身体的重量转移到右脚上，抬左脚，重复舞步，身体同时往左转。

跟踪记录你的存在状态

一定程度的翳质和激质是生命中必不可少的，只有当它们中的某一种占主导地位时才会对身体造成不利影响。我们一般是从翳质过渡到激质，最后达到纯质的平衡状态。

翳质

翳质是自然中的惰性，是一种困乏和停滞，处处限制我们的发展。翳质阻碍了生命—光—爱的流动，使我们难以体验到自然与我们分享的启发和欢乐；它消耗着我们的精力，在我们四周筑起了一座情绪的高墙。

激质

激质带给我们的总是过量，特别是过多的，像林火般迅速蔓延难于控制的热情。激质让我们充满了欲望和不安，争强好胜而不考虑他人的需要和感受。当激质占据主导地位时，在我们眼中，其他人都成了可以被操纵、被利用的工具。

纯质

纯质代表的是自然平衡与和谐的一面，它可以用光明驱逐黑暗与热情，让翳质和激质互为补充，产生积极作用而非造成破坏。纯质古那是镇静、纯洁而友善的，但也仍然只是变化莫测的大自然的一部分，而不属于永恒的意识或灵魂。

翳质	激质	纯质
陷于各种常规惯例。	以自我为中心，对他人冷漠、缺乏耐心。	自觉与合作。
愚昧、无知、偏见。	蔑视传统，冒险。	理解与尊重。
羞怯、畏惧、牺牲者的心态。	自信，傲慢，进攻性。	信任与分享。
依赖他人。	野心，任性，想要主宰一切。	自力更生与自我引导。
缺乏活力，自我忽略，饮食不健康。	贪婪，冲动，最终精疲力竭。	健康平衡的生活方式。
疾病，无助，痛苦。	生存的决心，对生活的渴望。	乐于接受人和事，充实地生活。
悲伤，后悔。	专注未来。	愉快地活在当下。
绝望。	狂热的欲望。	相信过程与天意。
贫穷。	不惜一切决心成功。	知足常乐。

·第三节 活力运动与冥想·

如果你的生活方式十分紧张，则很容易感觉没有时间休息或锻炼，其实一整天保持高度紧张的脑力活动有害无益，只会让你极易感到紧张、疲惫，甚至会生病。

有规律的运动不仅可以使你保持身体的健康，还有利于培养一种平衡的生活方式，在紧张充实的生活中把压力减少到最小。活力运动会刺激大脑中安多酚的分泌，这是人体的天然镇痛剂，可以缓解精神压力，带给人一种自然的幸福感，甚至是一种陶醉的感觉。当你的身体处于翳质状态，或者说感觉疲倦和懒散时，运动可能显得尤其困难，但一旦运动成了你日常生活的一部分，它就可以促进人体内翳质和激质的平衡，达到纯质状态。

内心的平衡有利于促成冥想——无论是在旅行中，工作中，待在家里，还是在玩耍时，只要保持内心平衡，随时随地都可能进入冥想状态。爱、开放、集中、体验占据了主导地位，而沮丧、易怒、情绪多变则离你越来越远。

放松练习

如下所示的活力运动可以消除肌肉紧张，缓解压力，促进体内的能量流动。无论你选择去健身房还是参加集体运动，无论你是练瑜伽还是跳舞、游泳、跑步，任何一种方式都可以缓解压力，让你得到彻底的放松，为进入冥想状态做准备。

培养空间意识

瑜伽练习中，真正地理解经典瑜伽姿势的细微之处可以培养我们的身体意识和精神意识，这对于成功地进行冥想是至关重要的。对于同一个姿势，尝试用不同的方式进行练习可以让我们得到不同的体验，比如下犬式，它是一种强度较大的姿势，可以促进能量的流动。

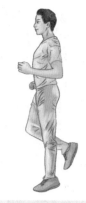

▲ 将锻炼纳入日常生活中可以帮助你在工作和休息之间找到平衡，变得更加有活力。

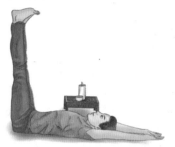

1 平躺着练习：由于重力的作用，脊柱拉伸，使背部紧贴地面，双臂置于头的后方，肩部到指尖部位触地，胸腔打开。两腿向上伸直，与脊柱成90°，脚跟朝向天花板。留心身体哪些部位得到了伸展，哪些肌肉得到了活动。

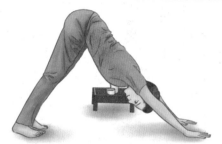

2 站立着练习：这样强度更大，因为用手臂和腿部将身体上撑的同时需要抵抗住重力的吸引。身体成90°拱起，感觉到脊柱拉伸，胸腔打开。倒过来练习同一个姿势可以让你体会到不同的空间概念。

交叉练习

该练习由一系列舞蹈般的动作组成，通过要求练习者有意识地进行非常规动作来"唤醒"大脑和身体。总是按照某种特定的方式运动会让神经系统形成习惯性的运作轨迹，而这种练习旨在挑战你的惯性思维，让你学会适应不同的事物。大家熟悉的类似练习包括：一只手拍着头，另一只手打着圈按摩小腹；或者一只手臂绕圈三次，另一只手臂以同样的方式绕圈四次。

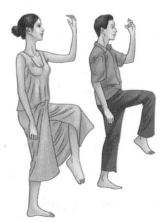

1 原地踏步，抬右腿，举左臂与地面平行，持续几个拍子。

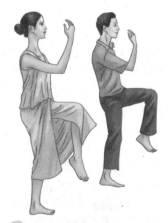

2 接下来抬右腿，举右臂，然后抬左腿，举左臂。继续原地踏步，每一种动作持续的节拍应保持一致。然后回到第一个动作，反复几次。

能量球

该练习是一种动态的视觉想象，有利于促进身体的自发性和灵活性，为活力运动热身。该练习动用了所有的脉轮，给腹轮（小腹、腿部和脚部）以坚定而有弹性的力量，使心轮（胸部和颈部）开放和伸展并可自由地表达，同时也带给顶轮（头脑）专注与想象。

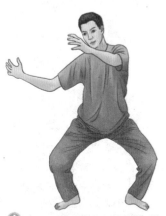
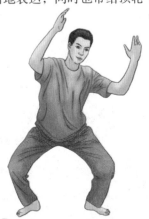
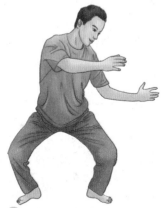

❶ 站立，膝部放松但保持弹性，脊柱拉直，胸腔打开。开始想象手掌之间有一个"能量球"，你轻轻地揉捏着它，过一会儿，你会感觉到手掌间有能量流过。

❷ 把能量球抛入空中，再用手接住，身体稍微放松，膝部保持弹性，双脚牢牢地站稳，不要移动。

❸ 双手大幅度活动，把能量球推向一侧，再往下，往前，然后推向另一侧。注意力始终放在能量球上，并学会享受整个过程。下半身始终站稳，上半身可以自由移动，所有动作都应自然。

· 第四节　重复性的工作与冥想 ·

从事简单的重复性工作也可以成为冥想的方式之一。重复劳动也可以让人心情舒畅，这一切都取决于你的态度。如果你心情放松，拥有纯质心态，无论你是在散步、切菜，还是在给花园除草、整理文档、织毛衣、做手工活，甚至是打扫屋子、清洗衣服时，都可以集中精力学会欣赏其中的节奏美。相反，如果你感觉到翳质，比如感觉疲惫和厌倦时，这些工作看上去可能就不过是些苦差事，只会让你感觉到束缚。而如果是处于激质状态，你则可能被这些琐事弄得心烦意乱，思维也可能会抛锚，幻想着什么时候能做一些更有意思的事情。

专 注

把所有的注意力都放在一个简单的重复性工作上可以让你注意到你手头工作的每一个细节，充分地活在当下，调动所有的五官感觉体验这个过程。在放松的意识状态下，大脑只是作为一个冷静的、关注的接收者和旁观者，见证着你的所做所思，而不去评价或做出反应。

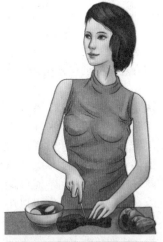

▲ 仔细地准备食物可以成为理想的冥想专注练习，当然你不能像图中那位女士那样，被其他事情分心。当你削皮、切菜时，动用所有的感官去充分感受食物的质地、颜色、气味和形状。

笔头曼特拉

书画 (likhit japa) 是一种传统的冥想方法，它跟大声吟唱不同，而是要求练习者反复记录或画下曼特拉。这种冥想最常用到的曼特拉则是噢姆（OM），即在每一次默念噢姆的同时，在纸上把它记录下来。

跟其他重复性的工作一样，书画有助于思想的集中与安定。同时它还能增强默念曼特拉的习惯，被认为是一种有效的曼特拉冥想方式。既可以一组人一起练习，比如午饭后大家都希望放松一下时，也可以独自在家单独练习，以放松紧张的情绪，总之书画都可以成为一项愉悦身心、充满创造性的体验。

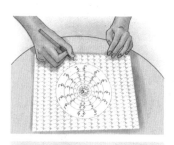

◀笔头记录曼特拉可以加入自己的创意，比如记录噢姆标志时可以用不同颜色的铅笔勾勒一定的图案甚至自创一幅画。印度教徒有时候会用桦树皮或者树叶代替纸，或者直接用这些标志组合成一幅神的画像。

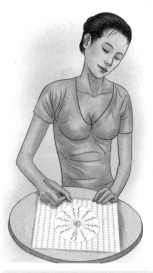

▲进行书画冥想时，每画一次标志，就在脑子里默念一次曼特拉，这样做的目的在于保证笔头曼特拉跟吟唱曼特拉一样按照一定的节奏进行。

书画可以有多种练习方式。比如印度教的僧人往往会在口袋里带上一个笔记本和一支笔，什么时候有空就在纸上写下几行噢姆。这样做的目的是为了完成自己给自己定的任务，比如一共写10万遍噢姆，再规定每一页固定写多少遍。

这样的方式同样适用于其他的曼特拉，或者任何对你有意义的词句，比如"世界和平"，重复该词，心里认定世界会因为你思维的震颤而变得更加平和。任何行为都是从思想开始，如果有足够多的人思考着同一个问题，世界就可能因他们而改变。你可以用一个标志来代表你重复的词句，比如在纸上画一群象征世界和平的鸽子，它们会在

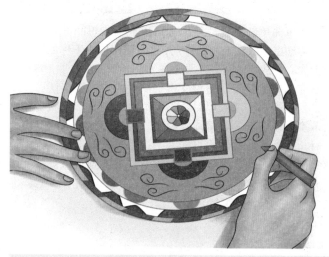

▲创造一个象征宇宙的曼陀罗图案是另外一种有用的冥想方式。

你进行书画冥想的过程中随时提醒你别忘了让世界变得更美好。还有其他许多我们熟悉的标志可以代表精神的觉醒，比如玫瑰代表"无条件的爱"，火焰代表"人内心的神性"，祈祷或打招呼时双手合一代表"我们是一体的"，通过在纸上按一定的样式重复这些标志可以巩固我们心中相对应的感受。

扫地和尚的故事

曾经有一位和尚被指派每天负责打扫寺庙的小花园，就是那种典型的小花园，铺着碎石的院子，几块大石头，一些盆栽植物，简简单单，却是一片安宁和谐的气氛。院子中央立着一棵大树。

那个和尚扫干净地上的落叶，摘掉植物的枯花，然后把碎石都耙平了，就在他退出院子，正关门时，一片叶子从树上掉了下来，落在院子正中央。其他的和尚都对他表示同情："真可惜！本来很完美了啊！"

"不是这么回事，"扫地的和尚面带微笑说道，"我只不过是又被赐予了一次为大家服务的机会。"他重新打开门，走过碎石路，捡起了那片落叶，离开的时候又重新把碎石耙平了，还是微笑着，还是那么专注，还是享受着一个人的劳动，还是沉浸在安宁与欢乐中。

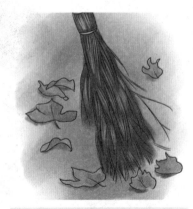

▲扫地和尚的故事告诉我们，精神顿悟可能就来自日常琐事中。

· 第五节 爱好、技能与冥想 ·

和运动、休息一样，花一点时间在培养兴趣爱好或专业技能上是和谐、平衡生活的重要因素，可以让我们远离翳质的消极情绪和激质的执着妄想。只是为了其中的乐趣而去学习新技能，干一点自己真正喜欢的事情，都可以是我们放松心情、培养纯质心态的途径，而纯质也是我们通往更高意识、进入冥想状态的必经之路。

忘我境界

一旦领悟到在日常生活中要进入冥想境界，那么怎么做比做什么更重要，世界就向我们敞开了无限可能。这也是卡玛(Karma)瑜伽的精髓所在，即行为在忘我中进行。纯质状态让你以一种放松的心态集中注意力到手头的工作上，只是为了享受工作本身而去工作。

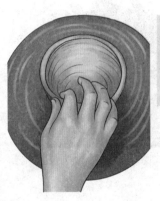

◀陶艺制作能给人带来极大的满足感和放松感，因为你所有的注意力都集中在了陶器的对称美和泥土的质感上。

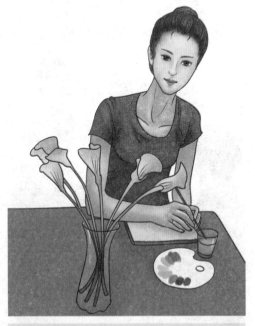

▲创造性的爱好比如绘画可以培养一种忍让：重要的并不是你做得多么好，也不是最终的结果，而是你能从中找寻到快乐。

翳质和激质都只会增加人的自我意识，而纯质却是以开放的心态拥抱每一刻，用无条件的爱对待人与人的关系。在纯质状态下，你可以在手头的事情中忘记自我，且怡然自得。这也是为什么我们总是能从爱好中找到满足感，并培养起纯质品质的原因。

例如，创造性的写作也能成为一种冥想体验。想象一下，你一个人在思索着，需要真正地认识自己，拿起笔来写篇日记，记录下你的情感、梦想和见解，可以帮助你培养自我意识。又比如如果你喜欢绘画，你可以花上很多时间观察、记录自然的美，或者像孩子一样，任想象驰骋，画笔飞舞，这些经历都可以给你启迪，让你更好地认识自己。

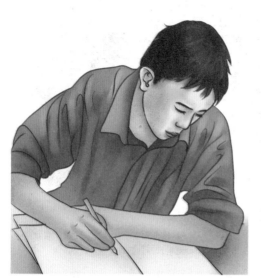

▲注意工作中创造性的一面或有趣的一面，让工作成为让人兴奋的娱乐，在这个过程中你也会获得更多的回报。用自律的态度去做一些困难或者枯燥的工作，会帮助你将工作做到最好。

把工作变成娱乐

经过一段时间的练习后，你可以用另一种心态，把本职工作转变为你的"最爱"。你甚至可以宣称："我真幸运，有机会做我喜欢做的事情还有人付我薪水。"冥想练习可以帮你从赖以谋生的工作中找到更大的快乐。

反之亦然——如果你把某个爱好当作不得不完成的任务，那么本来有意思的事情可能就变成了无聊的负担。如果带着一种消极的心态去做事，哪怕最有意思的工作或者最巧妙的消遣都会沦为枯燥的琐事。帕檀迦利的3个"预备练习"——自律（self-discipline）、

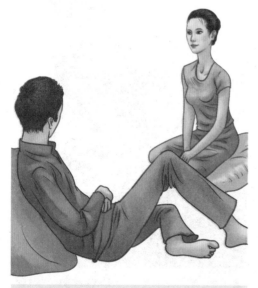

▲在有趣的消遣娱乐中互相帮助会给双方带来莫大的欢乐和活力，营造一个和谐的、纯质的家庭氛围。

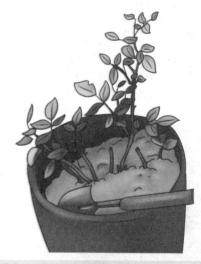

▲园艺可以带给你看着植物一天天生长的快乐和与自然和谐共处的感觉。

自知（self-awareness）和自我臣服（self-surrender）可以帮助你重新建立兴趣，发现其中的乐趣。

自律是你跟自己订的合约，不管别人对你做出什么样的要求，你都应该完成手头的工作。自我意识的艺术在于，把勉强和拖延看作翳质的一方面，想办法重新燃起你对手头工作的兴趣（和激质平衡），这样你才能以忘我的态度（纯质）重新开始工作。跟古那划分一样，帕檀迦利的三大特质也互相交织，缺了哪一个都无法实现工作的真正价值，或从中找到真正的乐趣。

·第六节　集中注意力·

现代生活的高要求时常让你在同一时间同时处理多件事务，结果导致精力分散，无法将所有的注意力集中起来干好每一件事，同时还会让你认为生活不再愉快。经常做冥想练习能帮你集中注意力，全身心地处理事务。

注意力功能分类

根据瑜伽理论可以把注意力的功能分为两类，一类是能量向心力（centrifugally），另一类则是能量离心力（centripetally）。

当能量从中心向四周扩散时就产生离心力，此时能量被逐渐分散，失去原本的作用力。当你被外物所烦扰时，或情绪消极时，或者心急地想立刻完成某件事情时，就会出现注意力的离心现象。能量离心力将体内能量稀疏地分散

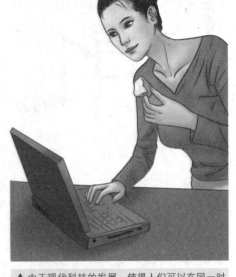

▲由于现代科技的发展，使得人们可以在同一时间处理多件不同的事务，这也让现代人的生活变得更加复杂和凌乱。请记住：应集中注意力，一次只做一件事。

在各个部位，造成能量的流失，就如同把水洒在沙堆里一般，因此你会感到精疲力竭、疲惫不堪，最后还可能导致疾病的产生。

当能量从四周向中心积聚时就产生向心力，比如当你感觉良好，并且有意识地将良好的感觉灌输入大脑时，就会产生向心力作用。为冥想而做的各种准备练习都能将能量向中心输送，并在中心积聚，从而让你能以饱满的精神和富有爱心的方式来面对生活，集中注意力去处理生活中的每一件事。

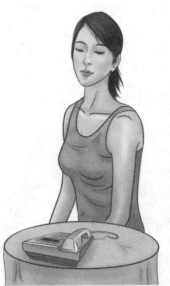

▲当电话响起时，不要立即抓起话筒，应该集中注意力，待稳定情绪之后再接听。

瑜伽与冥想

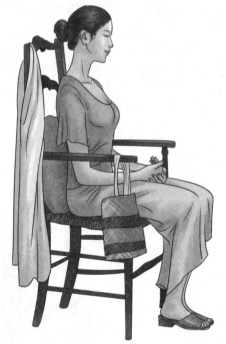

▲ 在出门赴约之前冥想片刻，有助于使你的能量集中、思维清晰。

引导注意力

可以用主体（我）与客体（你）之间的"心智流"（alternating current）来简单描述所有的人际关系。如果需要培养感情，则需要集中心智流，这在梵语中被称为"ekagrata"，意为精神专一，仅专注于一点，即将注意力从四周汇集起来，然后将集中的注意力引向某一特定客体的过程。

精神专一法（ekagrata）是一种双向性的有节奏的精神交流过程，就如同生理上的呼气、吸气和情感上的接受、回应一样。我们很少能完全意识到究竟有多少能量被我们的恐惧、希望、憎恨等外物所束缚，从而让我们一直停留在过去或幻想未来，而无法真正地享受当下。

正确应对生活事务

现代高科技让人们能够在同一时间应付多件事务。在办公室，你可以一边听着上司的指令，边制作电子数据表，同时还能再接个电话，但是你很有可能会漏掉某些重要的信息、搞乱表格，对打电话的人也起不到任何帮助。同样家庭事务也会分散你的精力，当你一边开车行驶在拥挤的马路上想着约会要迟到了，一边心不在焉地回答着孩子的问题，那么你就很有可能会忘记一些事情。总之，如果你能越多地释放因维持消极情绪和不良思维方式而受到束缚的能量，你就能越多地将这些能量用在支持你的繁忙的生活事务上。

为了防止精疲力竭而休息一下

我们中的大多数人都需要为自己多花点时间来独处，通常可以根据以下帕檀迦利的建议来达到这个目的：学会自我控制，自律能让你拒绝某些事情并为自己留出一些必要的休养时间；培养自知，从而能自发地意识到注意力的分散，停下手中工作进行些伸展运动、呼吸练习或者念诵曼特拉，重新集中注意力；自我臣服让你能抛弃所有不必要的消极事务、感觉、想法，简化生活方式，相信上苍的指引和自己内心一直等着你去

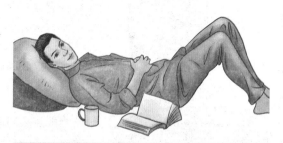

▲ 每天抽出点时间，为自己找个不被人打扰的私人空间，远离生活的喧嚣和烦恼。培养自我意识，让自己能在繁忙的生活和工作中得到休息、放松。

利用的支持力。内心深处的超我从来不会将它的注意力强加于自身，需要你去内心寻找，去请求帮助，去腾出时间做冥想来被内心的呼唤所接受。

·第七节 学会使用手印语言·

梵语中"mudra"（手印）一词指的是"态度"或"手势"，即反映我们心情、改变我们呼吸方式或意识状态的肢体语言。态度往往在无意中影响了我们的肢体语言，这也揭示了身心是一体的：思想（心情）会影响能量，而能量（运动）又反过来影响思想。

肢体语言和心情

心情处于翳质状态的人往往无精打采、弯腰驼背，看上去疲惫不堪或百无聊赖，一副不予配合的样子。而处于激质状态的人往往表现出怒气或兴奋，下颚微扬，张牙舞爪，拳头紧握。这两种情况下，姿势的稍微改变都能改变心情。不同的姿态不仅向他人传达了不同的信息，还能让你完全换一份心情。感到无聊或烦躁时，停下来，深呼吸，全身放松，看看此时心情有些什么变化。

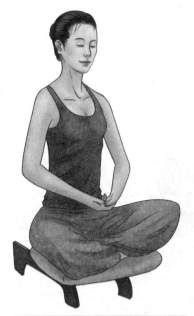

▲传统的冥想姿势用来促进身体各层次的能量流动，但经过常规练习后，你的姿势成为了一个"触发器"，能让你迅速进入冥想状态。随着身体进入最熟悉的姿势（或手印），你的呼吸慢慢放慢、加深，大脑的嘈杂渐渐平息，然后开始了内心之旅。

手印法的目标

如果你的心情处于纯质状态，简简单单的坐姿和站姿就能看出你内心的安静和放松。如果你能做到平静呼吸、思维敏捷但身体放松，实际上你已经通过一举一动达到了纯质状态，这也是手印法的目的所在——通过改变普拉纳的流动，平衡神经系统，在肢体语言中达到特定的目的。

手印法

手印法（hasta mudras）意义重大。许多日常的姿势都代表了一种纯质的心态：比如握手象征着信任和友谊（伸出本来拿武器的手致意），双手合一放在胸前并鞠躬——印度人的"合十礼"——表达了对他人的敬意与爱。

许多能量循环都止于指尖，这一点在许多"推动能量流"或"重新平衡能量流"的疗养法比如针灸、指压按摩法、发射疗法中都得到了认可。通过不同的手位法产生的积极能量流，我们可以减少消极情绪，增强积极情绪。

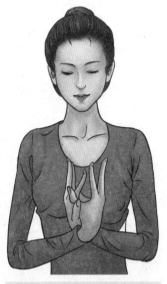

▲一旦习惯了手印练习，可以尝试排列一系列不同的姿势创造你自己的冥想顺序，或发明一套你自己的手印。你还可以设计一套优雅的"手操"营造宁静、沉思的内心境界。

刚开始练习时你可能需要每一种手印持续半个小时左右以体会其中的细微差别，但经过一定量的练习后，每一种手印都可以让你很快进入纯质状态。

你可以用一种隐秘的手印法作为迅速改变能量流的触发器，使用念珠就是一例。如果能坚持练习，在条件不允许的情况下，简单地视觉想象手持念珠（调动内心的视觉和触觉）的情景就足以让你集中注意力，找到内心的平静，进入纯质状态。

手印法

有许多种手印可以帮助你在任何情况下都保持平静的纯质心态。

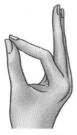

▲启蒙契合法（gyana mudra）：该手印用于冥想。拇指指尖(连接宇宙意识)与食指指尖(连接个人意识)相连，宇宙能量与个人能量得以协调。通常食指指甲轻按拇指根部代表着放弃自我，服从于更高的神。该手印可以帮助你在感觉到威胁时，抑制以自我为中心的冲动。

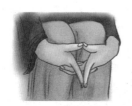

▲母胎契合法（yoni mudra）：合掌，中指（纯质）、无名指（激质）和小指（翳质）扣在一起让各种能量交错。打开手掌，两手食指和拇指相对，食指（自我）朝下，拇指（宇宙意识）朝上。该手印将能量往内引，带回到最初的发源地（"yoni"意为"子宫、发源地"）。当你身处人群、在旅行时，或在任何能量受到干扰的地方时，可以尝试该手印。

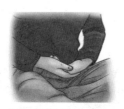

▲空杯手印 (Bhairava mudra 为男性手印，bhairavi mudra 为女性手印)：很多人认为佛祖就是使用该手印。男性右手掌置于左手掌上，女性左手掌置于右手掌上，手心朝上，手指放松。可以将两手拇指合在一起以形成一个闭合的能量循环。该手印有助于冥想时集中精力，或在与他人相处时保持内心的宁静。

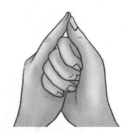

▲海螺手印法 (the conch shell)：右手指握住左手拇指，左手指环绕在右手背上，右手拇指尖接触左手食指尖，双手放在大腿上。我们都知道，把海螺放在耳边时，会听到类似海浪的声音，这其实是我们内心的震颤声——纳达之音的一种。而当我们向海螺吹气时，听起来又像噢姆音——原始震颤的一种，这提醒着我们，宇宙所有的现象都是基于震颤（声音）的。

第五章 冥想示例

在这一章中所介绍的冥想有助于你逐渐获得对智慧和爱的更深入理解。前面的章节已经解释了为什么保持身体各个层次的平衡很重要，同时也解释了更高的自我本质是如何通过传统意义上的"好品质"表现出来的。

下面要介绍的冥想的练习有助于改善人际关系。冥想的内容包括了帕檀迦利上师创立的瑜伽体系的一些根本训谕，如"不杀生"，即"正确生活"的核心——非暴力原则，以及对控制身体、思想和情感的脉轮体系的探索。

冥想可以是无声的，也可以伴随着像吟诵祈祷文一般的声音。它可以单独进行练习，也可以成组地进行练习：在以组为单位进行练习时，练习成员之间的协作可以产生一股强大的能量，这种能量有助于练习者得到康复和健康。

· 第一节 冥想五持戒 ·

帕檀迦利——伟大的瑜伽大师——将他的八支分法瑜伽建立在五持戒的基础上。这五条戒律涉及到个人的正直、自制力、对他人的尊重和各种生活方式，帕檀迦利称为思想语言和行为上的节制。如果每当激质或翳质变得不当时，我们都能立即回到纯质的状态，我们就自动地在运用帕檀迦利的五持戒，即"伟大的誓言"或"生存规则"。

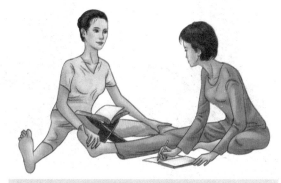

▲ 五持戒的精髓即促进人与人之间的容忍、尊重和爱，而不是把彼此当作可以利用的商品。

冥想时将注意力放在五持戒之一，练习者可以探索其中的启发，并在冥想后付诸实践，改善与外界以及他人的沟通。

沉思的冥想

五持戒冥想是一种沉思的冥想。这种冥想把聚焦点放在一种观念上而不是某种感觉或物体上，这可以给练习者带来新的体验。此时有一些相关的想法会出现，你要不加判断地进行观察，同时还可以记录下来，但是不能打断你的思路。在开始练习冥想之前将纸和笔放在旁边，这样就可以在开始冥想后随时记录下思想，以免渐渐遗忘。练习者会对自己新想法的深度和清晰度感到吃惊：它们也许会改变你之前没有意识到的或以为理所当然的态度。

不杀生 (ahimsa)

　　人类一起组成了社会，但是，剥削利用弱者，带来无尽的痛苦和不幸，构成了现代物质社会竞争的基础，也造成了世界上大多数的悲惨。不杀生是指杜绝暴力、侵略、专制和对包括人类在内的所有生命的伤害，它是世界上的普遍原则，也是其他四条原则的基础。

沉思的冥想

　　至少花半个小时的时间安静地进行帕檀迦利介绍的冥想持戒练习之一。过一段时间，练习者就会希望练习的时间更长。此时，计时器对于练习者来说就会很有用，它可以使练习者知道什么时候停止冥想，以留下充足的时间来记录冥想中出现的想法，之后再认真思考。

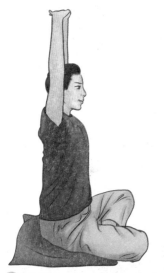 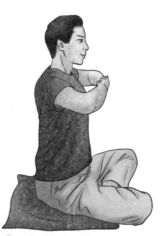 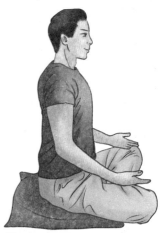

❶ 脊椎挺立坐立，伸展身体，身体放松但保持警觉，通过双臂伸过头顶来调整身体位置，十指交叉。

❷ 降低肘部使其与肩同高，将注意力集中到呼吸上，提起并打开胸部。

❸ 打开双手，放在膝上，手掌向上。练习者可能希望重复一会儿曼特拉，或者某个持戒的名称，使自己达到纯质的状态。

不妄语 (satya)

　　不妄语原则即克制欺骗、虚伪、隐瞒，而应追求真理。在全世界范围内，无论是打广告、做生意，还是政客和媒体，都经常破坏真理的原则。欺诈别人的欲望源于对真理的不尊重，侵蚀着真理与谎言的界限。帕檀迦利关于自我意识的练习有助于练习者认清和接受自身，同时也使练习者更清楚地认识到随时随地都可能发生的自我欺骗和蓄意歪曲，可以减少被花言巧语蒙骗的机会，将更多注意力集中在真相上。

不偷盗 (asteya)

　　利己心和对利益的追逐都源于一种想法：“别人的东西是我的，我的东西也是我的。”

不偷盗就是指杜绝偷窃、欺骗。帕檀迦利关于自我臣服的练习可以放松对"我和我的"的把持，直到练习者意识到自己什么都没有：财产是生不带来死不带去的。在生活中我们使用和享受的一切都只是借来的。

不纵欲 (brahmacharya)

不纵欲就是指杜绝性欲和贪念，这两种欲望都属于激质性质，只会让我们耗散掉生命能量。现代社会的人们都痴迷于性的满足，由于受到自由主义的熏陶，人们都热衷于追求获得自己想得到的东西。不纵欲一般是与禁性欲相关，但是事实上它涉及到各种各样的欲望和贪婪。不纵欲即尊重我们体内的生命力，将其引向个人的发展而不是个人的满足。与他人的合作关系可以支持生命和个人发展，但是欲望却起到相反的作用。

不贪婪 (aparigraha)

第五点持戒是指节制以自己的利益为目的获取和聚藏钱财，看待自己是看自己有什么而不是自己是谁。保持简单的生活可以避免将时间、金钱和能量整天花在担心物质利益上。不贪婪可以使自身更多地关注更值得追求的东西和更充实的生活本身，而不是追求一些物质性的东西。

· 第二节　冥想相反面 ·

冥想可以增加自我意识，但这不足以实现持续的改变和精神上的进化。如果我们要超越先天基因和后天条件的安排，就需要自律和自我臣服。各大脉轮中所有不同形式的能量都需要相互平衡和协作。

好的感觉与坏的感觉

我们感到饥饿（缺乏）、尴尬（怕被批评）或者生气（受挫）时，脉轮系统中会有坏的感觉；当我们品尝美味佳肴、感到开心或者向着目标迈进时，脉轮系统中又会有好的感觉。爱轮中坏的感觉是由于人们以自我为中心和不善于自我表达造成的；好的感觉可以通过分享来获得。光轮中坏的感觉来源于困惑和混乱，好的感觉则来源于理解和达到更高的智慧。

超越取决于培养和保持好的感觉和积极的人生观。感恩、接受、尊重和个人责任感只是持戒产生的积极特性中的一部分。积极特性可以使自身感觉愉悦，甚至可以给自身带来平和和快乐，它有助于使自身向更深入的冥想状态发展，更深入的冥想状态可以使自己的身心得到平衡，达到纯质的境界。当达到纯质的境界时，冥想可以更进一步地加深自身的良好感觉。

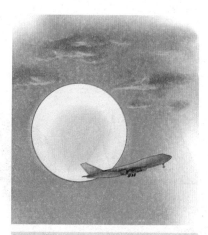

▲冥想的最终目标是达到三摩地的超脱状态，可以很清楚地看到世界的本真。有学者曾把这种体验比作飞行员突破重重乌云冲向太阳。

冥想相反面

　　拿出目前正困扰你的一个障碍作为沉思冥想的焦点十分有益，但前提是你能接受这只是"硬币的一面"，确切地说是消极的一面，并且下决心要让它达到平衡，不再给你带来困扰。问问自己，硬币的另一面，即积极的和纯质的那一面是什么？确定了这一点，并且真正能够强烈地感受到积极的那一面，这时你就做好了准备，可以问自己最重要的问题：现在呈现在你面前，有着互补两面的硬币的"本质"到底是什么？

　　相反的两面往往总是互为补充，构成一个整体，两极连接着能量的统一体，中间并不存在着单一的好或者是坏。这种形式的冥想可以带给我们更广阔的视野，将我们从"相反对立面的奴役"中解脱出来。

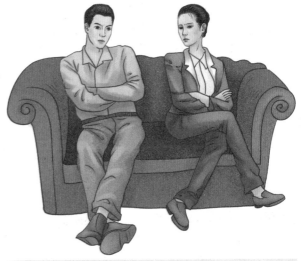

▲消极的感觉会阻碍自我意识和自我表达，将我们与其他人隔离开来。这种相反面的冥想有助于去除情感上的障碍，让我们理解这样的感觉只不过是整个感觉的一部分。

硬币冥想

　　这种形式的冥想开始于理解相反面的含义，然后再去发现两方面各自的特性，即硬币的本质本身。有一些简单的例子：温度有热和冷的两面；质地有粗糙和光滑的两面；关系有喜爱和憎恨的两面。事物两面的特性越深，就越有可能发现事物的本质原来是爱。

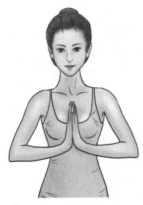

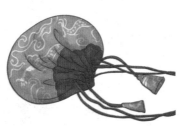

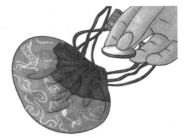

❶ 使自己进入纯质状态，为冥想做准备。

❷ 想象自己有一个装着硬币的包。每一个未知的硬币都有两面性，一面代表消极的特性，一面代表积极的特性。

❸ 拿出一个硬币，弹硬币的一面，无论有什么感觉都任其发展。然后再以同样的方式体验硬币的另一面，接着再去探寻硬币两面的特性。逐渐从冥想中清醒过来。冥想后一定要完全地伸展身体。

相反面

帕檀迦利所描述的持戒是指行为上的节制，这些都属于行为消极的一面。为了领会帕檀迦利的训谕，我们还需要了解行为的一些积极形式，即事物的另一面。

● 不杀生是指杜绝暴力——伤害任何生命。暴力的相反面是以感恩、接受、尊重和个人责任感来对待所有形式的生命。

● 不妄语是指避免虚假——扭曲事实。虚假的相反面是以感恩、接受、尊重和个人责任感来尽可能清晰地表达事实。

● 不偷盗是指杜绝偷盗——获取不属于自己的东西。盗窃的相反面是以感恩、接受、尊重和个人责任感来管理属于自己的财产。

● 不纵欲是指杜绝淫荡——通过性欲挥霍生命能量。淫荡的相反面是以感恩、接受、尊重和个人责任感来对待体内的生命力和五官的快感。

● 不贪婪是指杜绝贪婪——贪图和聚敛物质财富。贪婪的相反面是以感恩、接受、尊重和个人责任感来看待生命—光明—爱的发展过程。

· 第三节　冥想通向自由之路 ·

身体和思想完全解放的超脱状态在不同的宗教传统中叫法不一，但含义一样，即都代表着三摩地、明朗的真理、天人合一等。这是一种神圣的状态：存在的终极真理被揭示，灵魂与宇宙不变的意识成为一体。无论处在何种环境中，只要我们决心改变自己，而不是指责这个世界带给自己的问题，就可以迈向通往这种精神自由的道路。

克服障碍和干扰

帕檀迦利告诉我们，冥想练习是通向三摩地的"高贵的通路"，因为它可以减少我们改变和精神成长道路上的障碍，例如疾病、疲劳、怀疑、粗心大意、懒惰、执着、错觉、未成功和停止进步。

所有这些我们熟悉的障碍都是激质和翳质的表现形式。根据我们的经验可以知道，这些障碍会使思想变得焦虑，身体变得虚弱，精神受到妨碍，将练习者带离追求真理的道路。

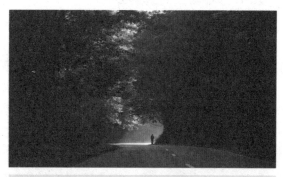

▲ 精神进化的冥想之路可以使我们远离恐惧的黑暗，通向真理的光明。

关注令人振奋的状态

一旦通过冥想练习去除了消极的思想，我们就需要转移到更高的层次，才能达到帕檀迦利告诉我们的三摩地。

● 信任（自我臣服的一方面）。精神大师告诉我们，只有恐惧和爱是真实存在的两种情绪，其中恐惧是一种错觉，只要我们愿意，很容易就可以丢弃它。抛弃恐惧就是一种

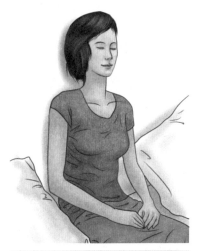

▲其他人可以告诉我们他们是如何通过冥想来发现自己的真理的，但是我们必须意识到，我们自己完全可以驱除恐惧，拥抱自由。

极大的臣服，让我们能够放弃所有其他阻碍我们前进的需要，例如：

——保持受人控制，以及与此相关的所有激质。

——自我保护，而不是愉快地接受生命的自然进化过程。

——自我提升，以及过于在意世人眼中的成功。

——需要证明我们存在的理由，虽然事实上我们的生命本身就是存在的最好理由。

——坚持狭隘的自我看法，而不是陶醉在荣誉和生命—光—爱的统一之中。

● 坚持不懈（自律的一个方面），日常的练习可以使我们保持热情和决心。

● 回忆（自知的一个方面）可以在我们检验新的技能和知识的同时，强化之前学过的知识。驾驶教练总是告诉他们的学生，只有通过考试才算真正地开始学习驾驶。对于冥想者来说也是一样。每一次的"考试"本身都是一个机会。

● 宁静（纯质状态），一旦我们将自我修养、自知和自我臣服结合起来，宁静就成为了我们的第二天性。

● 智慧（通过冥想）将我们带向精神道路的尽头——真正无边的自由实际上是无路可循的。

海鸥：向着自由翱翔

这些动作能够帮助你从各种干扰中解脱出来，精神集中在心轮，这样你能进入振奋的状态，接纳和平衡各种情感，治愈过去的创伤，原谅他人也原谅自己，放下一切的伤痛、愤怒和怨恨。海鸥在天空自由翱翔时，是完全地活在当下的。想象着自己也在蔚蓝的天空中翱翔，一切的消极情感都随着呼气得到释放，而随着每一次吸气，心中都充满了喜悦。

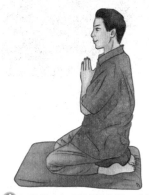

❶ 以英雄式坐在两脚跟之间，手掌合十放在心轮处行合十礼。

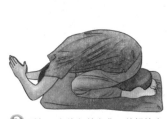

❷ 呼气，身体向前弯曲，前额放在地面上，尽可能地保持双手和肘部往上抬高并伸展胸部。将肺部的空气呼出。

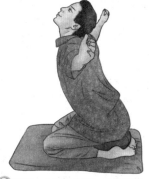

❸ 吸气，身体向上提起，提起胸骨，像张开双翼一样向两侧伸展双臂。向上看，以愉悦的心情感受周围的空气。让空气充满整个肺部。重复动作数分钟。

· 第四节　冥想"噢姆"咒 ·

在帕檀迦利的冥想必修事项中，开头就是"要完全地归顺你万能的主……他是通过神圣的'噢姆'或'嗡'（om）音来显灵的。这个音咒要重复地念，才能真正理解它的精髓"（引述自阿里斯泰尔·希尔拉翻译的帕檀迦利《瑜伽经》）。"OM"，或"aum"，在很多文化里都存在，作为一种原始的声音，它的振动能把宇宙之气带入人体内。每天都重复"噢姆"咒，或大声吟唱，或悄声低语、重复默念，这些对你都能产生累积的、深远的有益影响。

大声吟唱时（要用拖长的声音吟诵而不是简单的吟唱），"噢姆"的声音——发音起来好像英语单词"家（home）"的声音——应该要深沉且饱满，在生命脉轮里产生共鸣，然后向上移到胸腔和爱脉轮，最后在头部和光明脉轮中哼出一声长长的"姆——"，做上述的所有动作时你都要处在深度稳定状态。你可能有时候会听到一些余音。当一大群佛教僧侣同时以一个低沉的嗡嗡声念经时，同样的音符在更高的音调下就会产生一种微弱的声音，余音就像仙乐一样绕梁不绝。

a–u–m

"噢姆"的发音可以分成 3 个音节——A（发音为 ah，意为万物的创始），U（发音为 ooh，意为持久的现在）和 M（发音为 m，意为宇宙的消亡）。这三者恰好与真实、存在、至福（sat-chit-ananda，即生命—光明—爱，它们标志一条边界，在这条边界之外只有沉默）相符。A 是生命、时间和形态的开始；U 通过宇宙之间的爱维持；M 只有当我们亲自体验到灵魂就是一切——而其他的只是思维幻觉这一点时才会出现。

用念珠来吟唱

一串念珠有 108 颗珠子。将它持于右手，穿过拇指（代表宇宙的意识）和中指（代表启发层次，这是精神状态三个层次中的一个，sattva guna）。每念一次冥想咒就拨过一颗珠子。从较大的那个珠子开始（sumeru），当你念完 108 次又回到这颗珠子时，不要拨过它，而是把念珠转过来原路再做一边。

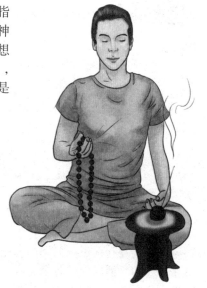

1 以冥想姿势坐定，使身体和呼吸都平静下来。

2 把念珠放在一个舒服的位置（传统的地方是放在你的心口边或右膝上）。

3 吸气时默默吟唱"噢姆"。呼气时大声（或默默地）吟唱"噢姆"，然后拨过一颗珠子并将这个动作再重复 107 次。如果你开了小差，要轻轻地再回到冥想咒里来。

4 在把你自己与大地相连前，先静坐一会儿，感觉你体内声音的振动。对这种振动的感觉能给你创造一个引子——当你在其他时候回想起这种振动时，你就会立刻回到吟唱"噢姆"时的这种和谐状态。

一群人一起冥想时吟唱咒文

当一群人一起冥想时，冥想就变得尤其有效。每个人都发出自己的声音，所有人同时吸气（通过组长的指挥），然后在缓慢呼气时一起吟唱 A、U、M。冥想最后结束时，每个人用自己的声音和节奏吟唱"噢姆"，这样所有的声音融合在一起，直到自然地停止。接下来是一片寂静，直到结束时的伏地祈祷仪式。越多的人参与到吟唱"噢姆"的冥想中，它的力量就越强大，而接下来的安静也能持续得更长。

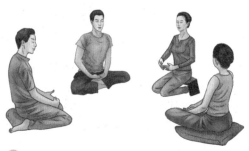

❶ 大家以舒适的冥想姿势坐成一个圈，脊柱挺直，胸部挺起。双手放在体前，手心朝上，指尖相对。所有人一起吸气，然后在呼气时同时以低沉的音调吟唱"噢——"，在腹部的生命脉轮里产生共鸣。将这个声音至少重复2次，给予自己能量，排除障碍。

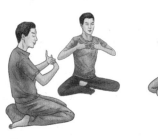

❷ 双手上移，掌心放在心口前，指尖相对。大家一起吸气，然后呼气时发出"呜——"的声音，在爱灵轮里产生共鸣。注意声音和振动的不同特性。再重复2次，感觉自己的声音在体内共鸣。

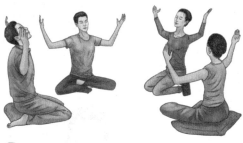

❸ 双手举过头顶，向上伸展，表现出完全自由的快乐，掌心向前，眼睛向上看(但不要绷紧颈部)。大家一起吸气，呼气时吟唱出"姆——"，声音进入颅腔和光明脉轮，体验你身体里的声音。再重复2次，然后双手放下，保持安静。最后每个人以自己的节奏和音调吟唱"噢姆"，直到大家都自然地回归平静。安静地坐一会儿。

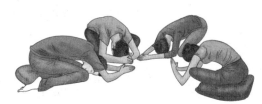

❹ 最后做伏地祈祷，即以完全臣服的姿势额头着地、双手合十。

· 第五节　冥想脉轮 ·

那些存在于能量层的脉轮，可以看成是能量转换器，它们处理来自从心灵世界到肉体世界的各个身体层的能量。肉体、心灵和情绪都是脉轮功能的延伸。一个层次的变化会自动引起其他每个层次的变化。

脉轮就是存在于我们体内的能量漩涡，我们自己可以感知到它们，并与它们和平共处来平衡和激活身体的各个层次。通过运用冥想来探究那些传统上属于各个主要脉轮的特性，我们可以极大地增强心理洞察力。

感知这些脉轮

要真正做到洞察自己，你需要了解此刻自己脉轮系统的状态——这意味着要感知它。你可以做以下介绍的"冥想三步呼吸法"来帮助自己达到这个造诣。你需要在探索中引入集中的感知力和辨别力，这样不管你的冥想过程揭示了什么，你都可以保持公平的观察，并从这种体验中学习，而不是被它冲昏头脑——尤其是当你突然变得激动时。

当你在冥想中探究自己的脉轮特性时，尝试着去感知每个脉轮的光明和灰暗。所有的脉轮都会旋转，同时放出光亮、色彩、感觉和声音，正是通过感知这些独特的现象，你才能够在整个系统中某个脉轮衰竭或过度活跃时做出估计。

脉轮的和谐

我们每一个人都是许多影响因素的融合，但有一个特别的影响因素总是处于主导地位的。就像 12 星座一样，每个脉轮都与一种元素对应，这能帮助我们辨认脉轮的基本特性。下面所述为位于身体较下方的 4 个脉轮的特性：

● "根轮"（muladhara）与"土"(earth) 元素对应——同样"摩羯座"、"金牛座"和"处女座"也与"土"对应，它们的特性保证了生存，包括实用性、可靠性、坚韧性、逻辑性和一种普遍的唯物主义生活观以及严肃的生活方式。"土"的弱

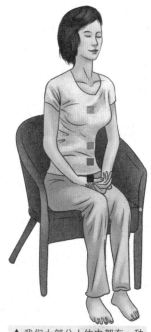

▲我们大部分人体内都有一种主导的脉轮能量，传统的和谐能帮助我们定义脉轮的基本特性。我们身体下部的 4 个脉轮分别与 4 大元素（古代西方哲学中土、水、火、风 4 大要素）相对应。

点是僵化，不具有想象力，除非被其他星力影响而缓和。如果"土"元素受到阻碍，我们就不能得到必要的资本来生存；另一方面，如果"土"元素过度活跃，我们将会沉迷于通过掠夺财富来保护自我。

● "腹轮"（svadisthana）与"水"(water) 元素对应——同样与"水"对应的还有星座"双鱼座"、"巨蟹座"和"天蝎座"，它们的特性保证了社交，包括同情、欢乐、享受、持家和关心他人。"水"的弱点是倾向于流泪、感情敏感，容易过度放任自我来逃避现实。如果"水"元素受到阻碍，我们将会被社会所排斥，而我们的生活又恰恰要依靠社会的认可；反过来说，如果"水"元素过度活跃，我们将沉溺于物质生活、纵欲享乐。

● "脐轮（太阳轮）"（manipura）与"火"(fire) 元素相对应——同样对应"火"的还有"白羊座"、"狮子座"和"人马座"，它们的特性使我们能实现个人成功，包括温暖、友谊、热忱和热情地鼓励别人相信他们自己和他们自己的观点。"火"的弱

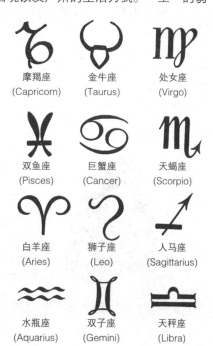

摩羯座 (Capricorn)　金牛座 (Taurus)　处女座 (Virgo)

双鱼座 (Pisces)　巨蟹座 (Cancer)　天蝎座 (Scorpio)

白羊座 (Aries)　狮子座 (Leo)　人马座 (Sagittarius)

水瓶座 (Aquarius)　双子座 (Gemini)　天秤座 (Libra)

点是倾向于因过分自信忽略阻碍而过分燃烧。如果"火"元素受到阻碍，我们将会缺少能量来计划或实现任何事情，而在生活中无助地漂泊；如果它过度活跃，我们就会自我膨胀。

● "心轮"（anahata）与"风"(air) 元素相对应——同样对应"风"的还有"水瓶座"、"双子座"和"天秤座"。"风"相星座的人的主要特点是要超越自我去影响、关爱他人，去接触美丽与和谐、信念与理想。"风"是大家共享的财富，而"风"的符号表达了我们都是一个大统一体里相互影响的小部分。"风"的弱点是倾向于无组织、不现实，尽管是出于好意。如果"风"元素受到阻碍，我们就会被自我所禁锢；如果它过度活跃，我们就不能认清做事做人的边界。

脉轮 1 ~ 3 是生命脉轮，它们结合起来为每个人维持肉体。脉轮 1 ~ 4 可以被认为形成基础，来支撑 3 个"更高级"的元素：以太（或交流）、思维（意识的器官）和灵魂（与大统一体相连）。

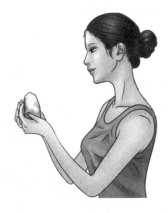

1. 脉轮感知力："打开光明"

首先，让自己平静下来，以一个合适的姿势进行冥想练习，以此来促进健康（sattvic，喜乐）状态。感知力是眉心轮 (ajna) 的一种功能，因此这次的冥想开始于"打开光明"。

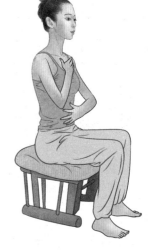

▶ "特拉塔克(tratak)静心"是一种很好的"打开"练习——集中凝视一个物体，保持一会儿时间，比如烛焰、花朵或水晶。这能平衡神经系统，集中头部中心的能量，以此来照亮心灵。或者，你可以进行短时间的呼吸练习，比如交替鼻孔呼吸法。

2. 脉轮感知力：延着脊柱上下呼吸

这个动作能让你对脉轮经络上的能量流动变得敏感，这经络就好像处在脊髓内高速公路上的交叉路口和会合处。

❶ 首先吸气，然后从尾骨到头顶，沿着这条"高速公路"往上"行驶"。
❷ 呼气，同时向下往回"行驶"。你可以想象在吸气时把火种往上提，在呼气时向下释放它——就像温度计里的水银柱随着温度高低起起落落一样。在进行这个练习时，你可以用双手来感觉呼吸的流动。

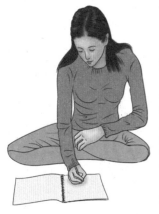

3. 脉轮感知力：在每个脉轮处停止

当你进行以下的冥想练习时，你应该会真切地感到每个主要脉轮的特性。

❶ 从脊柱的底部吸气，将空气从"根轮"呼出。在吸气的时候能量凝聚在这一点，在呼气的时候再从这一点释放。重复 2 次以上，然后继续向上到下一个脉轮——腹轮。再次吸气，把能量凝聚到腹轮上，然后在呼气时把能量释放出来。
❷ 呼吸 3 次后继续沿着脊柱向上，激活每个脉轮。在将空气吸入"顶轮"后，暂停并休息一会儿，让凝聚的能量来激励你并使你平静，然后从"顶轮"开始向下的进程。在到达"根轮"并在这一点吸气呼气 3 次之后，再次暂停并休息一会儿，以感受大地的支持和你赖以生存的肉体层的安全稳定。这套动作的目的就是要通过了解并纠正造成失衡的因素来恢复脉轮间的平衡。

③ 将整个过程重复 1 ~ 2 次，动作要缓慢、放松。然后慢慢地走出冥想状态，完全地把自己与大地相连。

④ 一旦你走出了冥想状态，你可能愿意去记录自己的体验来帮助自己巩固这种对每个脉轮的不同感觉不断增加的敏感。

吟唱脉轮的毕加（bija）咒

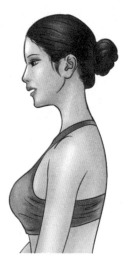

一旦你找到了自己的脉轮并能在这些脉轮间轻松地呼吸，你就会愿意钻研吟唱方法来点亮它们、滋养它们。每个脉轮都有自己的声音。这些就是毕加咒，或"种子"咒，它们没有任何字面意义，但却能在人的心中植入概念的种子。每个音节需要以低沉、缓慢的声音，吟唱 3 次，并以脉轮振动的速度进行振动。梵语声音"噢姆（Aum）"是比较柔和的——介于"啥（ham）"、"呼姆（hum）"和"哈姆（harm）"的之间发音。

① 从"根轮"开始，在每个脉轮上吟唱，依次往上。在"顶轮"吟唱之后暂停一会儿，然后再开始从"顶轮"继续往下，在"根轮"吟唱之后再暂停一会儿。

② 将整个循环重复 2 次以上，再慢慢走出冥想状态。毕加咒语由符号形式的梵语字母表示，你也可能会喜欢想象这些符号的样子。

脉轮的声音

当你吟唱这些声音时，想象一下每个脉轮的特性，它们由各自特别的符号完美地表示出来。

 蓝（Lam）：对应"根轮"（mu-ladhara），它被放在一个黄色的方块里（土的紧密特性）。

 梵（Vam）：对应"腹轮"（sva-disthana），放在一弯白色的新月里（月亮主水）。

 楞（Ram）：对应"脐轮（太阳轮）"（manipura），放在头朝下的红色三角形里（火焰从每个角向上、向外喷）。

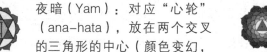 夜暗（Yam）：对应"心轮"（ana-hata），放在两个交叉的三角形的中心（颜色变幻，就像风的颜色，它把天与地融合在一起）。

 啥（Ham）：对应"喉轮"（vis-huddhi），放在白色的圆圈里（遍及宇宙的以太或空间）。

 噢姆（Aum）：对应"眉心轮"（aj-na，也称为天目），放在两片花瓣相交的灰色或紫红色的圆圈里。这是"控制中心"，所有相对（两个花瓣）的事物在这里融合，并通过感知和理解得到升华。

 噢姆（Om 或整个梵文字母表）：对应"顶轮"（sahasrara），放在光球的中心，向四面八方放射着光芒——灵魂遍及宇宙。

· 第六节　冥想与宇宙共鸣 ·

即使有了最新的仪器，每个原子内部也是无人可觉察的媒质。固体、液体和气体的分子均由原子组成，而原子几乎全是空间，人们说固体物质在原子内所占空间就像蜜蜂在宏伟的天主教堂圆顶下嗡嗡地飞——其他的都是空间，下一页中的睡莲作为冥想的对象是一种幻觉，尽管它看起来又美又给人灵感。我们的思想也是这样，世界是由固体、液体、气体等东西组成这一说法是一种幻觉因为没有东西是确实的事实。

创造生活的空间真实地面对物质世界这个概念可以改变人们对自身存在的想法。冥想可以帮助人们认清自身对世界的观点、想法和信仰，就好像将自己的思想通过胶片在荧幕上放映一样。如果人们可以像一个公正的观察员一样来看待这些画面，而不是沉浸在其中不能自拔，那么我们个人的戏剧就会变得更加清晰，更加真实。

在我们自动地对情景做出反应之前，我们开始注意思想中的空白处，并且会停下来想一想。我们的生活中应该留出更多的空间一心一意地与他人相处。一旦我们可以放松，学会享受生活中存在的这些空间时，它就会成为我们永远的伴侣和朋友，这就是"万事万物"中的神性。

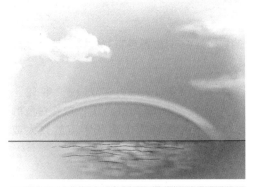

▲ 冥想我们周围以及我们内心无限的空间，我们就能感受到宇宙的和谐。

与宇宙相联系

每个人不仅仅是过去的集合体，还是现在和未来的集合体。人类的进化路程反映在我们的基因上，也记录在神秘的"阿克夏记录"里（印度教和佛教思想）。阿克夏记录提到人类的"业"（可决定来世命运的个人善恶行为）会在许多次生命的不同阶段得到平衡。冥想有助于人们进入这个重要的知识宝库，感受整个宇宙系统的各个部分，而不仅仅是某个隔离的片段。

聆听纳达

宇宙从一个声音——OM 开始，它是最原始的音节。人们可以通过学习如何认知自身内在的声音或者纳达来与环境相互协调。注意力集中在纳达可以平静思想，给我们的生活带来更多灵魂和身体的感知。

以睡莲为对象进行冥想

以睡莲的生长进行冥想有助于人们理解"大生命链"的概念并找到自己与之共鸣的音符。链的概念是以西方的神秘卡巴拉 (kabbala) 和东方的脉轮体系为基础的。人类是低等生存状态和高等生存状态——这两者并无好坏之分——之间的纽带。自然进化的道路使人们具有更复杂的高等意识，但是不管人类进化到哪里，我们都还是紧紧地固定在原点：我们其实并没有走多远，而只不过是扩张了生命的存在。

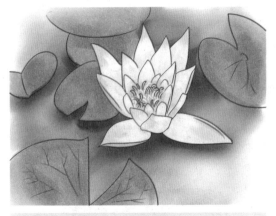

▲睡莲向上生长，但是仍然扎根于泥土中。

睡莲的生长阐述了不同"界"或者说"状态"之间的跨越。下面介绍一些该冥想的要点，练习者也可以根据自身的直觉和洞察力进一步丰富这些要点：

● 固体状态（生命）：睡莲从湖底开始生长，小小的根扎入泥中，从中汲取生长所需的养分。虽然泥又脏又臭，黏黏糊糊，但是它蕴含了睡莲生长所需的营养物质，也给睡莲提供了一个坚固的基础。睡莲用它的根来固定自己，这对应着人类的动物或者说物质状态，人类也是需要依靠肉体来稳固自己的。

● 液体状态（光）：当睡莲慢慢地从小到大，直至伸出水面，它会本能地吸收微弱的阳光。水代表了人类的情感和想法。就像睡莲对光的吸收有利于幼芽生长成叶子和花蕾一样，我们生活中的经历也可以给我们以经验教训，培养我们的敏感性和观察力。

● 气体状态（爱）：最后，叶子和花蕾生长到水面上，就会暴露在水面上温暖的空气中。花朵在阳光的抚摸下盛开，尽情绽放美丽，散发着香气。等到花儿凋谢，种子便会慢慢生长并成熟，最后掉进湖底的泥土上，开始另一个生命周期。爱和新生的本质就在于付出。

脉轮吟唱

这种强有力的练习有助于人们感知和认识纳达和内在的声音。

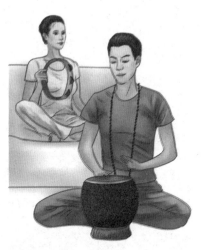

① 可以在每一个脉轮中吟唱 OM，如果愿意的话还可以击鼓伴奏。以一个合适的低音开始，逐渐升高音阶以完成高八度音的吟唱。西方国家往往使用 C 调，在根轮用 C 调，在腹轮用 D 调，以此类推。在眉心轮 A 调吟唱结束后，需要找到另外一个脉轮唱 B 调，这时你可以将注意力集中在明点（它是头部后面的一个点，佛教僧人经常在此处留一簇头发）。然后在顶轮唱 C 调，相对于根轮刚好高八度音。这个八度音代表"人界"。

② 顶轮之上的八度音代表"神界"，而根轮之下的八度音代表"动物界"。在这三个界中都贯穿着脉轮——每一个脉轮都会在吟唱中发生共鸣。

③ 上上下下穿越脉轮三次之后，完全安静下来，仔细感受吟唱的效应，再彻底地放松。

· 第七节　冥想心灵和思想 ·

"把思想放进心灵里"是一句有名的佛教教义，并得到了其他精神传统的承认。思想是一个令人惊叹的工具——处理感官信息，指导身体做出相应的反应，从过去的经历中观察、思考、学习、判断和做出决定，为将来做计划。然而，正如爱要通过与他人的相处、互动、分享、来往才能体现一样，只有心灵的活动才能使世界更加美好。

神 火

心灵的能量是人生存的核心，而我们真诚的态度才是生活的动力。在现代社会中，思想以它的能力创造了技术上的奇迹，赢得了人们最终的尊重，而心灵的特性却被贬值——然而思想总是臣服于心灵的，我们也应该"随心而动"，哪怕有时候心给我们指引的方向与我们常理的判断相悖。每种精神传统的教义都会坚持，思想（光）和自我个性（生命）都是为存在于我们心灵中的神火（爱）服务的。

心灵冥想

我们的"心灵之家"都是一处神圣的庇护所，让我们感到安全，免于任何消极因素。心灵冥想就能帮助我们找到这个家。

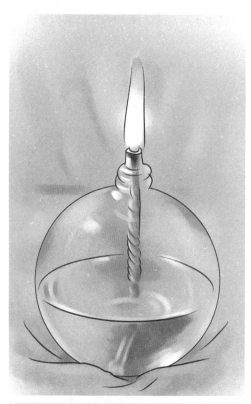

▲想象最根本，最永恒的自己，就好像心房中有一盏亮着的灯。

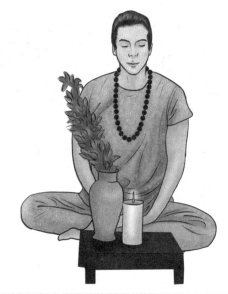

▲不朽的火焰——每个生灵心中的神火——是心灵冥想的物体。

❶ 保持一个安静平和的状态，准备想象。

❷ 想象在远处看到自己以冥想姿势盘坐在一个发光的气泡中，悬于天地之间。整个气泡都是你的光环。一根银色的绳子将这个气泡牢固地绑在天上，然后穿过位于光环中心的你的身体，再紧紧地拴在地面上。

❸ 看着光环内。穿过身体的银色绳子将脉轮串在了一起，好像一串用珠子串成的项链一样。

❹ 想象自己坐在光环中深呼吸。随着吸气，你将绳子拴在天上那一头的光和拴在地上的那一头的生命也吸收进来。再随着呼气，将这种混合物呼进光环中，好像吹气球，让它变得越来越大，也越来越亮。继续将光（意识）和生命（活力）注入光环，直到它变得光芒四射。

❺ 想象自己坐在脑中的"思想空间"内，就像坐在一个房间里，在你前面的那面墙是一块像镜子一样的玻璃。你可以透过它看见外面的世界，但是也可以看到由玻璃反射出的自身的想法。

❻ 想象自己站起来走出了"思想空间"，通过电梯或者楼梯向下到达了"心灵空间"。

❼ 在这一层有一扇门。虔诚地打开它，走进"心灵空间"，可以看见一个矮桌子，桌子上面有一个点燃的油灯——这就是内在的神火，真正象征了你是谁。这就是每个人心中的自己。

❽ 桌子周围是矮长凳。坐下来，凝视着油灯的火焰，让它的温暖和快乐渗透和治愈每一个层次的你。感受自己与神火是连接在一起的。

❾ 做好准备后，通过深呼气，让场面散去。放开一切——给我们不堪的星球带来一点平和和快乐。

❿ 慢慢地走出冥想，自我放松，也可以写下自己的经历。重复这个冥想，直到对它熟悉到可以随时"把思想放在心灵里"，并在那里休息、疗养。

无条件的爱

灵魂层次的身体即我们最高智慧的极乐层。它了解我们过去的经历，知道我们将来的目标。与思想不同的是，不管我们在思维或情绪层次上感觉到多么消极，灵魂层次经历的只有无条件的爱。因此，用心去接触另外一个人的灵魂，哪怕他可能在个人层次给你带来过困难，这对我们也十分有益。因为所有的灵魂都是彼此相爱的，所以当两个灵魂在神火面前相遇，可以起到极大的康复作用，即使对方在意识层面感知不到。

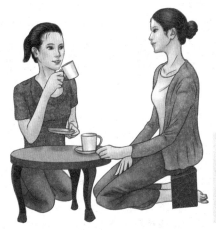

◀冥想练习可以让我们达到最高意识水平，在那里，人与人的灵魂彼此相爱着。

·第八节　冥想在灵魂层次上的生活·

通过冥想，人们可以真正感受到自身的"灵魂层次"。我们可以学会聆听自己的灵魂，同时接触其他的灵魂和周围的世界——就像本节所讲的群体冥想一样。

内在的老师

在通向灵魂的道路上，我们往往会感觉需要引导，需要更高的智慧可以寻求帮助。这可以是较高的自我，或者是像佛祖一样的大师，或者是来自我们信仰体系中的任何合适的人物。无论我们最终选择的是谁，他都会进入我们的心灵私处，解答我们的疑问。通过学会询问，倾听指教，相信我们内心深处的动力，我们才能把这种高级智慧引入我们的生活。

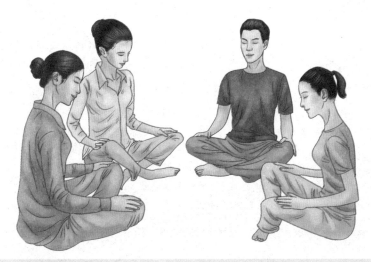

▲群体冥想有力地表现了宇宙的统一性，通过爱的合作将所有的成员团结起来，往往指向某个特殊的目标，例如疗养。

疗养群体冥想

　　这种冥想指导利用群体能量来治疗某个个体，整个群体或者整个星球。它可以持续 10 ~ 20 分钟，由一个人坐在众人中间，通过摇铃来开始每一段，使每个人统一进程。

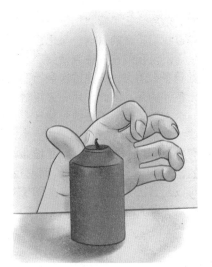

1 围坐成一个圈，中间放一根蜡烛，每个人都面向蜡烛——这代表了需要治疗的个人或群体，或整个星球以及所有生命。给大家一定的时间安静下来。

2 点燃蜡烛，开始冥想。

3 第 1 段：每个人与上（光）和下（生命）相连，随着每一次吸气，光向下，生命向上自动地进入群体光环，就像一个大球一样将整个群体包括在内，火在球的中心位置。

4 随着每一次呼气，群体光环被爱的能量所填满，变得越来越明亮。继续这一段冥想几分钟，加强群体的光环。

5 第 2 段：与前面一样，吸进光和生命，吐出爱，将它引到群体中间的火上，同时想象着整体的治疗。

6 第 3 段：群体的每个成员都感谢所接受的治疗。让意象慢慢地消失，深呼吸，将能量向下传递到脚以放松自己，然后再睁开双眼，熄灭蜡烛火焰，结束整个冥想。

到达你的灵魂

　　在本冥想中，想象你自己穿着微闪着能量的灵魂外袍，其象征并掩护着精神的光芒。

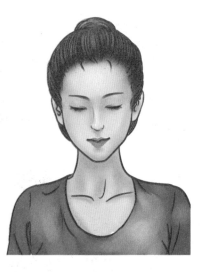

1 让自己进入平静、安静的状态，开始准备视觉想象。

2 看到你自己被包围在一层保护性的光环中，这个光环被一根银色的绳子牵着，一头连接着天（光），一头连接着地（生命），并穿过你身体的各大脉轮。

3 同时吸入光（从天上）和生命（从地上），让两者交织在一起形成爱，再把它呼出到光环中。

4 看到你自己离开了"思想空间"，走进了"心灵空间"。

5 在心灵空间的中心是一盏小油灯，你坐在灯火面前，尊敬地凝视着爱的火焰，进入了一种平和的境界。

6 过一会儿后，看看周围，你会注意到其他的物品或意象，它们让你想了一些活着或死去的朋友或亲人。爱的联结是永恒的，可以给人带来安慰与支持。

7 看看你自己——你穿着旋转着能量的灵魂外袍，你看到了什么颜色？你看到的颜色就是你个人的"能量标记"。

8 这个时候你可以结束冥想了。要记得感谢冥想给你带来的治疗作用，感谢你得到的帮助和指导。看看你的周围，你的"心灵空间"现在变得漂亮了，你与他人的关系在你的心房留下了各种美丽的图画。在彻底放松之前，让这些图画消失。你可能想邀请另外一个灵魂（例如你的至亲）与你一起分享"心灵空间"，他们会安静地出现在你身旁的椅子上，直到你自己意识到了他们的存在。感谢这种相聚，感谢他们的回应，在结束冥想之前，让他们的意象也消失。

9 一旦你有足够的自信，知道在灵魂层次上你只会与他人分享爱，而不会相互指责，这时你还可以邀请另外一个在生活中与你有冲突的灵魂到你的空间来，和他坦诚布公地"谈论"彼此的态度和看法十分有益。真正的灵魂是永远处于一种平静中的。而冥想这种持续的治疗作用可以达到惊人的程度。

第六章 修炼脉轮

古代东方的圣贤发现人体中存在某些能量的中心，他们称之为"脉轮"。脉轮系统在现代理疗方法中发挥着重要的作用。7个主要脉轮就像7个入口，带领我们通向不同的意识状态。脉轮系统微妙的平衡支配着我们的健康。

· 第一节 平衡脉轮系统 ·

脉轮系统是一个复杂的整体，各个脉轮相互联系。尽管脉轮有主次之分，但每一个脉轮都好比是机器中的一个齿轮。一旦某一脉轮的运动发生改变，整个系统就随之变化。当各个脉轮各司其职、和谐运动时，能量就会有效流动。但若某一个脉轮受到破坏不能正常发挥功能时，就必然给相邻的脉轮带来压力，导致其不能正常活动。

系统中某一脉轮的运动一旦失衡，就会停滞于某个不当的活动状态上，此时这一脉轮会出现能量供应不足或过度活动的情况。出现此类情况时，系统中其他脉轮就不得不相应地改变自身原先的能量水平。这说明整个系统需要在同一个能量水平上活动，这样各个脉轮之间才能正常地相互作用。

整体平衡

脉轮系统和人体的其他部分一样，随着外界环境的变化作出反应。在某些情况下，某一个特定的脉轮会发挥较大的功能，但此时它的活动仍然保持平衡的状态，系统活动的各项参数也都保持正常。

不同的工作和生活方式需要不同领域的专长，脉轮体系的动力也需随之调整。例如，演唱家通常需要具有特别活跃的喉轮以保持嗓子的健康；同时心轮也需要保持充足的能量，这样歌手才能产生深刻的感知、情感的共鸣，才能充分地投入到演唱中去。敏锐的观察者可以发觉歌手的心轮和喉轮两处存在着大量的活动。只有当某一处汇聚的能量过多时，身体才会开始出现问题，往往是从先天较虚弱的部位开始，过去囤积的压力或当前的过度劳累都是可能的诱因。

脉轮系统的运转随着一个人所从事活动的变化而变化。思考与做饭所需的能量种类不同；演奏乐器与倾听交响乐所需的技能不同；试图摆脱压力与欣赏宁静的日落时所调动的身体资源也不尽相同。但是当一个人背负着种种压力时，脉轮系统却无法随其所从事活动的变化而发生变化，而是停滞在同一个运转模式，此时身体就会出现问题。

在我们的一生中，各种各样的压力，无论是体能上的过度劳累还是精神上的紧张，都会在我们的身体系统中慢慢累积起来。这些压力就像落入齿轮装置中的沙砾一样使脉轮系统的运转变得不顺畅。有时，囤积过多的压力会像扳手扳动齿轮装置一样使整个脉轮系统濒于崩溃。

考虑事项

在学习本书或其他书中所提到的脉轮系统的失衡症状时，不要对你自己的健康状态感到灰心丧气，这一点很重要。我们大多数人体内的脉轮运转都会有过分活跃或极度消极的时候，重要的是我们要认清自己一生中所呈现出的总体趋势。一旦认清了自己身体的总体状态，就能明确练习的起点，开始做出必要的改变。

体能平衡技巧能极大地帮助我们解除精神方面的压力。通过精神想象，身体在每一天都会产生积极的变化。所以对于那些你认为最有益处，最适合你自己日常生活的平衡技巧，要坚持练习。

许多传统的精神疗养体系都考虑到不同人之间生活方式的差异，提供不同类型的练习以满足不同人的需要。今天，世界各地已有的脉轮平衡技巧种类纷繁，这对我们来说是件幸事。即使是最为忙碌的人，也能够找到适合自己忙碌生活的平衡技巧，也能通过充足的练习削减压力、防止脉轮系统因不堪重负而出现健康问题。我们唯一需要做的就是抽出一点点时间，全身心地投入到自我恢复这一过程中去，

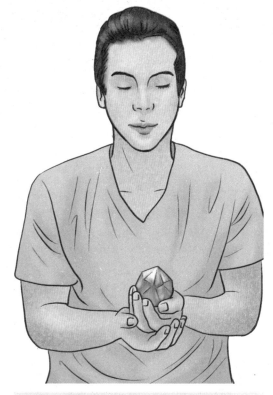

▲水晶拥有绚烂的色彩及独特的结构，水晶疗法可以有效地恢复脉轮系统的平衡。

这在很大程度上是一个培养习惯的过程。刚开始时，我们可能会受到这样或那样的干扰，但只要坚持下去，这一过程就会成为我们生活中很自然的一部分。大部分的平衡练习都要求我们从一开始就付出努力，充分投入——这不仅是为了养成一种新的习惯，也是因为我们将要改变能量系统的缘故。

像戒除坏习惯时面临的问题一样，我们多数人面临的最大问题是我们原有的行为习惯已经成为自己人格特征的一部分，让我们自己感到非常自然。平衡技巧关注人体、意识和感情的不同层次，所以平衡技巧的练习对于脉轮系统的疗养以及其平衡状态的保持都非常有益。传统的方法如瑜伽、太极、气功等都是采用外在的动作来释放人体内各种压力。这些方法也有一些精神技巧，如通过冥想或想象来察觉人们精神或感情中不易察觉的能量。对于这些不同层次上的练习（体力、精神、感情层次的）我们都应该加以重视。因为，如果在精神层次上你还沉浸在过去的创伤之中，得不到安全感的话，无论你的身体做了多少练习，都没有太大意义。

现代的养生疗法，如水晶疗法、色彩疗法、精油疗法等等，可让脉轮系统释放出某些特定的压力，使整个人体达到更好的平衡状态。

· 第二节　自然的循环 ·

　　根据印度经典养生书，各个脉轮和人生的各个主要阶段是紧密相关的，而每一个脉轮及其功能都代表了人生的一个成长阶段。每一个阶段都可视为培养某些技能的时期。不同阶段间具体的过渡时间因人而异，而不同阶段也可能发生重叠。如果某一阶段内脉轮能量的运行受到某种压力或焦虑的干扰，就可能形成某些潜隐的问题，影响到接下来的发展。如果某一项功能未得到开发，那么依赖于该项功能的其他功能就会有先天缺陷。

孕育及出生

　　根轮关系到一个人躯体的构建，它代表了一个人从胎儿时期到1周岁左右的生长阶段。从这一阶段人的惊人生长速度以及强烈的生存需求中就可看出根轮直接且强大的能量。这一时期，胎儿或婴儿要依赖他人提供食物、温暖和庇护。此阶段的生长主要是为其接触外在世界做好准备。

生长的婴儿

　　胎儿6个月大时，腹轮开始活动，一直持续到2周岁左右。胎儿有了愉悦感和满足感。母体和胎儿之间的界限变得更加分明；婴儿开始获得足够的空间去探索生活，完全没有负面的束缚，也不受言语的责备，这有助于婴儿建立起作为一个独立个体的自信。

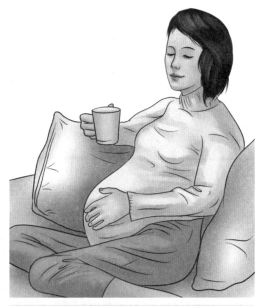

▲从受孕那一刻开始，意识便围绕着脉轮的能量慢慢聚集。生存和获取营养是胎儿首要的需求，这两者是每一个新生命最初的关注。

幼 儿

　　脐轮在幼儿18个月大时开始活动，一直延续到约4周岁。在此阶段，幼儿的语言能力得到开发，同时也开始理解时间流逝的概念。维持自由和约束之间的平衡在这一年龄段非常关键。缺乏管教和约束的幼儿长大后会过于自我，盛气凌人。但是管束得过多则会阻碍孩子自立成长意识的形成。

儿 童

　　心轮的活动期为4~7岁，其表现是孩子开始懂得辨认直系家庭成员以外的亲属关系。对于这些关系的辨认有助于建立起小孩的自尊心和自我接受的意识。如果在一个人看来，爱和亲属关系总是有条件的话——换句话说，总是贴着情感价码的话——那么他如果没有得到足够的爱，内心深处就会感到内疚或悲伤，而这会给以后的生活带来很大的障碍。

青春期前

喉轮的活动在 7 岁和 12 岁之间，标志着自我表达的开始。低处脉轮的能量经过不断汇聚达到一定的程度，我们从牢固的情感基础中得到自信。这种自信通过喉轮，有时候以戏剧或其他表演的形式传达给我们的家人以及社会。

青少年

眉心轮的活动影响着整个青春期。这时，应鼓励年轻人对自己和他人的生活方式进行反思。这也是一个人调整或重塑自己在外在世界中的角色的第一个关键时期。

成　人

20 ~ 27 岁是顶轮的活跃期，这时我们作为个体开始充分地与外界进行互动。这一时期我们常常问自己诸如"我为什么在这里？"的问题，或者会说"我的生活应该过得更精彩"。有时候，这一阶段是休眠的。但对于另外一些人，他们积极地去探索这样的问题，会引起生活或工作的巨大变化。从根轮到顶轮，经历了一个完整的脉轮循环以后，新一轮的循环又从根轮的活动开始。就好像音域，每个八度音结束后又回到了第一个音符，人的一生中要重复多次脉轮的循环。每一次循环都是一次定期的更新，我们的身体也得以愈合疗养。这也有助于我们慢慢增强体内脉轮系统的能量以及发挥体内的潜力。

· 第三节　了解你自己的脉轮能量 ·

脉轮能量处在一个不断变化、相互作用、平衡与再平衡的过程之中。在不同的时刻，我们从事着不同的活动，或聚精会神，或回忆过去，或锻炼肢体，或放松自己。与此同时，不同的脉轮在我们的身体系统中占据主导地位。作为不同的个体，我们身体中的某些脉轮天生占有更加重要的地位。如果我们喜欢体力活动或从事以体力为主的工作，我们体内的能量会主要集中到根轮和腹轮。而如果我们的职业主要运用的是组织能力和思考能力，那么脐轮和眉心轮就必然发挥了更为显著的作用。

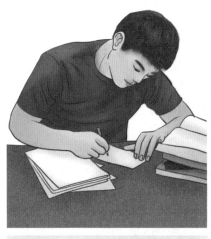

▲在选择答案时，花点时间好好思考一下问题。

我们的生活环境也会改变脉轮能量的流动以及不同脉轮之间、脉轮与外界环境之间的相互作用。例如，如果我们天生能在需要很高的人际沟通能力的工作环境中感到游刃有余——心轮比较发达的例子——突然我们来到一个与人交流的机会很少，也不能体现你在人际沟通方面的价值的环境工作一段时间，那么我们的脉轮体系的运转方式就会发生变化，脉轮能量的聚集中心也会发生转移。如果我们能够找出自己体内需要调节以达到平衡的脉轮，那么对于我们充分挖掘自己身体的潜能、获得健康将大有裨益。

脉轮系统中主导地位的存在本身并不构成问题。然而，当出现不平衡的状况时，某一个或几个脉轮占据了更适合由别的脉轮来发挥的主导地位，这样就会导致占主导地位的脉轮负担过重，而其他的脉轮则可能萎缩。当一个脉轮累积了太多的压力或遭到损坏时，其效率就会降低。如果不及时采取补救措施的话，系统就会自动将能量导向功能正常的脉轮。这就是大多数人在其生活中所面临的身体平衡状态的假象。

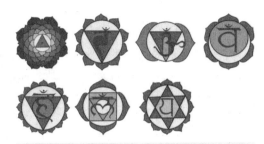

▲ 当你的某些脉轮负担过重时，你的脉轮系统就不能正常地发挥功能。

第七章 脉轮与养生

尽管脉轮同人的身体关系紧密，但它本身并不是身体的某一部分。打通和平衡脉轮能量的传统工具是精神力量，而不是人体的感官。

你要根据自己的需要找到合适的方法，来恢复和平衡脉轮系统。人体的 7 个主要脉轮都同身体的生理和精神健康紧密联系，不仅是瑜伽，很多其他的传统医学都有让脉轮系统恢复生机、平衡机体能量的效用，这也充分证明了脉轮系统在世界不同文化中的重要性。

生命脉轮——包括根轮、腹轮和脐轮——有效地保证了个人在身体上和在社会中的平衡与稳定；而心轮和喉轮则主管爱情和友情，它们能令我们自身的能量同身边其他人的能量相互完善，并能主导与他人的交流；最后两个是眉心轮和顶轮，眉心轮能令人思想清晰、具备敏锐的洞察力，而顶轮则能够令个体与整个世界和谐统一。

· 第一节　根轮——能量之基础 ·

具备稳定的结构是物质能得以存在的必不可少的因素。宇宙中存在着很多股力量，它们相互对抗。而我们自身的能量则必须能够在这种情况下有效组织并维系自身。地球引力是身体压力的能量来源，其核心便是根轮的基础。根轮位于脊柱的末端，它是整个脉轮系统的基石，所有细微的能量甚至是整个人体都仰赖它以维持和谐。

根轮在梵文中的名字是"muladhara"，意即"根"。生命的基础就是人体及其运用能量来维系自身运转的能力。根轮的主要活动就是不断运转，令人体能够生存下去，它是距大地最近的能量中心，将我们自身同整个星球紧密地联系在一起。

高高在上的大脑

　　根轮将我们的意识与知觉同身体联系起来，很多古老的文明都认为心脏是人类思想和灵魂的居所；而西方文化却看重头部，把它视作理性思维的源头，反而忽略了身体的重要性。正是在这样的误区之中，人类同躯体的那种天然联系和作为世界的一部分的归属感纷纷缺失，由此便产生出一种与外界相疏远的感觉。人会因此而变得悲观厌世，对一切事物都失去了兴趣；在这些人眼中，没有什么是有价值的、值得欣赏的，生活很快就会变得索然无味。

身体反应

　　根轮同机体的健康紧密相连，特别是骨骼以及身体的柔韧性。没有较好的柔韧性，光有一个结实的身体是不行的。面对压力，人的身体和思维都要做出有效的反应，尤其是紧急情况发生时，必须要迅速做出适当的判断，根据情况选择坚持或是放弃。这种为生存而做出的"打不过就跑"的本能反应是由人体的肾上腺所决定的，它能使人在紧急情况下迅速做出反应。根轮同肾上腺一样与人体的体循环系统和供血系统紧密相连；除此之外，它还能影响支配人行动的四肢及躯干的骨骼与肌肉。根轮的象征色是红色，由此可以得知它负责维持人的体温，进而保证细胞内的化学反应能够正常进行。

　　根轮发生紊乱可能会表现出多种症状，其中最为典型的包括长期感觉身体乏力，轻微活动后也会产生疲劳感；身体僵硬、活动困难，尤其是在臀部、双腿和双脚感觉更为明显。如果出现身体不协调或

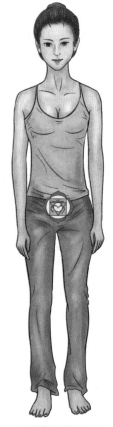

▲ 根轮维系着人体的存在，它滋养着整个脉轮系统，并为其提供能量。

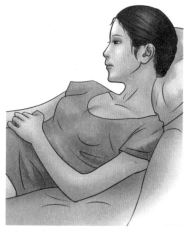

▲ 过分的身体乏力和长期处于过度兴奋状态都表明根轮出现紊乱症状。

怎样令根轮保持活力

　　加强对触觉的锻炼，适当参加一些体力劳动，做些轻微运动和身体锻炼，这些都能帮助根轮恢复活力，让机体与之重新建立起和谐关系。你可以参考下列建议：

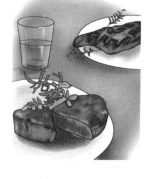

● 用温水沐浴。
● 进行身体按摩、采用香薰疗法或足疗。
● 做散步、慢跑、跳跃或是跺脚等运动，这样有助于身体循环，使整个人体与外界环境的关系趋于和谐。
● 注意饮食，尤其是要多摄入蛋白质含量丰富的食品，加强矿物质的补充；适当补充锌元素，因为缺锌往往是造成注意力不集中的主要原因。

是血液循环不佳（手脚冰凉）等症状，那么就应当检查一下根轮的情况了。

除上述症状外，若还有身体不适的情况，也应针对根轮进行相应治疗，使之恢复活力。如果不加以改善的话，人会感到混乱无序、工作起来没有精神，变得懒散。与之相反的是，根轮发生紊乱还可能会导致人过于亢奋、处于紧张状态，不断寻求刺激。

·第二节 腹轮——愉悦的源泉·

腹轮是人体的第二个能量中心，它的位置是在肚脐以下、耻骨上方，位于骨盆内前部。从机体上讲，腹轮主要是同下腹部的器官相连，即大肠、膀胱和生殖器官。

腹轮的一个主要功能就是排除毒素，这不仅限于身体上的，还包括精神层次的排毒。传统上认为它同"水"有密切的联系，因此腹轮具备流动性的特点，并不断地运转对身体进行清洁。腹轮的象征色是白色、蓝色或是银色的新月，这也令人联想到月亮对所有水性物质的影响力，如月亮对潮汐和人的情绪的影响。

就像根轮以"土"元素作为其主要特点，象征着稳定性、注意力的集中以及结实的骨骼；腹轮则代表着与之截然相反的方面，即流动性、灵活性以及那些内部中空的人体器官，如膀胱、肠道、子宫等。

人体的骨盆呈碗状，腹轮的能量中心就位于其中。因此，这个部位如果承受过多的压力或是出现紧张状况的话，就会导致一系列症状的产生。这其中包括后背下部的疼痛、月经不调、痛经、便秘、坐骨神经痛等，甚至会导致不孕不育、阳痿和体液流动不畅。

有一些病症的主要特点就是体液分泌失调或是身体的柔韧性方面出现问题，当人体患有这类疾病时，就说明腹轮出现了紊乱情况。大肠的一个主要功能就是吸收水分，而控制血液中矿物质和水分的平衡则是肾脏的主要作用。如果这两个器官不能正常运行，那么人体内的化学平衡就会被打乱，所产生的毒素和废物就很难被排除，这样又会对身体产生毒害。腹轮的主要职责就是维持体液不断流动，除去前面讲到的器官以外，如果关节部位感觉僵硬，有关节炎或其他类似的病症的话，也都反映出腹轮能量紊乱的现象。

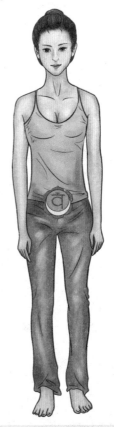

▲腹轮位于肚脐以下，耻骨的上方，是人体的第二个能量中心。

平衡与流动

位于骨盆内的腹轮也是人体的重心，它控制着我们的运动和平衡感，能令举止更优雅、更流畅，它是令生命体系保持活力的能量源泉，这种能量被印度人称作"普拉纳"，在中国则被叫作"气"。它是人呼吸中的微小物质，但在东方传统的精神修炼和武术之中却占据着十分重要的地位，上述的两项活动都是印度高僧、佛教徒和道教信徒们不断完善、发展并十分推崇的。

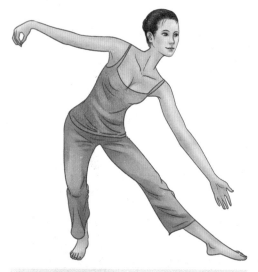

▲ 太极和气功的那种和环、优雅的动作能够刺激"气"的流动，这种细微的物质流源源不断地运行着，很像蜂蜜流动的状态。

今天西方人对于太极和气功这一类的锻炼方法也不再陌生，这些方法已经经历了数千年的发展，能够有效控制并引导"气"——人体内的细微能量——使之在体内循环，甚至是在人体与自然之间不断往复循环。"丹田"是汇聚并疏导"气"的能量中心，它与腹轮有相似的作用，尽管二者本身并不完全相同。在日本，人们将与"丹田"相同的部位称作"hara"（意即"原"），指的是生命力量的中心。"气"就是这样从丹田流向身体各处，从而使人体保持健康，并为之提供能量和耐力，使人处于清醒的状态。

只有通过从我们体内流向外界的"气"，我们才能开始去了解外在世界。利用根轮的稳定，我们可以保持以自我为中心和自身的稳固。而要使意识超越于直觉之上，对于我们无法触及的东西保持好奇心，就需要主动采取进一步行动使好奇心不减；腹轮内部能量的徐徐流动带给我们的优雅和平和，无疑能够很好地帮助我们实现保持好奇心的目标，这样探寻、体验周围世界的活动就开始了。

无极

正如前文所介绍的，肚皮舞能够平衡腹轮能量并令其充满活力，除此之外，你也可以采取下面介绍的这种方法进行练习。中文里管这种站姿叫"无极"，初学者可以先练习 2 ~ 5 分钟，然后随着身体的进步逐步延长时间。

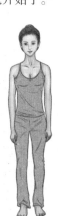

① 双脚分开站立，与肩同宽，身体直立。
② 双肩放松，双臂自然下垂，放于身体两侧。
③ 想象你的整个身体被一根线从头顶处吊起，线的另一头系在屋顶上，整个身体处于悬空状态。
④ 全身放松，膝盖处不要紧张，以免变得僵硬，保持正常呼吸。
如此慢慢地你会感受到你自身肌肉的紧张、你头脑中思想的碰撞，不用分心去理会这些，就这样让它们顺其自然。

· 第三节　脐轮——身体的组织者 ·

第三个脉轮位于肚脐之后，在腹腔神经丛中，它是许多不同能量的集合体，是内部能量的动力中心，与人的性格息息相关，正是它将不同的个体区分开来。脐轮主要掌管以下三个区域：消化系统、神经系统以及免疫系统。

消化系统

消化和吸收营养的过程对于维持生命是至关重要的，与腹腔神经丛相连的器官有胃、肝、胆囊、胰腺、十二指肠和小肠。以上这些器官必须协调运转，才能使人体有效消化食物并吸收营养。这就会牵涉到人体内产生的一系列化学反应，其中会用到很多种不同的生物酶。食物首先进入口腔，经过唾液中的碱性酶处理，再进入胃部，同胃酸和消化酶搅拌混合。紧接着又被送入十二指肠，肝脏分泌出的胆汁经过胆囊，在这里将脂肪分解掉；胰腺也释放出更多的酶用来消化糖类和碳水化合物。当食物与消化液的混合物进入小肠时，其中的营养成分通过小肠壁被吸收，进入血液。如果食物不能通过前面的步骤有效消化的话，那么营养成分就不会得到有效吸收。

免疫系统

免疫系统就像一座图书馆或是一台电脑，它将人体所接受到的所有信息进行储存并加以分类。例如，当人体遭到病毒侵袭，身体就会将其视作入侵者，调动防御系统将其消灭。如果今后再遇到这种病毒，免疫系统就会储备相关信息，以避免身体遭到严重侵害。

但这个识别过程往往也会产生一些问题，人体有时会将无害甚至是有益的物质视作有害的，并对其做出反应，这种情况通常被称作过敏，即机体不能承受的现象。与之截然相反的是，身体可能已经长期感染了某种疾病，却始终没有发现、忽视了这种病症的存在。有时，人体还有可能不能正常识别自身分泌的酶、激素或是神经传导素，甚至会发生不能识别那些本应由小肠吸收的矿物质和维生素的现象。当出现这类营养缺乏症时，光靠单纯的增加摄入量是没用的，因为导致这种病症的主要原因不在于摄取量的不足，而是因为人体不能正常识别营养物质。

人类现在的生活方式使得脐轮承受了巨大的压力。我们所摄入的食物、每天生活的节奏，乃至生存环境中产生的种种毒素，无不影响着脐轮的生理功能，而当今社会中的许多常见疾病实质上都是脐轮功能失调的表现。

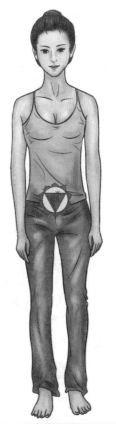

▲ 脐轮位于胸腔以下，是主要的组织体系，对人全身的器官和思维都有影响。

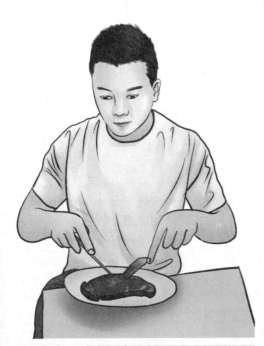

▲ 如果人体不能有效识别营养物质，那么这些营养就不能被正常吸收，所谓的合理膳食也就失去了意义。

脊柱扭转运动

　　这里介绍的脊柱扭转运动可以提高整个腹腔神经丛的功能。脊柱挺得越直，就越容易完成后面的扭转动作。

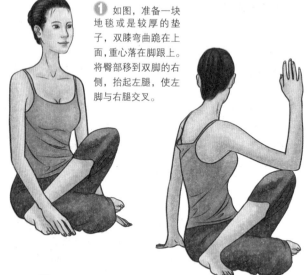

❶ 如图，准备一块地毯或是较厚的垫子，双膝弯曲跪在上面，重心落在脚跟上。将臀部移到双脚的右侧，抬起左腿，使左脚与右腿交叉。

❷ 适当调整臀部的位置，以感觉舒适并能保持脊柱直立为宜。左臂移到身后，手指触地以保持身体稳定。将右臂（如图）放在左腿的外侧，肘部靠在左腿膝盖上，吸气，呼气时挺直脊柱、转动身体以眼睛能看到左肩为准，保持正常呼吸。

❸ 当感到可以放松的时候，同样地先吸气，呼气的同时将身体转回原位。左臂移回身前，头随手臂一同转回来，自然挺直脊柱。如果你不能做到第2步所示的全身扭转，可以先使右手搭在膝盖上，而不必将肘部靠在膝盖上。在身体的另一侧重复相同动作即可。

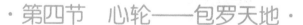

·第四节　心轮——包罗天地·

　　心轮靠近胸骨中央，与之相连的人体器官往往以舒张和收缩运动、吸纳和释放运动为主要特征。

机体特征

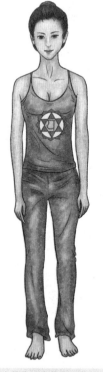

▲心轮位于全部7个脉轮的中心位置，是整个系统的平衡点。

　　心脏就像一台由肌肉组织构成的强有力的泵，通过不断的舒张和收缩运动将富含氧气的血液送往全身各处。正是依靠这种运动，位于肺部下方的隔膜肌才能在胸腔内产生空隙，进而形成身体与外界的压力差，来推动我们吸入新鲜空气。当隔膜肌收缩时，呼出的空气将二氧化碳排出体外。人类的肺部是由许多气管构成的，状如树冠，这些气管能让空气中的氧融入血液。血液将氧气送往全身各处，再将身体产生的二氧化碳和其他废物带走，送回到肺部。

　　心脏的这种舒张、交换再到收缩的整个过程就像人类同整个世界的关系。心轮能够调整我们同外界的互动，确保人们既不过分与外界环境混同又不至于与其疏离。这种关系也不是完全静止不动的，它是在不断运动着的，否则一切都会失去平衡。当你主动伸出双手，与外界进行肢体接触时，你就在这些动作的帮助下去获取外界的信息。而在这个过程之中，人体又会做出相应的回应，这就是人与外界交流的开端。

人的手臂可以去拥抱、接纳、包容和接受事物；同样的，它也可以抵御外界、保护自身、对周遭事物避而不受。我们到底在多大程度上保持着自身与外界的平衡，这往往能由我们手臂的姿势而反映出来。手臂采取过于紧张和僵硬的姿势暗示着人思想停滞或对外界心存戒备；而较为放松的姿势和流畅的动作则不仅能够表明人同外在世界的那种轻松、和缓的关系，而且这种动作本身可以大大降低心脏和肺部所承受的压力。

马面式

这个姿势可以帮助扩充胸部肌肉和胸腔，并且延伸、活动肩部和臂部。最初练习时如果你的双手无法相握，可以先使用一根长度为25～30厘米的藤条或木条予以辅助。

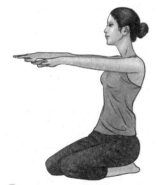

❶ 跪于垫子上，向后坐在自己的脚跟上。双手向前平伸。

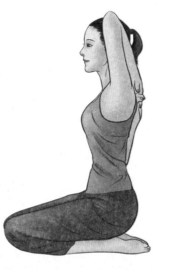

❷ 左臂向头部上方伸，肘部弯曲，将左手置于背部上侧。

❸ 右臂转向身体右侧，肘部向后弯曲，将右手沿背部向上伸。

❹ 如果双手可以握住，慢慢将十指扣住；如双手不能相握，则各执木条的一端。

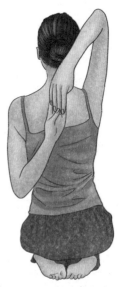

❺ 当双手相握或握住木条时，吸气并将双手握紧，扩展胸腔。正常呼吸。在呼气时松开双手，换为将右臂伸向头部上方并重复以上步骤。

· 第五节 喉轮——获取信息 ·

语言是人类进化史上的一个飞跃，也是人类得以生存繁衍的重要因素。人们用语言交流复杂的概念、计划未知的未来以及分享过去的经验，因此也正是语言使得我们的生活依据不仅仅是现在，还包括了过去和将来，给了我们更大的思想空间。语言给予了我们理解周遭万物的能力。合作和共同的梦想推进了社会和文明发展的进程，正是语言的交流功能使之得以实现。

身体原因

喉部的所有器官以及功能都与能量的流入或流出有关。嘴、鼻、喉是人的身体最早与环境和大气接触的部分。虽然呼吸是由腹腔神经丛所主导的行为，但我们可以在空气流过上颚后部和喉部上方的时候感觉到气流。

嘴和食管是我们接触食物时首先要经过的器官，其实很重要的消化步骤正是在嘴里进行的。在口腔小小的空间里有着许多自然的规律，比如我们只有在呼气的时候才说话，在我们吞咽食物或者噎住的时候必须停止吸气。

甲状腺和甲状旁腺分布在食管和气管的四周。这些内分泌的重要腺体调控着人体的新陈代谢，保证食物为人体提供足够的能量。甲状腺不够活跃会导致人精神萎靡，同样甲状腺过于活跃会导致人精力过胜。

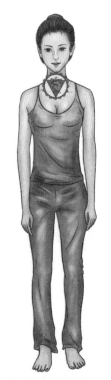

▲ 喉轮使我们能够将感受和思想与他人沟通交流。在西方，喉轮与蓝色相关联。

声 音

声音让我们能够表达出内心感受和所想。向身边的人表达我们的内心世界给了我们被理解的归属感。当我们交流的行为受阻的时候，虽然不会马上出现明显的生理反应，但是个人表达的缩减却会在整体上影响身体的能量系统。实际上，缺乏表达在某种意义上是对人的存在、人的个体性以及话语权的否定。

人通过语言或者书写、唱歌、表演等形式语言表达自己的思想，这种表达能够维持能量流在喉轮的健康流动。并不只是完美或者独特的表达才能使我们的身体受益，但批评和判断却会对喉轮的健康有害。简而言之，如果我们自然的表达受到了阻碍，很有可能会产生问题。

脖子僵硬、喉咙发炎以及肩膀僵硬都是障碍发生的前兆，而头疼、吞咽食物时的不适以及新陈代谢紊乱都反映了喉轮的潜在问题。当人们因郁闷而大喊，或者完全拒绝交流时，问题就十分明显了。

喉轮就相当于一个压力阀，其作用是使得其他脉轮的能量得以表达。如果喉轮的功能由于内在或外在的原因受到抑制，那么问题就不可避免地会发生。脉轮系统的互相配合能够保持能量在身体中的连贯流动，就好像齿轮紧密地啮合在一起一样，如果其中之

骆驼式

这个练习可以促进颈部的供血循环，保持喉轮通畅的能量流动。这是瑜伽骆驼式的一个简化练习，有助于打开身体的正面部分。

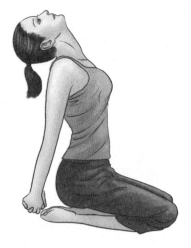

❶ 跪在垫子上，向后坐在自己的脚跟处，双手置于体后，十指交叉。
❷ 吸气，之后在呼气时将头向后沉。同时将双手在背后略抬起。正常呼吸。
❸ 放松，在呼气时双手放开，身体恢复直坐状态。
❹ 重复以上步骤 3～4 次。

一失灵了，那么其他所有脉轮的功能作用都会被削弱。例如如果一个人在一段关系中遇到了问题，而内心的压抑之情又没有表达出来的话，喉部就很容易出现病状，同时心轮也会处于紧张的不良状态中。所以如果你发现自己的颈部和喉部总是反复有病状出现，不妨仔细分析一下是否有什么因素阻碍了你正常的自我表达和心情抒发，以及这种阻碍因素是来自外界的还是自己带给自己的不必要的负担。

· 第六节　眉心轮——观察世界 ·

位于前额正中部位的脉轮叫作眉心轮，意为指令中心。眉心轮直接与视觉、听觉相连。人体上部的三个脉轮——喉轮、眉心轮、顶轮的物理位置相邻且彼此紧密联系，其中喉轮的影响范围包括嘴部、颚部并沿至耳处，而眉心轮则与面部、眼睛、鼻子和前额有着直接的关联。颈部和大脑底部受到眉心轮和喉轮能量的共同影响。喉轮的能量与头盖骨相连，包括了人发际以上至头顶的部分。

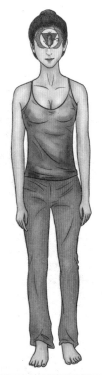

思 想

眉心轮部分是我们日常的感知区域，这是人的高级意识洞察周遭世界的领地。人的个体意识，思想的独特品质都存在于此，犹如一个高高在上的指令官掌控着大局一般。相较于心脏和腹腔神经丛而言，我们的头部更体现着我们个体的特征和存在。我们的肉体是属于自己的，但是肉体却不能替代思想的位置来真正代表存在的"我们"。

我们不断地通过感知来给自己传递关于自身的信息，比如自己的想法，对事物的理解以及自言自语；同时我们也通过观察别人的面部，比如别人的目光或者面部表情的细微变化来了解一个人的真实感受。感知的起源和我们对于世界的理解都是始于眉心轮。眉心轮与看相连，不仅仅是用眼睛，而是用心，让我们把看到的事物转化为自身的感受。

▲ 眉心轮关系着我们的理解能力，决定我们怎样看待周遭的世界。

视 力

其实我们并不清楚自己的眼睛看到了什么。眼睛通过水晶体集聚光线并且在眼睛后部的视网膜上投出一个倒立的物像。但是，只有视网膜的中央窝的感光细胞可以制造出完整的聚焦影像，而眼睛其他部分获取的只是相对模糊的图像，眼睛的快速转动可以帮助我们获取更多的信息，探索更广阔的视域从而得到一个更为清晰的图像。这些信息传递到大脑的时候会被转换，左眼获取的信息会传递到右脑，而右眼的视讯则传到左脑。

解 码

人的大脑可以诠释由电神经冲动引发的紧张，并且自动填补其中的空白之处。大脑可以发现事物的相似性并找出不同事物之间的联系，然后在记忆库中总结一定的规律形成特定的模式。大脑组织视觉信息让我们能够理解，并真正地"看到"。感知就是从潜在的混乱中发现规律、创造规律的艺术，也是眉心轮的重要功能。

保持眉心轮的能量平衡既有助于解决眼部的问题，还可以帮助人们增强理解和感知能力，区分首要问题和次要问题——从视觉方面来说就是前景和背景——从而排除困惑。清晰的视力、理解能力以及感知能力都是解释视觉资料必不可少的能力，同时也是描绘我们的思想、记忆和观点的精神图片。

清晰的视图使得我们可以保持熟悉而有规律的正常生活。如果没有眉心轮解读大脑传递的信息，我们将生活在困惑和优柔寡断之中。

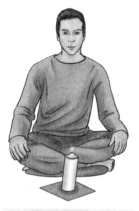

▲ 看并不仅仅是获取形象的活动。我们往往用"我看到了"表示"我理解了"。视觉依赖于灵活的大脑以及锐利的双眼的共同作用。

清晰的视图

我们获取清晰的视图需要靠头脑和眼睛的共同作用。当眉心轮出现能量流动堵塞时，会影响到眼睛和神经冲动之间的相互作用，并且影响视觉理解的中心——大脑。这就会引发理解或者视觉方面的问题。人感到困惑表明压力影响了各个器官间的调和。相应的练习可以使这些途径重新畅通，提高我们的注意力以及理解能力。以下这个简单的练习可以帮助我们锻炼眼部肌肉，平衡左右脑的发展协调。

① 以放松的姿势静坐，头部端平。眼睛放松，直视前方。
② 保持头部不动，将眼睛尽量向上转动。然后缓慢而小心地将眼睛按顺时针方向转动。
③ 当眼睛转回向上时，停下并向前直视片刻。
④ 然后重复这个练习，这次让双眼按逆时针方向转动。注意保持头部不动，并尽可能地放慢眼睛转动的速度。
⑤ 在不感觉到疲劳的情况下，将上述两个循环重复数次。如果你想要检查眼睛和脑部的配合是否处于良好状态，请在做此练习的同时轻念一首童谣或者数数。

· 第七节　顶轮——源头 ·

顶轮的梵文叫作"sahasrara"，意为"数千个轮辐"。这个意向与千瓣荷花相关联，在印度的观念中代表着宇宙的意识。顶轮位于头的顶部。

脑垂体

普遍认为与顶轮最密切相关的就是脑垂体（也有些文章认为松果腺体与顶轮相关联）。脑垂体位于脑的底部，它包括前后两个部分，分泌不同的激素。因为顶轮影响了许多其他腺体以及人体的功能，所以顶轮通常被称为是"控制轮"。

脑

脑的构造十分复杂，由大脑、小脑和脑干等部分以及数亿条神经组成。而大脑作为脑的部分之一，直接决定人的感受、推理、计划和解决问题的能力。间脑包括松果腺体、丘脑和视丘下部，这几个部分一起被称作脑边缘系统。间脑控制着人的体温、水的平衡、食欲、心率、睡眠模式和情感。脑干、中脑、脑桥以及脑髓控制着呼吸、心率和血压。

小脑控制着与运动相关的功能，如姿势、平衡以及肌肉的协同运动。

协 调

从生理学的角度讲，顶轮与人体的协调（肌肉或肌肉群在执行动作时的协调运作）直接联系。协调在各种层次都是必需的。脑垂体以及间脑的细胞需要协调作用以保证血液循环的畅通。小脑的功能是帮助我们协调肌肉以保持平衡、姿势以及做出特定的运动。

人类在很小的时候就学会了协调，然后婴儿在到处爬的时候会进一步增强协调性。近30年以来的研究表明，婴儿期没有练习爬行的孩子在长大后通常都会有不同程度的平衡问题。研究也发现这种最原始的运动方式——四肢协作的爬行即使对于一个成年人而言，有助于训练小脑的平衡能力，以实现对肌肉的完全掌控。

协调问题存在于生活的各个层次，贯穿我们的一生。行动笨拙这类身体问题通常比较明显。当我们浏览一页文字时，如出现阅读困难则往往是由于左右脑的协同出现问题而造成的。从另一个不太明显的角度看，顶轮关系着我们与整个周遭世界协调的好坏。当你总是在正确的地方和时间做事情，或者恰好遇到你需要会见的人，这些幸运机缘等都表明你的顶轮为你提供了好的信息。

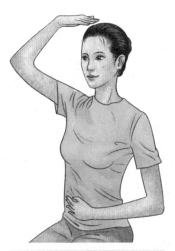

▲一手轻拍头顶，另一只手按摩腹部是很好的身体—意念协调练习。

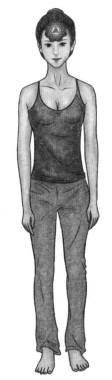

▲顶轮是人体的调节中心，它使得个体与宇宙能量源相连。

舒眠瑜伽

舒眠瑜伽把想象与流经体内的能量流结合起来。练习者可以舒适地坐立或躺着，渐渐放慢呼吸。

1 将注意力移至左脚的大脚趾：身体保持不动，只是感觉到大脚趾的存在并将注意力集中。

2 将自己的注意力分别转移到第二、第三、第四以及小趾上，然后移至脚心、脚背、脚面，最后是脚跟处。

3 将注意力继续依次转移至小腿、膝盖后方、膝盖顶部、大腿根部、大腿后方以及左半臀部。

4 将注意力移至右脚大脚趾处，然后如前将注意力逐渐向上移。

5 将注意力移至背部左侧，从臀部左侧到左腋窝以及左胸部。之后将注意力移至右侧背部，从右侧臀部到右侧腋窝以及右胸部。

6 将注意力集中到左手拇指上，然后依次移至食指、中指、无名指、手掌、手背、手腕、眉下侧、眉上侧、上臂以及左肩。

7 将注意力集中到右手拇指上，然后依次移至食指、中指、无名指、手掌、手背、手腕、眉下侧、眉上侧、上臂以及右肩。

8 将注意力移至头部和颈部，脸的左侧、脸的右侧、左耳、右耳、左眼、右眼、口、口腔。

9 到最后你应该会感到完全的放松。如果你感觉情绪特别紧张，很难放松则可以再重复上述步骤。